CBTからみえる
国試必修疾患 108
──国が定めた病気リスト

李 権二【編著】

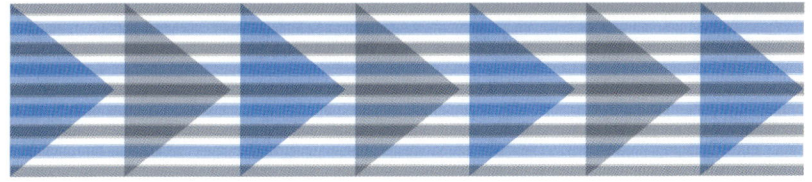

医学評論社

*正誤情報，発行後の法令改正，最新統計，診療ガイドライン関連の情報につきましては，弊社ウェブサイト（http://www.igakuhyoronsha.co.jp/）にてお知らせいたします。

*本書の内容の一部あるいは全部を，無断で（複写機などいかなる方法によっても）複写・複製・転載すると，著作権および出版権侵害となることがありますので，ご注意ください。

はじめに

　108という数字は，仏教において煩悩の数であり，数珠の数であり，除夜の鐘が突かれる回数を示しています．筆者はいつも108という数字を目にするたび，たくさん勉強した者がよい結果を得るのだ，という因果応報めいた思いが頭をよぎります．

　このたび，CBTと医師国家試験に関わる本を編集する機会をいただき，テーマをどうするか編集部で相談いたしました．編集会議で用意された資料は，『平成25年版 医師国家試験出題基準』（ガイドライン），「CBTこあかり」シリーズや〈SUCCESS〉シリーズの問題集など，過去に出版された医学関係の書籍です．その中で，出題基準のプリントに目が行きました．そこには，必修の基本的事項が掲載されています．大項目に主要疾患・症候群があり，中項目には臓器別，そして小項目に疾患名が羅列されています．いわば国が定めた，最低限押さえておくべき病気のリストです．この部分からは，医師国家試験で2連問が10症例，出題されます．ここは配点が高く，最も重要な病気のリストです．

　筆者を含め集まった7人の全会一致で，テーマは「国試必修疾患＝国が定めた病気リスト」に決まりました．CBT受験者には今後のよい到達目標となりますし，医師国家試験受験生には必修レベルの最終確認が可能です．したがって，対象としている読者はCBTを控えた4年生，病棟実習をしている5年生，そして医師国家試験を控えた6年生・既卒生です．もしかすると，医学教育に関心をもっていらっしゃる方にも有益かもしれません．医師に求められる基本的知識はどの程度か，実際の問題を解きながら手早く「国が定めた病気リスト」を確認することができます．どのレベルの読者にも有用であることを願い，筆者が掲載問題を選定し，問題や解説はすっきりとさせました．さらに理解しておくべきポイントは，小項目ごとに書き下ろしました（「この項目のポイント」および「Dr. 李's COMMENT」）．ちなみに，主要疾患・症候群の小項目は合計108です．平成21年版では小項目の合計が111でしたが，平成25年版では整理・統合されて合計108となっています．

　「国が定めた病気リスト108」．この言葉からは，試験を間近にして除夜の鐘を聞きながら，勉強に励む受験生の姿を想像せずにはいられません．年末年始に，総仕上げとして本書を解く学生は大丈夫でしょう．しかし，藁にもすがる思いで本書に向き合い，悲壮な心持ちで勉強に取り組む学生もいらっしゃるかもしれません．筆者はかつて，後者の切羽詰まった学生でした．

　この本だけで国試対策はすべて大丈夫だ，と断言するつもりは毛頭ありません．そもそも，医学の勉強は膨大であり，甘いものではないからです．だからといって，やみくもに教科書を丸暗記しようとしても，逆効果です．気持ちが空回りしても，焦るばかりでよい結果は期待できません．ギリギリでもCBTはクリアしたい，病棟実習にアクセントをつけたい，せめて必修だけは何とかしたい．そのような方にこそ，本書がお役に立ちます．108の煩悩を消し去るつもりで紙と鉛筆を用意して，じっくり腰を据えて問題を解いてみてください．皆さんのそれぞれの目標に向けて，たとえわずかでも一歩前進する力添えになれたなら，編集者一同，これ以上の喜びはありません．

2012年9月

李　権二

読者の皆さんへ

☑ 本書では，医師国家試験の必修対策として，「必修問題」の既出問題だけでなく，一般・臨床問題からも選定して掲載しました。ここに掲載した問題や，類似の問題が，今後，必修問題として出題される可能性があるからです。
　このような問題が，多くの学生が間違えやすい問題，つまずきやすい分野であることが，各種データや，筆者の元にお寄せいただいた質問からも汲み取れます。

☑ この1冊がまるごと病棟実習での重要疾患，ポイントとなっています。CBTの勉強がそのまま実習にも活かせるように配慮しました。

☑ CBTでは，基礎や病態生理が重視され，国試では，症候や鑑別診断のための検査で差がつきます。この点に注意して勉強してください。

☑ 本書には，特に学習法はありません。全巻を通して，「国が定めた必修の病気リスト」として学習にご活用ください。

本書の特長

『平成25年版 医師国家試験出題基準』（ガイドライン）の「必修の基本的事項」のうち、「12　主要疾患・症候群」に絞って、過去に出題された国試問題から重要な問題、必ず学ぶべき問題を掲載した。また、併せて一般・臨床問題の中から、今後、必修問題として出題され得る内容の問題（問題ボックスの背景に色をつけて示した）も掲載した。

国家試験問題に続けて、その項目に関連するCBT問題を再現して併載した（項目によっては、国試問題のみないしCBT問題のみの場合もある）。右上に示した分類番号は、平成22年度改訂版の『医学教育モデル・コア・カリキュラム』に基づいたものである。詳細は、弊社刊『CBTこあかり1. オリエンテーション』を参照されたい。

- A　基本事項
- B　医学・医療と社会
- C　医学一般
- D　人体各器官の正常構造と機能、病態、診断、治療
- E　全身におよぶ生理的変化、病態、診断、治療
- F　診療の基本
- G　臨床実習

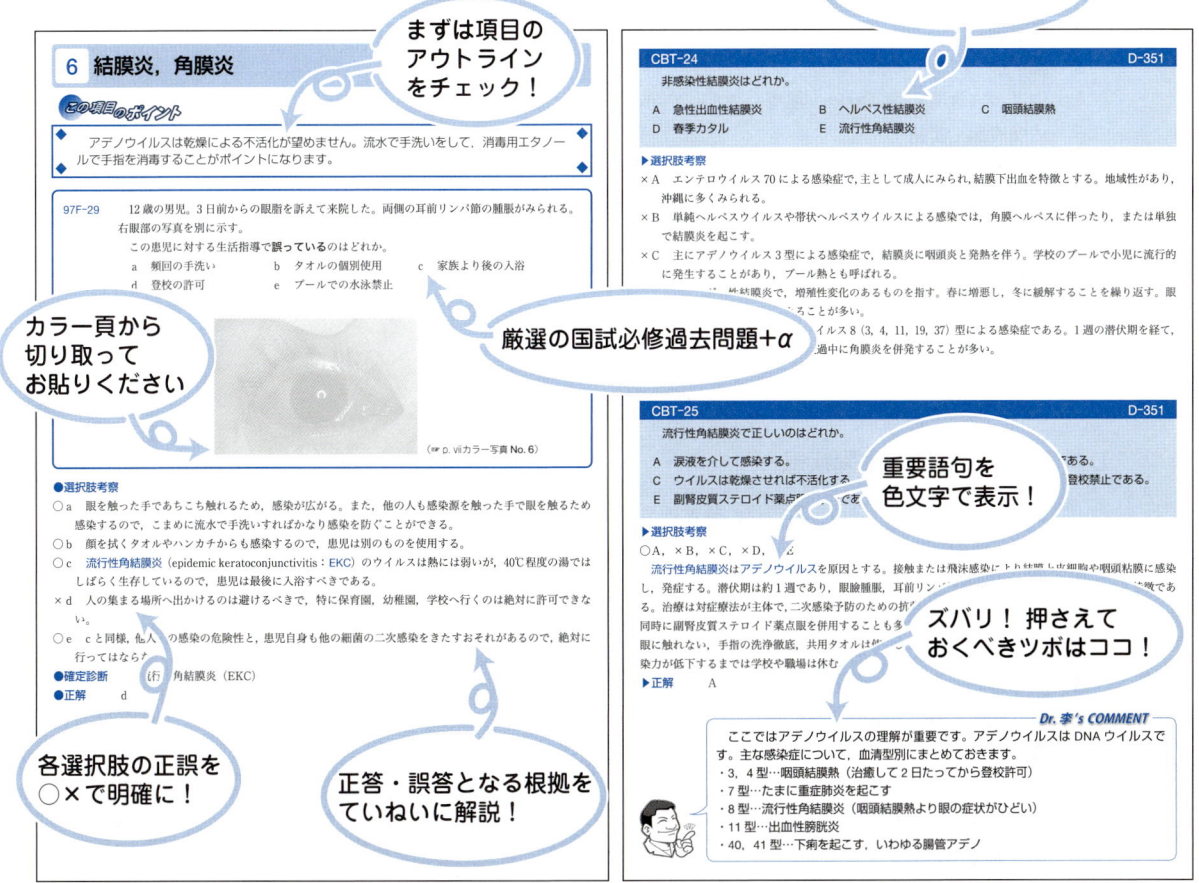

＊本書の問題文・選択肢の体裁は、実際の医師国試・CBT試験とは若干異なります。

目　次

国試必修疾患 108

A　妊娠，周産期の異常 …………………………………………………………………… 2
1. 正常妊娠，妊娠悪阻
2. 異所性妊娠〈子宮外妊娠〉

B　精神・心身医学的疾患 ………………………………………………………………… 6
1. うつ病，双極性障害〈躁うつ病〉
2. 統合失調症
3. 不安障害（パニック障害，社交不安障害）
4. 身体表現性障害（疼痛性障害，心気症），心身症，ストレス関連障害（外傷後ストレス障害〈PTSD〉，急性ストレス障害）

C　皮膚・頭頸部疾患 ……………………………………………………………………… 14
1. 湿疹，皮膚炎（接触皮膚炎，アトピー性皮膚炎）
2. 蕁麻疹
3. 薬　疹
4. ウイルス性発疹症（麻疹，風疹，水痘，ヘルペス）
5. 皮膚潰瘍，褥瘡
6. 結膜炎，角膜炎
7. 白内障
8. 緑内障
9. 糖尿病・高血圧・動脈硬化による眼底変化
10. 急性中耳炎
11. 良性発作性頭位眩暈症
12. アレルギー性鼻炎
13. 急性副鼻腔炎，慢性副鼻腔炎

D　呼吸器・胸壁・縦隔疾患 ……………………………………………………………… 54
1. 上気道炎，扁桃炎，急性気管支炎，急性細気管支炎
2. 気管支喘息（小児喘息を含む）
3. 肺炎，胸膜炎
4. 慢性閉塞性肺疾患〈COPD〉
5. 肺結核
6. 肺　癌
7. 自然気胸，緊張性気胸
8. 気道閉塞
9. 急性呼吸促〈窮〉迫症候群〈ARDS〉
10. 睡眠時無呼吸症候群
11. 肺血栓塞栓症

E　心臓・脈管疾患 …………………………………………………………… 92

1　不整脈
2　先天性心疾患
3　弁膜症（僧帽弁膜症，大動脈弁膜症）
4　急性心筋梗塞，急性冠症候群，狭心症
5　心筋症
6　高血圧症
7　動脈硬化症
8　急性大動脈解離，大動脈瘤破裂
9　末梢性動脈疾患
10　深部静脈血栓症，下肢静脈瘤
11　肺水腫，うっ血性心不全

F　消化器・腹壁・腹膜疾患 …………………………………………………… 140

1　胃食道逆流症〈GERD〉
2　胃静脈瘤，食道静脈瘤
3　食道癌
4　胃潰瘍，十二指腸潰瘍〈消化性潰瘍〉
5　胃　癌
6　急性胃腸炎
7　便秘症
8　乳児下痢症
9　急性虫垂炎
10　炎症性腸疾患（潰瘍性大腸炎，Crohn 病）
11　機能性消化管障害（機能性ディスペプシア〈FD〉，過敏性腸症候群）
12　大腸癌
13　痔瘻，痔核
14　急性肝炎，慢性肝炎，脂肪肝
15　肝硬変，肝不全，肝性脳症
16　肝　癌
17　胆石症，胆嚢炎，胆管炎
18　急性膵炎，慢性膵炎
19　膵　癌
20　鼠径ヘルニア
21　腸閉塞
22　腸重積症
23　汎発性腹膜炎

G　血液・造血器疾患 …………………………………………………………… 217

1　鉄欠乏性貧血，二次性貧血
2　急性白血病，慢性白血病
3　播種性血管内凝固〈DIC〉
4　悪性リンパ腫

H　腎・泌尿器・生殖器疾患 …………………………………………………… 232

1　急性糸球体腎炎症候群，慢性糸球体腎炎症候群，ネフローゼ症候群
2　急性腎盂腎炎，尿路感染症
3　糖尿病腎症

- 4 急性腎不全, 慢性腎不全
- 5 腎癌, 膀胱癌
- 6 尿路結石
- 7 前立腺肥大症, 前立腺癌
- 8 更年期障害
- 9 子宮内膜症, 月経困難症
- 10 子宮筋腫
- 11 子宮頸癌
- 12 子宮体癌
- 13 卵巣癌

I 神経・運動器疾患 …………………………………………………………… 266
- 1 認知症
- 2 緊張型頭痛, 片頭痛
- 3 脳出血, くも膜下出血, 頭蓋内血腫
- 4 脳梗塞
- 5 Parkinson 病
- 6 髄膜炎, 脳炎, 脳症
- 7 熱性けいれん
- 8 てんかん
- 9 脳性麻痺
- 10 頭部外傷, 脊髄損傷
- 11 変形性脊椎症, 脊柱管狭窄症
- 12 椎間板ヘルニア
- 13 肩関節周囲炎
- 14 変形性関節症
- 15 骨折

J 内分泌・代謝・栄養・乳腺疾患 ……………………………………………… 302
- 1 甲状腺機能亢進症, 甲状腺機能低下症
- 2 糖尿病
- 3 脂質異常症, メタボリックシンドローム
- 4 高尿酸血症, 痛風
- 5 骨粗鬆症
- 6 乳癌

K アレルギー性疾患, 膠原病, 免疫病 ………………………………………… 314
- 1 アナフィラキシー
- 2 関節リウマチ

L 感染性疾患 ……………………………………………………………………… 318
- 1 敗血症
- 2 食中毒

M 生活環境因子・職業性因子による疾患 ……………………………………… 322
- 1 アルコール依存症, 薬物依存症
- 2 熱中症, 寒冷による障害

索　　引 ……………………………………………………………………………… 327

カラー写真　切り取って設問部にお貼りください　vii

No. 1（CBT-11, p.15）
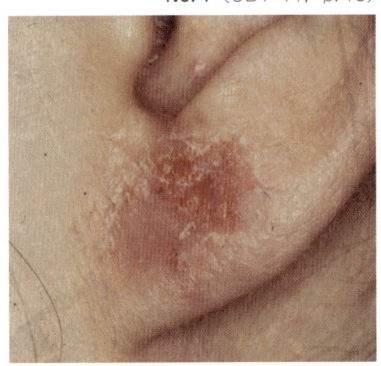

No. 2（CBT-13, p.17）
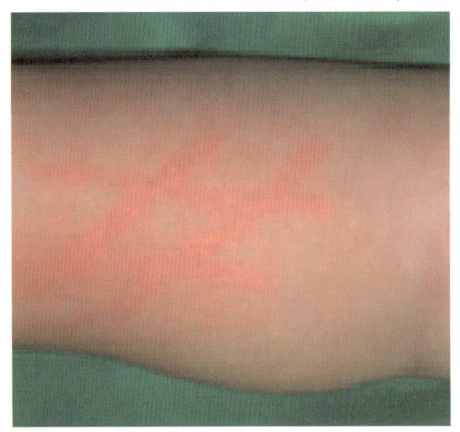

No. 3（CBT-17, p.20）
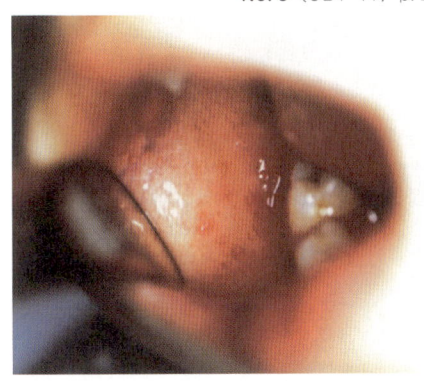

No. 4（CBT-21, p.22）
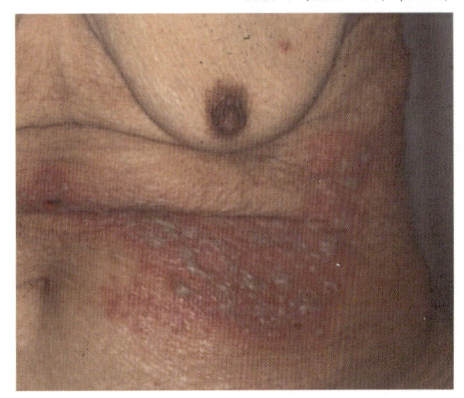

No. 5（99C-7, p.25）
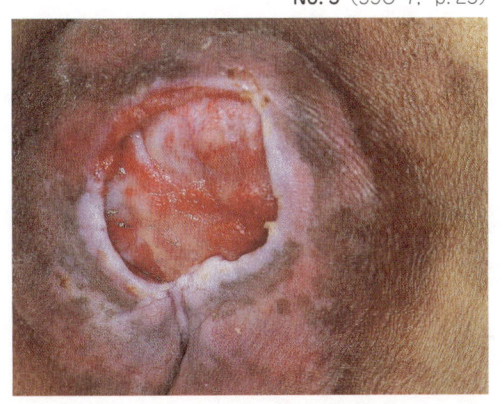

No. 6（97F-29, p.28）
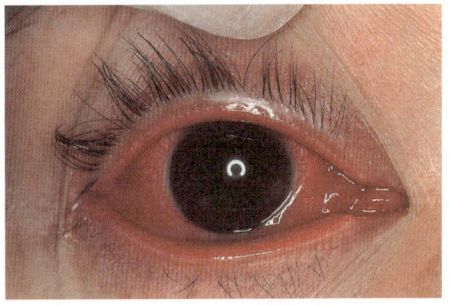

カラー写真　切り取って設問部にお貼りください

No. 7（97A-10, p.30）

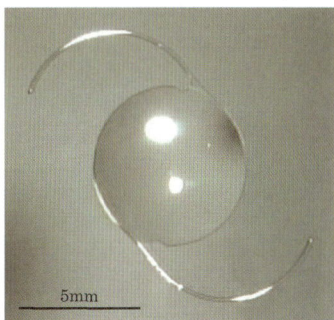

No. 8（CBT-26, p.32）

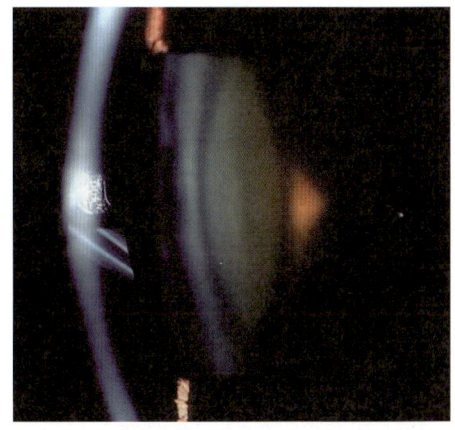

No. 9（CBT-26, p.32）

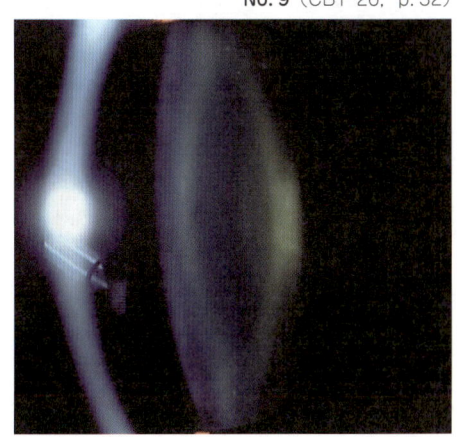

No. 10（CBT-27, p.33）

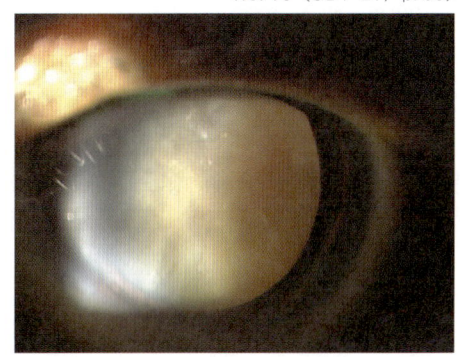

No. 11（101D-24, p.34）

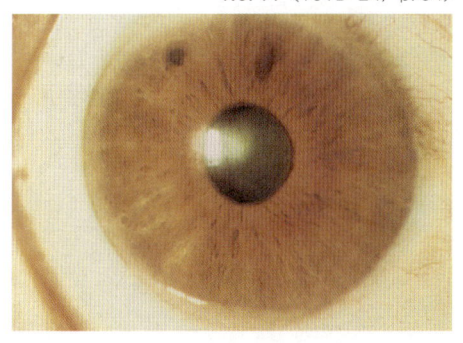

No. 12（95F-4, p.35）

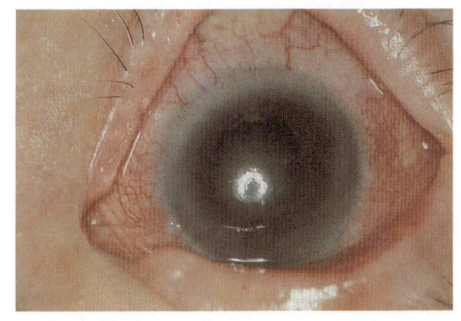

No. 13（99C-21, p. 39）

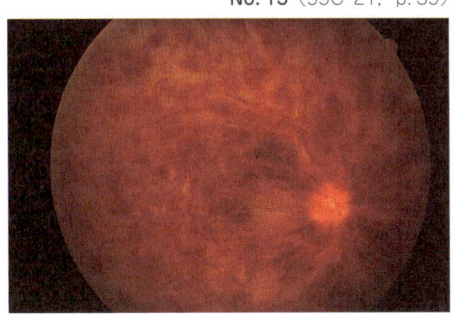

No. 14（96F-9, p. 40）

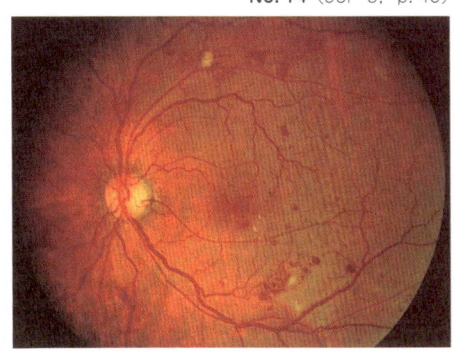

No. 15（102A-41, p. 43）

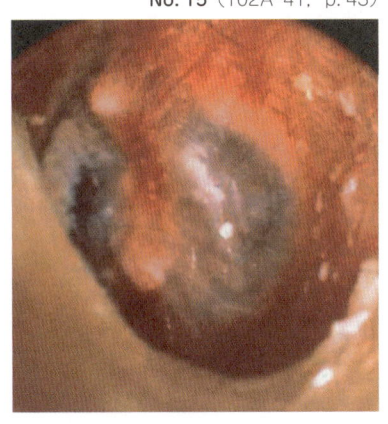

No. 16（96F-17, p. 44）

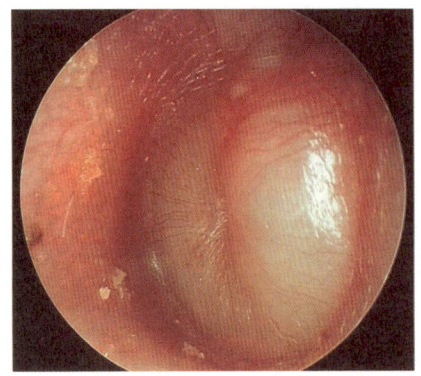

No. 17（100F-13, p. 55）

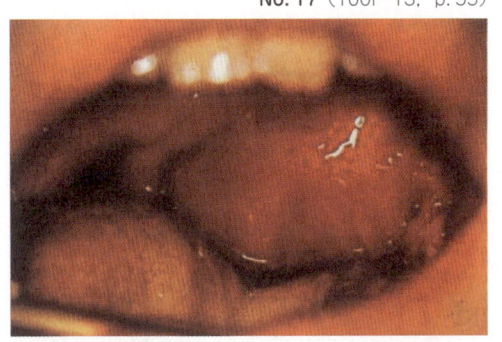

No. 18（CBT-43, p. 61）

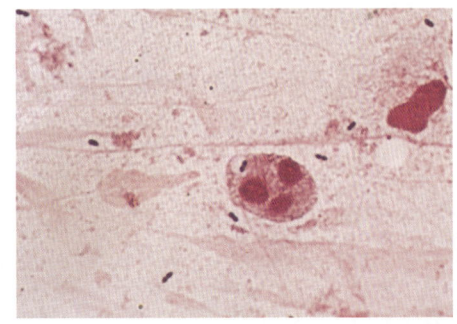

カラー写真　切り取って設問部にお貼りください

No. 19（105D-49, p. 66）
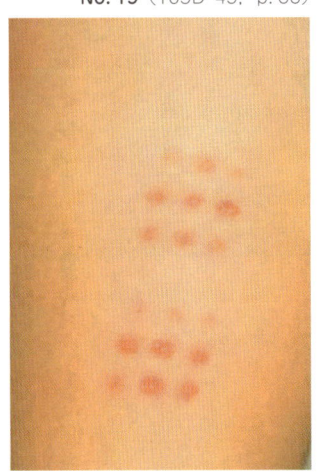

No. 20（CBT-51, p. 72）
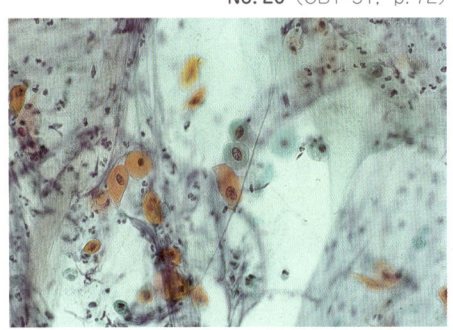

No. 21（95G-13, p. 82）
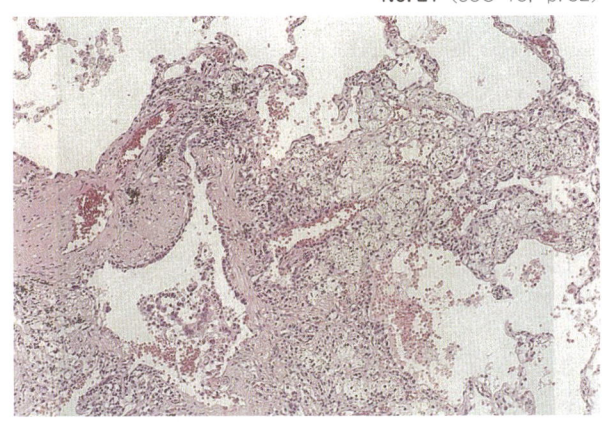

No. 22（102A-60, p. 99）
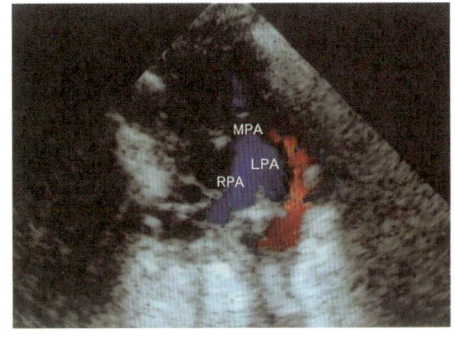

No. 23（104E-56, p. 104）
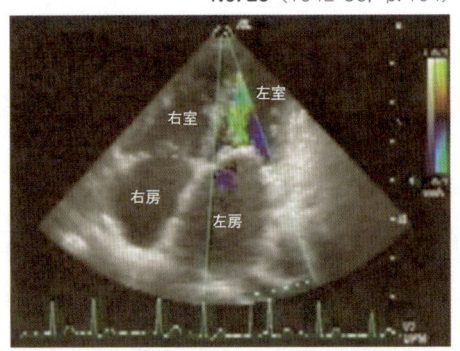

No. 24（104E-56, p. 104）
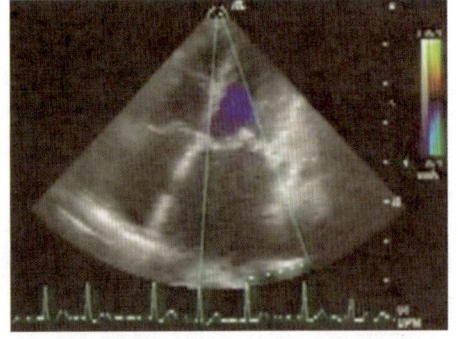

カラー写真　切り取って設問部にお貼りください　XV

No. 25 （105C-10, p.110）
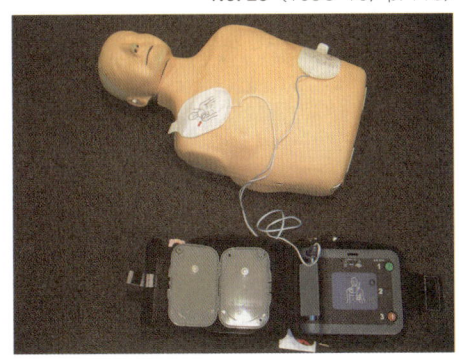

No. 26 （CBT-70, p.118）
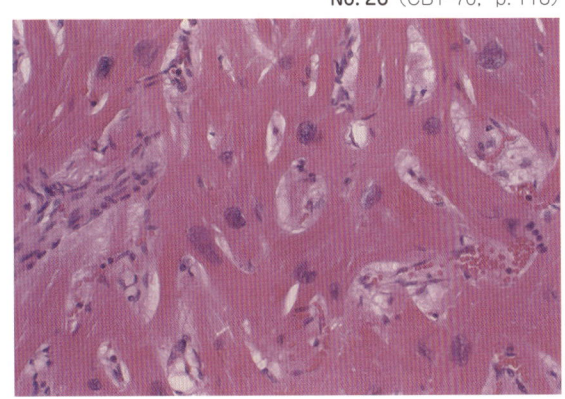

No. 27 （CBT-74, p.123）
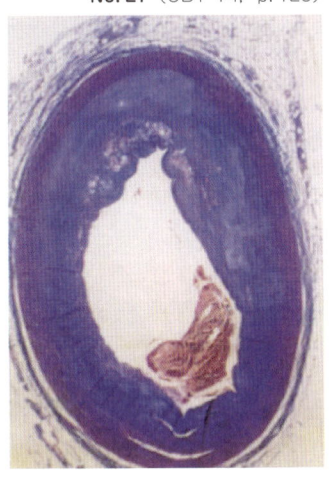

No. 28 （CBT-83, p.135）
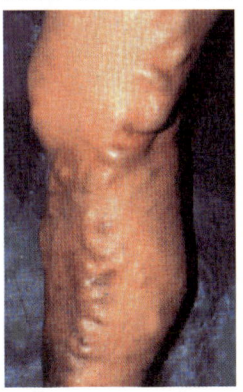

No. 29 （101A-25, p.141）
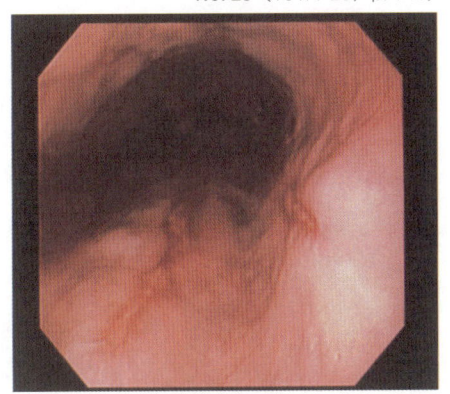

No. 30 （CBT-87, p.142）
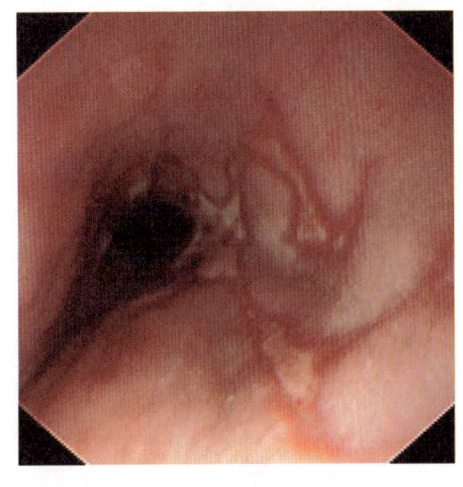

カラー写真　切り取って設問部にお貼りください　xvii

No. 31 （102D-30, p. 149）
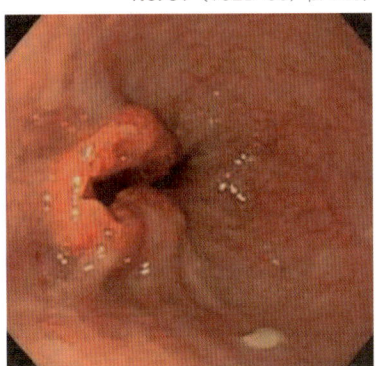

No. 32 （CBT-93, p. 156）
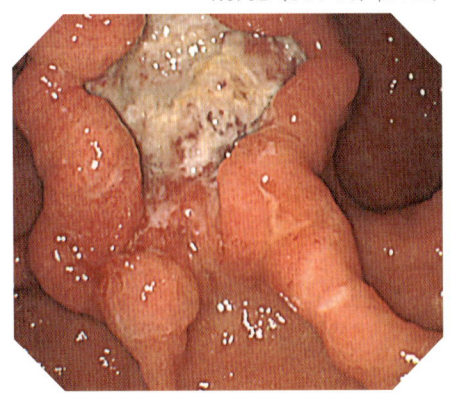

No. 33 （89E-15, p. 163）
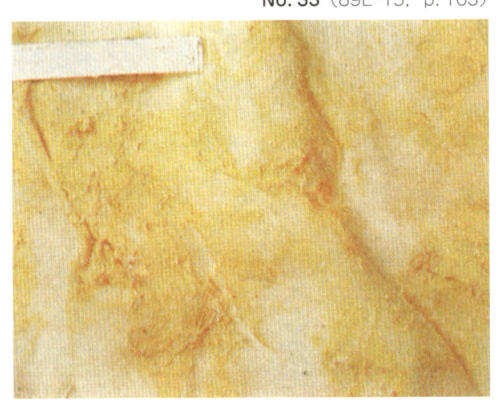

No. 34 （89D-15, p. 168）
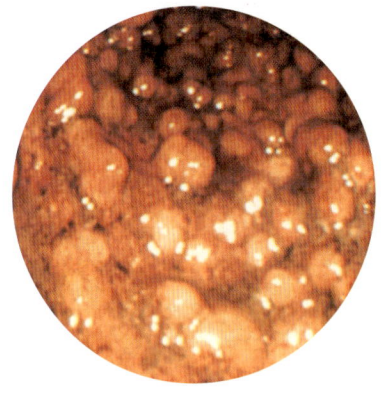

No. 35 （103D-33, p. 175）
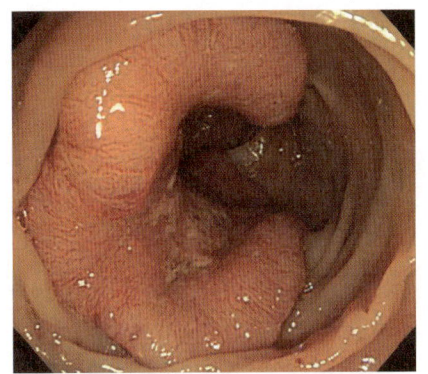

No. 36 （101G-28, p. 180）
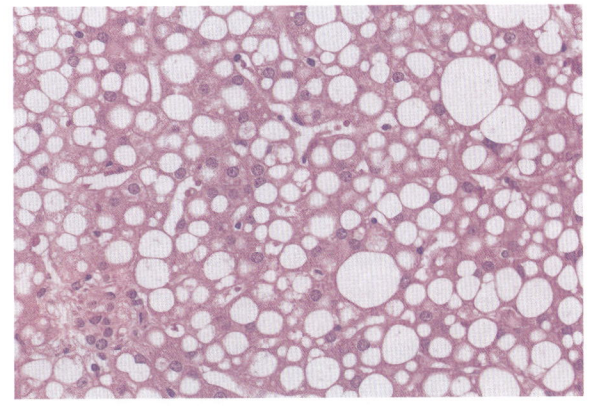

カラー写真　切り取って設問部にお貼りください

No. 37（105B-42, p. 183）
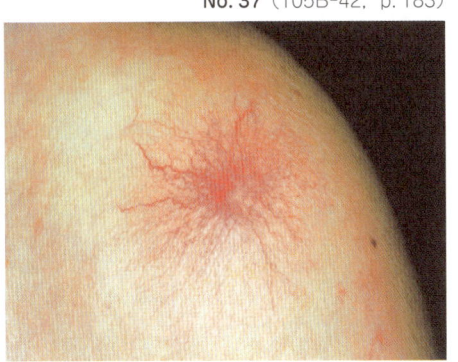

No. 38（CBT-111, p. 189）
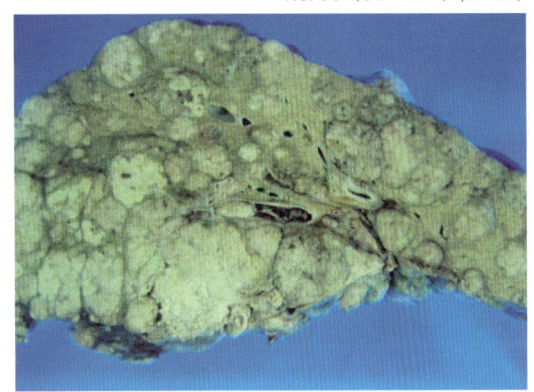

No. 39（CBT-116, p. 201）
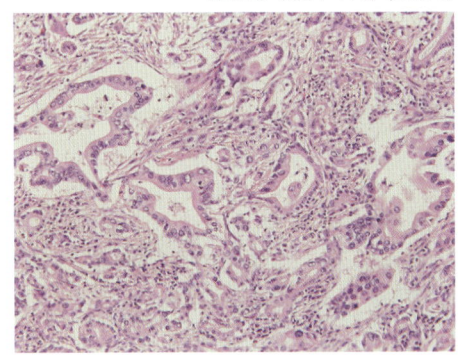

No. 40（102D-40, p. 202）
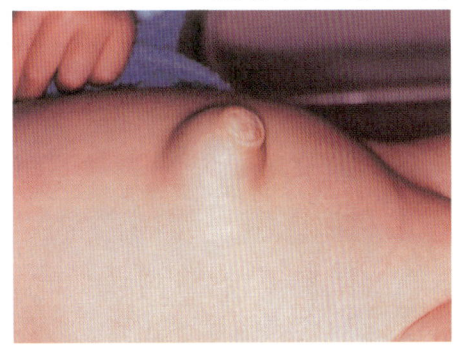

No. 41（CBT-119, p. 208）
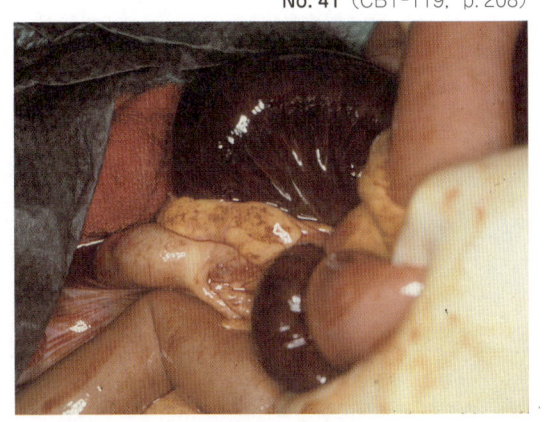

No. 42（CBT-129, p. 230）
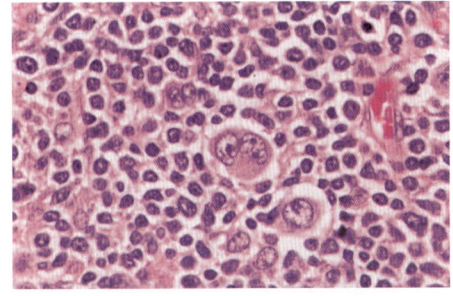

カラー写真　切り取って設問部にお貼りください　　xxi

No. 43（CBT-130, p.231）

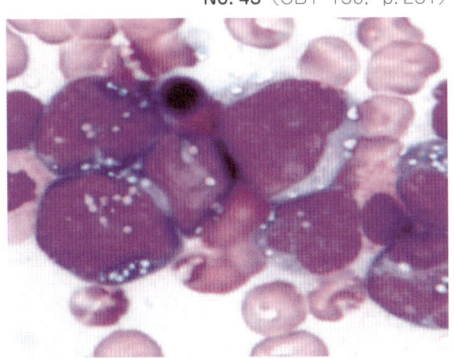

No. 44（104A-37, p.241）

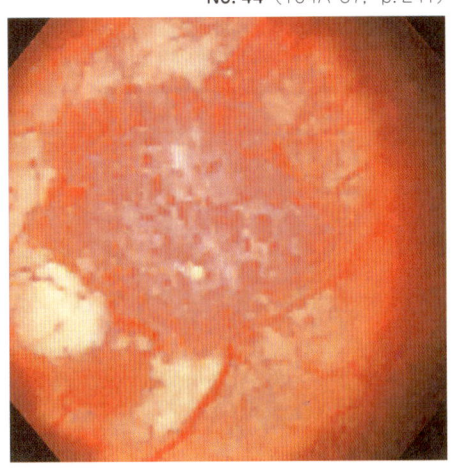

No. 45（CBT-152, p.261）

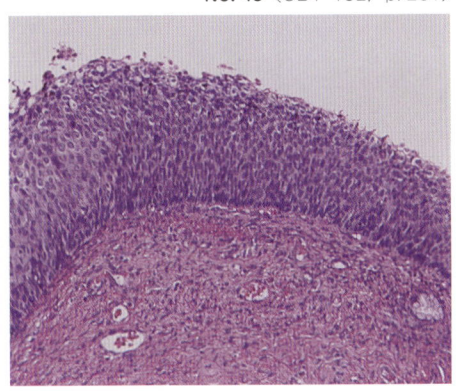

No. 46（CBT-153, p.263）

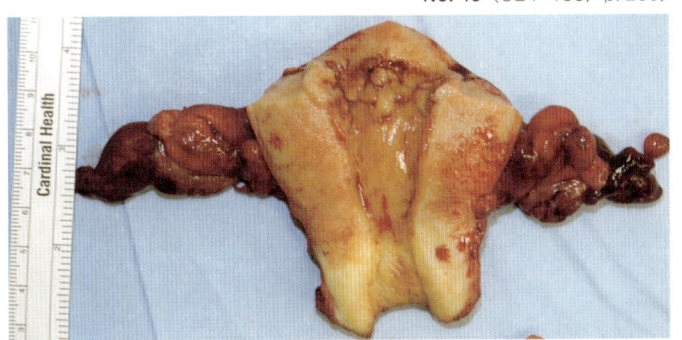

No. 47（104E-57, p.298）

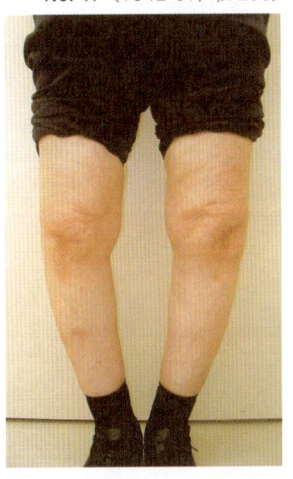

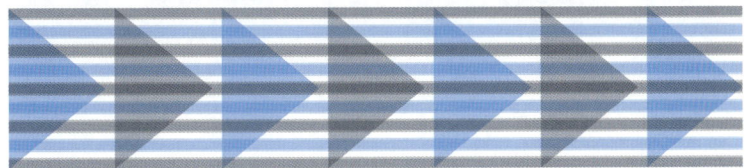

A 妊娠，周産期の異常

1 正常妊娠，妊娠悪阻

この項目のポイント

妊娠によって循環血液量は増えるものの，末梢血管抵抗の低下により血圧は低下します。ここは本当にマチガイの多いところです。

105E-49 28歳の女性。全身倦怠感の増強を主訴に来院した。1週間前に自宅近くの診療所で妊娠と診断された。5日前から悪心と嘔吐とが出現し，自宅で経過をみていたが改善せず，食事摂取が困難になった。超音波検査で子宮内に胎嚢と心拍動を有する胎芽とを認める。血液所見：赤血球430万，Hb 14.8 g/dl，Ht 46%，白血球 12,100，血小板 32万。輸血を行うこととした。輸血に加えるべきものはどれか。

a　ビタミン B_1
b　ビタミン B_2
c　ビタミン B_6
d　ビタミン B_{12}
e　ビタミン C

● 選択肢考察

○ a　妊娠悪阻（hyperemesis）に対して糖質を含む輸液を行う場合には，Wernicke脳症の発症予防に必須の添加薬剤である。

× b，× c，× d，× e　妊娠悪阻の輸液では一般にこれらを添加する。しかしながら必須ではない。

● 確定診断　　妊娠悪阻
● 正解　　a

CBT-1　　　　　　　　　　　　　　　　　　　　　　　　　　　　　　　　　　　　D-292

妊娠初期に比して後期で血中濃度が低下するホルモンはどれか。

A　ヒト絨毛性ゴナドトロピン　　　　B　エストロゲン
C　プロラクチン　　　　　　　　　　D　ヒト胎盤性ラクトーゲン
E　プロゲステロン

▶選択肢考察
○A　妊娠10週頃まで血中濃度は上昇するが，この頃をピークとして以後は低下する。
×B，×C，×D，×E　妊娠経過とともに上昇するので，妊娠初期に比して後期の方が血中濃度は高い。

▶ポイント
　胎盤からは蛋白ホルモンのヒト絨毛性ゴナドトロピン（hCG）やヒト胎盤性ラクトーゲン（hPL），ステロイドホルモンのエストロゲンやプロゲステロンなど様々なホルモンが産生される。妊娠初期のエストロゲン，プロゲステロンの産生は黄体からなされ，胎盤の完成により胎盤が主たる産生場所となり，妊娠週数とともに血中濃度も上昇する。hCGは初期の絨毛細胞から産生されるが，妊娠10週頃をピークに以後は低下する。この理由は十分に解明されていないが，妊娠黄体を刺激してエストロゲンやプロゲステロンを産生させる役割が胎盤の完成によって消失するためと考えられている。プロラクチンは下垂体前葉から分泌され，妊娠経過とともに著明に上昇する。

▶正解　　　A

CBT-2　　　　　　　　　　　　　　　　　　　　　　　　　　　　　　　　　　　　D-293

妊娠で低下しないのはどれか。

A　血　圧　　　　　　B　末梢血管抵抗　　　　C　線溶系
D　ヘマトクリット値　　E　循環血液量

▶選択肢考察
○A，○B　妊娠に伴い血管拡張作用を有する因子が優位に増加し，末梢血管抵抗と血圧は低下する。
○C　妊娠に伴い線溶系は抑制される。
○D　妊娠中は血漿量が増加するため，赤血球数，血色素量，ヘマトクリット値は見かけ上，低下する。
×E　妊娠中に母体の循環血液量は，血漿量の増加で8〜9か月をピークに約50％増加する。

▶正解　　　E

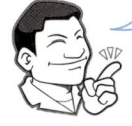

Dr. 李's COMMENT

　妊娠によって増加するのはヒト絨毛性ゴナドトロピン（hCG）です。母体脂肪組織に働いて脂質分解を促進し，遊離脂肪酸やグリセロールの放出を増加させるヒト胎盤性ラクトーゲン（hPL）と混同してはいけません。
　なお，妊娠9週頃にピークとなる悪心や嘔吐を妊娠悪阻（つわり）と呼び，サイアミン（ビタミンB₁）を投与しないと意識障害，眼球運動異常，運動失調を三徴とするWernicke脳症となります。

2 異所性妊娠〈子宮外妊娠〉

この項目のポイント

◆ クラミジア感染症は自覚症状に乏しいため，肝周囲にまで炎症が波及する Fitz-Hugh-Curtis 症候群が注目されています。

105E-45 22歳の女性。無月経と右下腹部痛とを主訴に来院した。体温 37.8℃。脈拍 104/分，整。血圧 88/60 mmHg。妊娠反応陽性。経腟超音波検査で子宮内腔に胎嚢はみられず，右付属器周辺に 22 mm の腫瘤陰影を認める。
この病態の原因となった可能性の高い性感染症はどれか。
a 細菌性腟症　　　b 腟カンジダ症　　　c 性器ヘルペス
d クラミジア感染症　　e 尖圭コンジローマ

●鑑別診断

正常妊娠の場合，妊娠5週前後で子宮腔内に胎嚢が認められるが，本症例のように胎嚢が認められない場合は，第一に子宮腔以外の場所に妊娠した異所性妊娠（ectopic pregnancy）を疑う。本症例では右下腹痛と右付属器周辺に腫瘤陰影を認めることから，異所性妊娠が最も疑われる。流産やごく初期の妊娠も鑑別診断として挙げられるが，いずれも性感染症との関連性は異所性妊娠に比べて低い。

●選択肢考察
×a 性感染症ではない。
×b，×c，×e 異所性妊娠の原因とはならない。
○d クラミジアは，腹腔内に感染が広がると付属器や Douglas 窩に膜状，索状の癒着を引き起こし，異所性妊娠の原因となる。性感染症の中でもクラミジア感染症は，異所性妊娠との強い関連性が報告されている。

●確定診断
クラミジア感染症による付属器・腹腔内癒着が原因となった異所性妊娠（子宮外妊娠）

●正解　d

CBT-3 D-300

22歳の女性。下腹部痛と性器出血を主訴に来院した。月経正常。血液所見：赤血球250万，Hb 7.5 g/dL，Ht 22%。Douglas（ダグラス）窩に液体の貯留あり。眼瞼結膜に貧血を認める。
考えられるのはどれか。

A 正常妊娠　　B 子宮外妊娠　　C 子宮内膜症
D 卵巣腫瘍　　E 流産

▶選択肢考察
×A，○B，×C，×D，×E

著明な貧血と腹腔内に液体貯留を認めることから腹腔内出血が疑われる。子宮内膜症，卵巣腫瘍，流産でも下腹痛を呈するが，通常，子宮外妊娠のように腹腔内出血は伴わない。

▶ポイント

子宮外妊娠のほかにDouglas窩に液体貯留を認める疾患には，卵巣出血（血液），クラミジア感染（腹水，Fitz-Hugh-Curtis症候群は大量腹水を伴う），卵巣囊腫の破裂（卵巣内容液），悪性腫瘍（腹水）などが考えられるが，子宮内膜症（腹水），付属器炎（膿）でも少量の貯留液を認める。

▶正解　　B

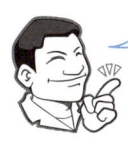

Dr. 李's COMMENT

淋菌やクラミジア感染症が原因となり，卵管膨大部で着床してしまうと異所性妊娠となります。不正性器出血（月経困難症ではありません）や下腹部痛を訴え，妊娠反応陽性で経腟超音波検査で子宮腔内に胎嚢が確認されなければ，異所性妊娠を疑います。
卵管破裂や出血性ショックを呈している場合，緊急開腹手術で卵管切除となります。

B 精神・心身医学的疾患

1 うつ病，双極性障害〈躁うつ病〉

この項目のポイント

◆ 気分障害にはうつ病だけでなく，うつ病と躁病を交互に繰り返す双極性障害も含まれています。

106D-19 気分障害でみられる思考障害はどれか。**2つ選べ**。
a 観念奔逸　　b 思考伝播　　c 思考制止
d 滅裂思考　　e 連合弛緩

●選択肢考察
○a　躁状態でみられる。
×b，×d，×e　統合失調症でみられる。
○c　うつ状態でみられる。
●正解　　a，c

105D-54 38歳の女性。気分の高揚，多弁および不眠を主訴に来院した。3年前に母親を亡くした後，憂うつで何も手につかなくなり，3か月仕事を休んだ。その後，逆に気分が高揚して活動性が亢進する時期と，気分が落ち込んで活動性が低下して寝込んでしまう時期とを交互に繰り返すようになった。
治療薬として適切なのはどれか。**2つ選べ**。
a ジアゼパム　　b 炭酸リチウム　　c パロキセチン
d クロミプラミン　　e バルプロ酸ナトリウム

●アプローチ
　気分の高揚，多弁，不眠は躁状態を示唆する。3年前にはうつ状態を経験しており，その後に躁状態とうつ状態を交互に繰り返していることから，双極性障害を思いつくのは比較的容易。
●確定診断　　双極性障害
●選択肢考察
×a　ジアゼパム（セルシン®）は代表的なベンゾジアゼピン系の抗不安薬。
○b　リチウムは双極性障害の治療薬。
×c　パロキセチン（パキシル®）は抗うつ薬（選択的セロトニン再取り込み阻害薬：SSRI）。
×d　クロミプラミン（アナフラニール®）は代表的な三環系抗うつ薬。
○e　バルプロ酸は抗てんかん薬であるが，双極性障害の気分安定化薬としても用いられる。
●ポイント
　抗躁作用を有する薬剤としては，リチウムと鎮静作用を有するメジャートランキライザーが使用される。リチウムは気分安定化作用があり，双極性障害の第一適応の薬剤である。
　リチウム製剤およびバルプロ酸には気分安定化作用があり，躁状態，うつ状態の予防のための維持療法としても使用される。リチウム以外にも，気分安定化作用を有する薬剤として，バルプロ酸と，2011年に承認されたラモトリギン（ラミクタール®）がある。両薬剤とも抗てんかん薬であるが，同時に気分安定化作用がある。
●正解　　b，e

CBT-4　　　　　　　　　　　　　　　　　　　　　　　　　　　　　　　　　　　　D-385

23歳の女性。2か月前から過食で多動になったり，うつ傾向で不活発になったりが激しくなってきたため来院した。身長160 cm，体重55 kg。高校時代から多弁で活発な時期と抑うつ状態で意欲が減退する時期を繰り返している。
　考えられるのはどれか。

A　うつ病　　　　　　B　解離性障害　　　　　C　躁うつ病
D　せん妄　　　　　　E　不安障害

▶選択肢考察
×A　うつ病は病相としてうつ病相だけを示すタイプのことで，単極型と呼ばれている。
×B　解離性障害は，受け入れ難い心理的な刺激を自分の意識の外に切り離してしまう病態を示す。
○C　躁うつ病は躁病相とうつ病相を交互に繰り返し，双極性障害と呼ばれている。
×D　せん妄は軽い意識の混濁と強い意識の狭窄が混在した病態で，外科手術後などで起こりやすい。
×E　不安障害は急性発作性不安や慢性の浮動性不安を示す病態である。

▶ポイント
　精神疾患で学生が記憶すべき基本的な病態はさほど多くはない。本問で選択肢となっている病態は，いずれも病態の概要を理解すべきものである。本症例の病態は活動性が病的に亢進している躁病相と，活動性が極端に抑制されたうつ病相の2つの病巣を交互に示すもので，躁うつ病または双極性障害と呼ばれている。

▶正解　　　C

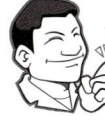

―― Dr. 李's COMMENT ――
　国際的な診断基準（WHOによるICD-10や米国精神医学会によるDSM-Ⅳ-TR）には，躁病もうつ病も包括して「気分障害」と記載されています。
　治療で注意が必要です。双極性障害に三環系抗うつ薬を単独で用いると，躁転リスクがあるためです。躁転すると二次妄想によって人間関係や社会生活を破壊してしまいます。
　したがって，うつ病と双極性障害とでは治療が異なると理解しておきましょう。双極性障害ではリチウムとバルプロ酸を投与します。

2 統合失調症

この項目のポイント

統合失調症の中でも緊張病症候群は重要です。従来では禁忌とされていた認知行動療法が，妄想や幻聴に効果があることが報告され，薬物療法の補助治療として適応されるようになってきました。

103D-27 22歳の男性。発言にまとまりがないことを主訴に父親に伴われて来院した。視野に入る事物に関連付け「私は石だ。神をつくることができる」と言い，奇妙な姿勢のままブツブツとしゃべり続けた。しゃべっていたかと思うと，全く質問に答えず，身じろぎもせず一点をじっと見つめる状態となった。

考えられるのはどれか。

a 離人症　　　b 偽認知症　　　c 見当識障害
d 緊張病症候群　　　e 錐体外路症状

● 選択肢考察
×a 離人症は自分の知覚，感情，行為などに対し現実感がわいてこない状態のことである。
×b 偽認知症は認知症の症状を揃え，認知症のようにみえるうつ病のことである。
×c 見当識障害とは自分が置かれている状況（時間，場所，人）についての認知が障害された状態のことである。
○d 「全く質問に答えず，身じろぎもせず一点をじっと見つめる状態」（緊張病性昏迷）として示される無動症，「奇妙な姿勢」として示される自発運動の奇妙さは，主に緊張型統合失調症でみられる緊張病症候群（カタトニー）の症状である。また，緊張病症候群は20歳頃に突然発症する。
×e 錐体外路症状とはParkinson病様症状のことで，無動，固縮，振戦などをいう。

● 正解　　d

99D-84 緊張病症候群について誤っているのはどれか。

a 統合失調症で現れる。　　　b 脳器質疾患で現れる。
c 感情鈍麻が現れる。　　　d 反響動作が現れる。
e 拒絶症が現れる。

● 選択肢考察
○a 緊張病症候群（カタトニー）は，意思発動が困難になった状態をいうが，多くは統合失調症においてみられる。統合失調症の中でも緊張病症候群が前景に立つものを緊張型統合失調症という。
○b 様々な内科的・外科的疾患に多く発現する。
×c 統合失調症では感情鈍麻がみられることが多い。緊張型統合失調症では陽性症状が主である。
○d 反響動作，反響言語は代表的な症状の1つである。
○e 拒絶症は代表的な症状の1つである。拒絶症はすべての外的命令を拒絶することであり，拒食，無言などもこれに含まれる。

● 正解　　c

CBT-5　　　　　　　　　　　　　　　　　　　　　　　　　　　　　　　D-382

統合失調症の症候はどれか。

A　観念奔逸　　　B　連合弛緩　　　C　思考制止
D　感情失禁　　　E　情動麻痺

▶選択肢考察
×A　観念奔逸は躁病にみられる症状である。考えが次々にわき、思考過程がどんどん脇道に逸れていってしまう。
○B　連合弛緩は個々のアイデアの間に論理的な結びつきがなく、何を言っているのかわからない状態のこと。統合失調症によく認められる。
×C　思考制止はアイデアが浮かばないため、考えが前に進まない状態のこと。うつ病の基本症状である。
×D　感情失禁は生じた喜怒哀楽の感情がすぐに漏れてしまう症状のことで、脳梗塞などの血管障害によく認められる。
×E　情動麻痺は突発的な出来事の後に何も感じなくなってしまう状態のこと。PTSDのようないわゆる心因反応で認められる。

▶正解　　B

CBT-6　　　　　　　　　　　　　　　　　　　　　　　　　　　　　　　D-383

統合失調症の陰性症状はどれか。

A　感情鈍麻　　　B　体感幻覚　　　C　考想化声
D　観念奔逸　　　E　させられ体験

▶選択肢考察
○A　感情鈍麻は、本来ならば何らかの感情を引き起こすような刺激に対しても、喜怒哀楽を感じないような感情の異常のことである。
×B　体感幻覚は、臓器の知覚であり、通常は意識しないものである。奇妙なものは統合失調症に多く認められる。陽性症状である。
×C　考想化声は、幻覚症状の1つであり、自分の考えが声になって聞こえるという症状のことである。陽性症状である。
×D　観念奔逸は、躁病にみられる症状である。
×E　させられ体験は、自我意識の障害で、自分が考えて行うのではなく、他人が考えてさせられるという能動性のなくなった状態のことである。

▶ポイント
統合失調症の陽性症状は通常は存在しないもので、派手で目立つものである。一方、陰性症状は通常は存在するはずなのに欠如してしまうもので、感情鈍麻、意欲の低下、自閉や社会的引きこもりなどの症状がある。

▶正解　　A

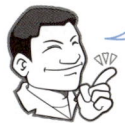

Dr. 李's COMMENT

統合失調症は、内容があり得ない、その発生を心理学的に追えない一次妄想や被害的な内容の幻聴が特徴的です。
　緊張型という病型では、他動的にとらされた姿勢を長時間保つ「カタレプシー」、自由に肢位や姿勢を変えられ、そのまま能動的に戻そうとしない「蠟屈症」、あらゆる指示に対して無目的に拒絶する「拒絶症」、言葉や運動をひたすら機械的に繰り返す「常同症」、相手の言葉や行動を真似る「反響症状」、わざとらしい行動である「衒奇症」などの症状を伴います。

3 不安障害（パニック障害，社交不安障害）

この項目のポイント

◆ 社交不安障害はかつて対人恐怖症とも呼ばれていました。正しい診断と治療が重要視されています。

105F-4 社会不安障害の患者の訴えと考えられるのはどれか。
a 「怖いので飛行機には乗れない」
b 「世間の人々から嫌われている」
c 「明日にも何か大変なことが起こる」
d 「人ごみや公共の場所に行くと不安になる」
e 「人前では緊張して思うように話ができない」

●選択肢考察
× a 飛行機恐怖症の訴えである。恐怖の対象は飛行機が墜落することである。
× b 「嫌われている」と根拠なく確信するのは妄想である。「嫌がらせされている」につながると被害妄想となる。
× c 妄想気分の訴えである。周囲が突然に変化すると漠然ながら確信することである。
× d 広場恐怖の訴えである。恐怖の対象は「助けを求められない」，「逃げられない」状況である。
○ e 社交不安障害の訴えである。恐怖の対象は，知り合い，顔見知りとなっている集団から注目される状況，つまり社交である。

●正解　　e

100D-21 45歳の男性。「会社に行きたくない」と言って来院した。10歳ころから，人前で食事をしたり，話をしたりするのが極端に苦手になった。就職してからは，周囲から見られているようで，電車での通勤が辛かったと言う。最近部長に昇格し，朝礼の司会をせねばならなくなった。このことが辛く，退職したいとすら思うと言う。
　　最も考えられるのはどれか。
a うつ病　　　b 不安障害　　　c 統合失調症
d Alzheimer病　　　e 身体表現性障害

●選択肢考察
× a 10歳発症のうつ病というのは考えにくいし，何より抑うつ気分がみられていない。
○ b 不安障害のタイプの中に，引っ込み思案を主症状にした社会恐怖という疾患がある。
× c 統合失調症では，陰性症状を主体にした場合，社会適応が低下することが一般的である。
× d Alzheimer病は，記憶の障害が主症状である。
× e 身体表現性障害は，身体の多彩な症状が主症状である。
●確定診断　　社会恐怖（不安障害）
●正解　　b

CBT-7　　　　　　　　　　　　　　　　　　　　　　　　　　　　　　　　D-386

36歳の男性。会社を経営していて多忙である。激しい動悸と不安感を自覚したため救急外来を訪れた。抗不安薬を投与され落ちついたが、自分が狂ってしまうのではないかと心配している。
　考えられるのはどれか。

A　全般性不安障害　　　　B　通過症候群　　　　C　解離性障害
D　パニック障害　　　　　E　強迫性障害

▶選択肢考察
×A　全般性不安障害は、浮動性不安を主症状とした慢性の不安神経症のことである。
×B　通過症候群は、一般身体疾患によって示される意識障害などの共通の症状が、回復していくとき示す精神症状のことである。
×C　解離性障害は、健忘、遁走、多重人格、離人症状などを呈する神経症である。
○D　パニック障害は、動悸、発汗、振戦を主症状とした急性不安発作を繰り返す疾患である。
×E　強迫性障害は、強迫行為と強迫観念を主症状とした神経症である。

▶正解　　D

CBT-8　　　　　　　　　　　　　　　　　　　　　　　　　　　　　　　　D-386

34歳の女性。主婦。車の運転中に動悸、息苦しさおよびめまいが出現し、死の恐怖を感じるようになった。運転中以外にも毎日のように発作が起こるようになったため来院した。Holter（ホルター）心電図を施行したが、異常はみられなかった。いつ何が起こるかわからないため自宅に引きこもりがちである。
　認められないのはどれか。

A　パニック発作　　　　B　予期不安　　　　C　外出恐怖
D　回避行動　　　　　　E　離人症

▶選択肢考察
○A　急に起こる動悸、息苦しさ、めまいなどの症状があるので、パニック発作を認める。
○B　いつ何が起こるかどうかわからないという不安を生じる。
○C　自宅に引きこもりがちであるので、外出恐怖が考えられる。
○D　自宅に引きこもりがちである点、本症例においても認められる。
×E　離人症は、あたかも自分が外部の傍観者であるというような症状を示す。

▶正解　　E

Dr. 李's COMMENT

　パニック障害では、うつ病ではないのに選択的セロトニン再取り込み阻害薬（SSRI）の適応があります。また、社交不安障害では、医療機関への受診が少ないことが指摘されています。後に不安が高じてうつ病やアルコール依存症を合併しやすいのも特徴です。なお、社交不安障害にもSSRIを継続投与します。
　不安障害とうつ病との鑑別がややこしいです。最大の相違は、睡眠障害や二次妄想（貧困・罪業・心気妄想）の有無と考えるとよいです。睡眠障害や二次妄想があれば、文句なしにうつ病です。

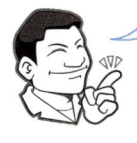

4 身体表現性障害（疼痛性障害，心気症），心身症，ストレス関連障害（外傷後ストレス障害〈PTSD〉，急性ストレス障害）

この項目のポイント

◆ PTSDは急性ストレス障害が4週以上続いた場合，と考えるとわかりやすいです。

106C-5 外傷後ストレス障害〈PTSD〉の**特徴でない**のはどれか。
a 侵入的な回想
b 持続的な過覚醒
c 周囲への無反応
d 外傷体験を回想させる状況の回避
e 強いストレスを経験した直後の発症

●選択肢考察
○a 侵入的な回想とは，フラッシュバックのことであり，PTSDに特徴的である。
○b 持続的な過覚醒とは，自律神経の過覚醒による不眠，不安などであり，PTSDに特徴的である。
○c 周囲への無反応は，反応性の麻痺としてPTSDに特徴的である。
○d 回避は，PTSDに特徴的である。
×e 直後の発症は，急性ストレス反応である。

●正解　　e

99C-20 35歳の女性。心窩部の不快感を訴えて来院した。症状は1年以上続いており，既に4か所の病院を受診した。そのたび精密検査を受けたが症状を説明できる異常は認められなかった。しかし患者はこれまでの医師の説明に納得できず，「がんのような重い病気なのではないかと思う。検査でみつからないだけなのではないか。医師が隠しているのではないか」と疑い深く不安になっており，再度同じような精密検査を要求している。
　最も考えられるのはどれか。
a うつ病
b 不安障害
c 薬物依存症
d 統合失調症
e 身体表現性障害〈心気障害〉

●選択肢考察
×a うつ病では，抑うつ気分，あるいは興味または喜びの喪失の症状が必発である。
×b 不安障害では，病気に対する漠然とした心配として訴える特徴があり，その心配は気にならないときもあり，浮動する。
×c 薬物依存症では，自分が依存している薬剤が十分量使用されるまで強固に症状を訴え続ける。
×d 統合失調症では，病気であるという確信は妄想的であり，きわめて強固であるという特徴がある。
○e 心気症は，身体症状に対するその人の誤った解釈に基づき，自分が重篤な病気にかかる恐怖または病気にかかっているという観念への囚われを症状とする。

●ポイント
　身体表現性障害は，身体化障害，転換性障害，心気症，身体醜形障害に分けられる。かつてヒステリーとして認識されていたものの新しい名称である。本症例は典型的な心気症であり，病歴自体をよく覚えておいてほしい。臨床現場では実際，器質的疾患が見つかるより，この病態に遭遇する方が多いと考えられるcommon diseaseである。有病率は一般人口の1〜5％，家庭医の外来の2〜7％とされ，きわめてよくある病態である。

●正解　　e

CBT-9　　　　　　　　　　　　　　　　　　　　　　　　　　D-387

外傷後ストレス障害（PTSD）の原因にならないのはどれか。

A　戦　争　　　B　失　恋　　　C　天　災　　　D　虐　待　　　E　交通事故

▶選択肢考察
○A　戦争体験は重要な心的外傷となる。
×B　失恋は対象喪失反応の要因となり，抑うつ症状を呈しやすい。
○C　大規模な天災は心的外傷の主な要因である。
○D　虐待は心的外傷の要因として重要な要因である。
○E　交通事故も心的外傷の要因となることがわかっている。

▶正解　　B

Dr. 李's COMMENT

　心気症と心身症の違いがややこしいです。心気症は，病気でないのに病気だと思い込む状態です。対して心身症は，喘息や過換気症候群など，基礎疾患がメンタルの影響を受ける身体疾患と理解しましょう。
　なお，災害や事故などの外傷後ストレス障害（PTSD）は，悪夢や回避行動，不眠が1か月以上，継続した状態を指します。最終的にはうつ病となりますので，選択的セロトニン再取り込み阻害薬（SSRI）の投与も適応となっています。

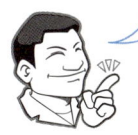

C 皮膚・頭頸部疾患

1 湿疹，皮膚炎（接触皮膚炎，アトピー性皮膚炎）

この項目のポイント

◆ 湿疹とは，表皮の皮膚炎全般を広義に含むため，湿疹ではない疾患を理解する方が早いでしょう。つまり，感染性の水痘や麻疹，真皮の蕁麻疹や皮下組織の結節性紅斑などです。

103C-8 表皮に変化がみられるのはどれか。

a 蕁麻疹　　　　　　　　　b 網状皮斑
c 接触皮膚炎　　　　　　　d 結節性紅斑
e 蜂巣炎〈蜂窩織炎〉

●選択肢考察
× a 真皮の浮腫。
× b 真皮，皮下組織小血管の閉塞。
○ c 表皮の海綿状態。
× d 皮下組織のリンパ球浸潤，肉芽腫形成。
× e 真皮，皮下組織の化膿性炎症。

●正解　　c

100E-29 湿疹について**誤っている**のはどれか。

a 瘙痒を伴う。　　　　　　b 非伝染性である。
c 小水疱を形成する。　　　d 表皮の炎症である。
e 数時間で消退する。

●選択肢考察
○ a 湿疹ではほとんどの例で痒みを伴う。
○ b 湿疹は感染症ではない。
○ c 湿疹では紅斑，丘疹，小水疱，水疱，びらん，痂皮など，多様な皮疹がみられる。
○ d 湿疹は表皮が主体の炎症である。
× e 湿疹は通常，自然消退はしない。治療しなければ治癒しない。

●正解　　e

CBT-10　　　　　　　　　　　　　　　　　　　　　　　　　　　　　　　　D-79

ラテックスゴム手袋着用 10 分後，手に痒みと発赤とが出現した。
関与するのはどれか。

A　IgA　　　　B　IgD　　　　C　IgE　　　　D　IgG　　　　E　IgM

▶選択肢考察
×A，×B，○C，×D，×E
　ラテックスゴム手袋を着用して 10 分後に皮疹が出現していることから，ラテックスアレルギーが考えられる。これは IgE が関与するⅠ型アレルギーである。蕁麻疹やアナフィラキシーショックを引き起こす。
▶正解　　　C

CBT-11　　　　　　　　　　　　　　　　　　　　　　　　　　　　　　　　D-79

20 歳の女性。ピアスをしていたところ，滲出性の液が出現し，紅斑もみられた。耳介の病変部の写真を示す。

有用な検査法はどれか。

A　パッチテスト
B　皮内試験
C　KOH 直接鏡検法
D　Tzanck（ツァンク）試験
E　皮膚描記法

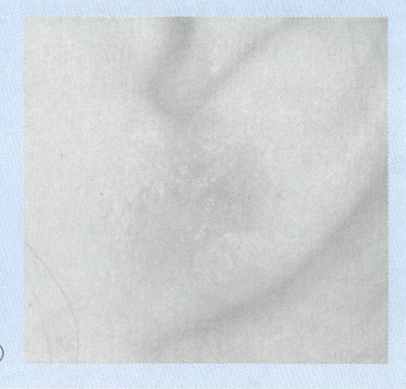

（☞ p. vii カラー写真 No. 1）

▶選択肢考察
○A　遅延型反応の抗原を調べるときに施行する。
×B　即時型反応の抗原を調べるときに施行する。
×C　白癬，カンジダ症，疥癬の診断などに用いられる。
×D　天疱瘡の診断に用いられる。
×E　蕁麻疹の診断に用いられる。
▶ポイント
　ピアスをした後に紅斑と滲出液がみられていることから，金属による接触皮膚炎が考えられる。これは遅延型アレルギーであるため，抗原を調べるにはパッチテスト（貼布試験）を施行する。
▶正解　　　A

Dr. 李's COMMENT

　接触皮膚炎は，植物や金属による湿疹で，Ⅳ型（遅延型）アレルギーであるのに対し，アトピー性皮膚炎は，Ⅰ型（即時型）アレルギーの湿疹とされています。特にアトピー性皮膚炎については，セラミドやフィラグリンの異常に伴う表皮バリア機構の破綻が主たる病態であり，従来のアレルギー，つまりリンパ球などの免疫反応は，二次的なものと考えられています。

2 蕁麻疹

この項目のポイント

◆ 蕁麻疹は湿疹ではない，ということを覚えておきましょう。

103I-20 蕁麻疹がみられるのはどれか。
- a GVHD
- b うっ滞性皮膚炎
- c 自家感作性皮膚炎
- d Stevens-Johnson 症候群
- e 食物依存性運動誘発アナフィラキシー

●選択肢考察
- ×a 移植片対宿主病（GVHD）は，骨髄移植後や輸血後などに起こるもので，蕁麻疹は生じない。重症の場合は，紅皮症化することもある。
- ×b うっ滞性皮膚炎は，下肢の静脈瘤に伴う皮膚障害である。
- ×c 自家感作性皮膚炎は，貨幣状湿疹や接触皮膚炎などが急性増悪し，全身に紅色丘疹や水疱を生じる。
- ×d Stevens-Johnson 症候群は，皮膚のほかに，口腔粘膜や結膜などの粘膜症状を伴う。薬剤性が多い。
- ○e 食物依存性運動誘発アナフィラキシーは，即時型（Ⅰ型）アレルギーのため，蕁麻疹がみられる。

●正解　　e

CBT-12　　　　　　　　　　　　　　　　　　　　　　　　　　　　　　D-80

蕁麻疹の特徴的な皮疹はどれか。

A　丘疹　　　B　紫斑　　　C　紅斑　　　D　膨疹　　　E　膿疱

▶選択肢考察

×A，×B，×C，○D，×E

　蕁麻疹はⅠ型アレルギーである。抗原が肥満細胞上のIgEに結合すると，肥満細胞の脱顆粒が起こる。脱顆粒によって生じたヒスタミンは血管に働き，血管の透過性が亢進し，血管周囲に浮腫を生じる。これが臨床症状である膨疹としてみられる。蕁麻疹では丘疹，紫斑，紅斑，膿疱などはみられない。

▶正解　　　D

CBT-13　　　　　　　　　　　　　　　　　　　　　　　　　　　　　　D-80

　24歳の男性。3か月前から痒みを伴う皮疹が出現した。前腕部を擦過すると，写真のような所見がみられた。
　この反応に最も関連の深い細胞はどれか。

A　好酸球
B　好塩基球
C　肥満細胞
D　メラノサイト
E　Langerhans（ランゲルハンス）細胞

（☞ p. viiカラー写真 No. 2）

▶選択肢考察

×A，×B，○C，×D，×E

　写真では，擦過したところが赤くなっている。すなわち，紅色皮膚描記症が陽性であることを示しており，この患者の診断は蕁麻疹である。蕁麻疹では肥満細胞が最も関与する。

▶正解　　　C

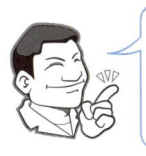

Dr. 李's COMMENT

　繰り返しますが，蕁麻疹は真皮の異常であり，湿疹ではありません。小児で特定の食物や動物などで蕁麻疹が現れる場合は，CAP-RAST法と呼ばれるアレルゲン検索やIgEの検出が役に立つことがあります。

3 薬疹

この項目のポイント

◆ 重症な薬疹は有効な治療法がなく，ステロイドにも反応しないことがあるため，医師が最も頭を悩ませる問題の1つです。

105D-50 23歳の女性。発熱と発疹とを主訴に来院した。10日前から微熱と咽頭痛とがあり，イブプロフェンを含有する市販感冒薬を内服していた。3日前から顔面と体幹とに紅斑を認め，眼球結膜の充血と口腔粘膜のびらんとが出現した。体温38.2℃。体幹の一部の紅斑は標的様で，中央に水疱を形成している。

考えられる疾患はどれか。**2つ選べ。**

a 固定薬疹　　　　b 扁平苔癬　　　　c 尋常性乾癬
d 中毒性表皮壊死症　　　e Stevens-Johnson症候群

●選択肢考察
× a 紅斑は標的様ではなく，楕円形である。色素沈着を残して治癒する。
× b 粘膜病変はみられない。紅斑は紫紅色である。
× c 粘膜病変はみられない。紅斑の上に厚い白色の鱗屑が付着する。
○ d 粘膜病変がみられる。Stevens-Johnson症候群から移行する。
○ e 粘膜病変がみられる。紅斑が標的様で，水疱形成もみられる。
●正解　　　d，e

104I-73 68歳の女性。発熱と発疹とを主訴に来院した。6日前に淡い紅斑が出現したが，2日で消退した。昨日から39℃台の発熱と全身に点状紅斑とが多数出現している。てんかんのためカルバマゼピンを内服している。白血球17,000（好酸球24％）。血清生化学所見：AST 80 IU/l，ALT 98 IU/l。CRP 3.5 mg/dl。粘膜疹を認めない。咽頭培養は陰性。血中抗HHV-6抗体の上昇がみられる。

考えられるのはどれか。

a 血管浮腫　　　　b 伝染性単核球症　　　　c 薬剤性過敏症症候群
d Sézary症候群　　　　e Stevens-Johnson症候群

●選択肢考察
× a 発熱や全身の紅斑はみられない。
× b Epstein-Barrウイルス（EBV）による感染症である。
○ c 血中抗HHV-6抗体の上昇がみられることから，薬疹の一型である薬剤性過敏症症候群（drug-induced hypersensitivity syndrome：DIHS）が考えられる。
× d 全身に紅皮症を認める。薬剤やヒトヘルペスウイルス6型（HHV-6）とは無関係である。
× e 粘膜症状を伴う。
●正解　　　c

CBT-14　　　　　　　　　　　　　　　　　　　　　　　　　　　D-84

24歳の男性。抗菌薬内服6日後に，四肢・軀幹に紅色紅斑が多数出現した。紅斑は虹彩状で，中心部の色調が淡い。
正しいのはどれか。

A　抗菌薬を中止する必要はない。
B　肝機能の評価は不要である。
C　紅斑は24時間以内に消失する。
D　重症例ではステロイドの全身投与を行う。
E　軽症例では口唇・結膜に皮疹が出現する。

▶選択肢考察
×A　薬疹を疑うとき，使用薬剤の中止は必要である。
×B　薬疹は肝障害を伴うことがある。
×C　薬疹にみられる紅斑は，原因薬剤を中止しても数日は継続することが多い。
○D　重症型薬疹ではステロイド全身投与を行う。
×E　粘膜病変を伴う薬疹は重症である。

▶正解　　　D

CBT-15　　　　　　　　　　　　　　　　　　　　　　　　　　　D-84

薬疹の聴取で重要でないのはどれか。

A　病歴聴取
B　硝子圧法
C　放射性アレルゲン吸着試験（RAST）
D　薬剤リンパ球刺激試験
E　パッチテスト

▶選択肢考察
○A，○B，×C，○D，○E
薬疹の診療においては，薬歴聴取が最も重要で，薬剤摂取と発疹の時間的関係を詳細に調べる。硝子（ガラス）圧診法は発疹が紅斑であるか紫斑であるかの鑑別に重要である。原因薬剤の確定には再投与試験が最も重要であるが，薬疹の程度により危険な場合があるため，慎重に行う。薬剤添加リンパ球刺激試験は，特異性や感度に問題はあるが，参考にはなる。
RAST法は特異IgE抗体を検出する検査法であり，薬剤に対する特異IgE抗体測定は行われていない。

▶正解　　　C

Dr. 李's COMMENT

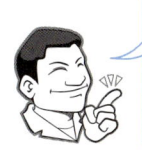

薬疹の対処は直ちに原因薬剤を中止することに尽きます。また，Epstein-Barrウイルス（EBV）感染症にペニシリン系抗菌薬を使用しないこと，抗けいれん薬や痛風治療薬でヒトヘルペスウイルス6型（HHV-6）再活性化から薬剤性過敏症症候群を発症することもトピックとなっています。

4 ウイルス性発疹症（麻疹，風疹，水痘，ヘルペス）

この項目のポイント

◆ 内科，小児科，皮膚科と複数の科にまたがる領域であり，出題されると必ず差がつく重要項目です。

CBT-16　　　　　　　　　　　　　　　　　　　　　　　　　　　　　　　　E-11

1歳5か月の男児。1歳から保育園に通っている。3日前から38℃の発熱が続き，鼻汁と咳嗽がみられた。今朝，一度熱は下がったが，再び発熱と発疹が現れたので来院した。
この疾患について誤っているのはどれか。

A　空気感染する。
B　ワクチンの効果がある。
C　潜伏期間は約10日である。
D　頸部リンパ節腫脹が特徴的である。
E　Koplik（コプリック）斑がみられる。

▶選択肢考察

麻疹の症例である。
○A　咳などによる飛沫により空気感染する。
○B　弱毒生ワクチン（麻疹・風疹混合）により予防可能である。現在は1歳時と5歳時に行われている。
○C　接触後9～11日の潜伏期を経て，鼻水，発熱，咳，結膜充血などで発症する。
×D　頸部リンパ節腫脹は特徴的ではない。
○E　3～4病日にKoplik斑が頬粘膜に出現する。

▶正解　　D

CBT-17　　　　　　　　　　　　　　　　　　　　　　　　　　　　　　　　E-11

4歳の女児。3日前からの39℃の発熱を主訴に来院した。鼻汁，咳嗽，眼脂を認める。口腔内の写真を示す。

診断はどれか。

A　単純ヘルペス
B　水痘
C　風疹
D　麻疹
E　ムンプス（流行性耳下腺炎）

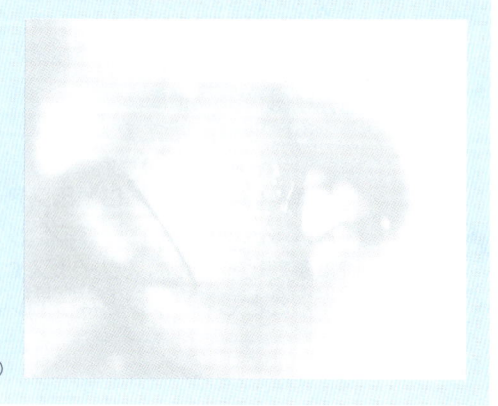

（☞ p.viiカラー写真 No.3）

▶選択肢考察

×A　小児期の単純ヘルペスウイルス1型（HSV-1）感染による病態としては，ヘルペス性歯肉口内炎，Kaposi水痘様発疹症をはじめとする皮膚感染症のような局所の感染症と，新生児ヘルペス，ヘルペス脳炎のような全身感染症に分けられる。
×B　水痘・帯状疱疹ウイルス（VZV）の初感染が水痘で，幼児～学童期前半に多い。潜伏期は14～16日，軽

い発熱，倦怠感，発疹で発症する．発疹は紅斑から始まり，2〜3日のうちに水疱，膿疱，痂皮の順に急速に進行する．これらの病期の異なった発疹が同時に存在するのが特徴で，発疹は頭髪部にも出現し，口腔には粘膜疹も認める．発疹は瘙痒感が強い．感染力は強く，発疹出現1〜2日前より水疱が痂皮化するまで感染力がある．

×C 風疹は発疹，リンパ節腫脹，発熱を3主徴とする急性ウイルス性疾患．潜伏期は16〜18日間，飛沫経気道感染する．発疹出現前後1週は感染力がある．好発年齢は5〜15歳，不顕性感染率は約25％．発疹を初発症状とし，3〜5日で消退する．発熱は発疹とともに出現するが，2〜3日で解熱する．耳介後部，頸部のリンパ節腫脹は発疹に先立って認められ，発疹消失後も数週にわたって持続する．

○D 麻疹は高熱，カタル症状（鼻汁，咳嗽，眼脂など），発疹を特徴とする．発疹はKoplik斑出現後に現れるので，症例文には発疹についての言及はないが，麻疹である．写真の頬粘膜にはKoplik斑がみられる．

×E 流行性耳下腺炎（おたふくかぜ）の潜伏期は16〜18日．不顕性感染が多い（30〜40％）．発熱，頭痛などの前駆症状の後，耳下腺が腫脹し，1〜3日のうちに最大となる．25％は一側性の腫脹だけに終わる．腫脹は痛みを伴い，3〜7日持続する．発熱は1〜6日持続する．合併症には精巣炎（思春期以降の男児），髄膜炎，膵炎，卵巣炎，感音性難聴などがある．

▶正解　　D

CBT-18　　　　　　　　　　　　　　　　　　　　　　　　　　　　　　　E-12

先天性風疹症候群の症状として誤っているのはどれか．

A　小頭症　　　B　難聴　　　C　ばち指　　　D　白内障　　　E　動脈管開存症

▶選択肢考察

○A，○B，×C，○D，○E

風疹ウイルスが妊娠3か月以内の妊婦に感染した場合，多くの胎児が複数の先天異常をもって出生する．先天異常の症状を以下に示す．

・眼症状：白内障，緑内障，小眼症，網膜症
・聴覚障害：神経知覚性難聴
・心疾患：動脈管開存症，肺動脈狭窄，心房・心室中隔欠損症
・その他：小頭症，骨透明症，身体発育遅滞，肝脾腫，血小板減少性紫斑病

なお，以上の疾患の発生率は妊娠20週以降の感染ではまれである．

「ばち指」は中枢性チアノーゼや感染性心内膜炎などにおける特徴的所見で，2〜3週，長くは2〜3年後に発現する場合もある．本症候群の症状にはない．

▶正解　　C

CBT-19　　　　　　　　　　　　　　　　　　　　　　　　　　　　　　　E-12

風疹に合併するのはどれか．

A　手足口病　　　　　　B　帯状疱疹　　　　　　C　伝染性膿痂疹
D　伝染性単核（球）症　E　血小板減少性紫斑病

▶選択肢考察

×A　コクサッキーウイルスA16，エンテロウイルス71が原因である．
×B　水痘・帯状疱疹ウイルスは神経節後根に潜伏感染し，免疫低下状態の際に再活性化する．
×C　多くは黄色ブドウ球菌，A群レンサ球菌によって起こる．
×D　Epstein-Barrウイルス感染症である．

○E 風疹患者の約3,000例に1例の頻度で2週以内に発症する。自然治癒する例も多いが，重症例ではγ-グロブリン治療を要する。

▶正解　　E

CBT-20　　　　　　　　　　　　　　　　　　　　　　　　　　　　　　　　E-14

5歳の男児。発熱と発疹が同時に認められ来院した。3週前に，同居している祖父の右側肋間部に，痛みを伴う水疱が認められた。

患児の症状はどれか。

A　口腔内粘膜に白い斑点
B　様々な段階の混じった発疹
C　蝶形紅斑
D　咽頭偽膜
E　耳下腺腫脹

▶選択肢考察
×A　Koplik斑は麻疹でみられる。
○B　水痘では水疱，膿疱，痂皮など，新旧の皮疹が混在する。
×C　全身性エリテマトーデス（SLE）でみられる。
×D　ジフテリアでみられる。
×E　耳下腺炎でみられる。

▶ポイント
同居している祖父の疾患は帯状疱疹である。帯状疱疹の原因ウイルスは水痘・帯状疱疹ウイルス，したがって，この男児の疾患は水痘である。

▶正解　　B

CBT-21　　　　　　　　　　　　　　　　　　　　　　　　　　　　　　　　E-14

患部の写真を示す。

この病態を引き起こすのはどれか。

A　カンジダ
B　クラミジア
C　ヒトパルボウイルス（HPV）
D　単純ヘルペスウイルス（HSV）
E　水痘・帯状疱疹ウイルス（VZV）

（☞ p. viiカラー写真 No. 4）

▶選択肢考察
×A　カンジダ症の原因菌である。
×B　クラミジア症の原因菌である。
×C　伝染性紅斑の原因であるヒトパルボウイルスB19が有名である。
×D　単純疱疹やKaposi水痘様発疹症の原因ウイルスである。
○E　水痘や帯状疱疹の原因ウイルスである。

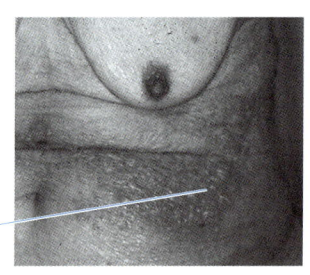

▶正解　　E

水疱が一側性に配列している

Dr. 李's COMMENT

　麻疹と風疹の違いは，発熱と発疹出現のタイミングです．二峰性発熱から発疹や頬粘膜の Koplik 斑，そして強いカタル症状（咳，鼻水，眼脂）があれば麻疹です．一方，発熱と同時にパラパラと赤い発疹が広がり，後頭部の辺りのリンパ節腫脹があれば風疹です．小児では，麻疹で死ぬほどつらそうですが，風疹ではわりとピンピンしています．

　次に，ひとたび罹患すると生涯持続感染するヘルペス属は，ポイントをしっかり覚えましょう．

・サイトメガロウイルス（CMV）と Epstein-Barr ウイルス（EBV）…この2つは伝染性単核球症の原因となります．
・単純ヘルペスウイルス…脳炎を起こすと側頭葉がやられます．
・ヒトヘルペスウイルス6型（HHV-6）…初感染が突発性発疹（解熱後の発疹）で，再活性化が薬剤性過敏症症候群でした．
・水痘・帯状疱疹ウイルス（VZV）…初感染が水痘で，再活性化が帯状疱疹です．帯状疱疹は治療しても神経障害性疼痛がひどく，うつ病から自殺してしまうこともあります．

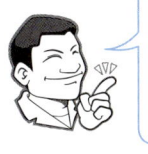

4 ウイルス性発疹症（麻疹、風疹、水痘、ヘルペス）

5 皮膚潰瘍，褥瘡

この項目のポイント

◆ 褥瘡を乾燥させてはいけません。ここがマチガイやすいところです。

102E-45 70歳の男性。2か月前から脳梗塞のため入院し寝たきりになっている。清拭時，仙骨部に境界明瞭な紅斑がみられた。
　　まず行う処置はどれか。**2つ選べ**。
　　a 消　毒　　　　b 体位変換　　　　c 切開処置
　　d 除圧処置　　　e 抗菌薬投与

●アプローチ
　脳梗塞があり，寝たきり状態。考えられる疾患は，褥瘡（decubitus）である。
●確定診断　　褥　瘡
●選択肢考察
× a　紅斑がみられていることから，褥瘡では最も軽いⅠ度（Shea分類）。感染はなく，消毒はしない。
○ b　褥瘡の予防，悪化防止のためには，体位変換が基本。
× c　Ⅰ度であり，感染はないので，切開は不要。切開が必要な褥瘡はポケットを形成しているタイプである。
○ d　除圧には，体圧分散寝具を用いる。
× e　感染徴候がないので，不要。
●ポイント
＜褥瘡処置の基本＞
①ケアの手順
　・創周囲は弱酸性石鹸をよく泡立てて，優しく洗浄。
　・創周囲の石鹸成分を微温湯で洗い流す。
　・創内と創周囲を生理食塩液洗浄（感染があるときは消毒し，その後に生理食塩液で洗浄）。
②Shea分類Ⅰ度の褥瘡の場合
　・骨突出部に発赤を認めた場合には，直ちにポリウレタンフィルムドレッシング材を貼用。
　・皮膚が回復に向かっている場合には1週後に除去。
　・清拭は皮膚と同様に行い，汚染のたびの交換は必ずしも必要ではない。
③Shea分類Ⅱ～Ⅳ度の場合
　・覆材，薬剤の選択。
　・必要時には，ガーゼやポリウレタンフィルムドレッシング材を貼用。
　・Ⅱ度の褥瘡で感染徴候のないものは洗浄し，余分な水分を拭き取った後にドレッシング材を貼用。
　・ドレッシング材は最長でも1週の貼用を限度とし，滲出液が漏れてきた場合にはそのつど貼り替える。
●正解　　b，d

99C-7　78歳の男性。2か月前に脳卒中で倒れ，寝たきり状態である。仙骨部に病変が生じている。仙骨部の写真を別に示す。
この病変部への対応で**適切でない**のはどれか。

　　a　体位変換　　　　b　栄養補給　　　　c　病変部の乾燥
　　d　病変部の感染防止　　e　体圧分散寝具の使用

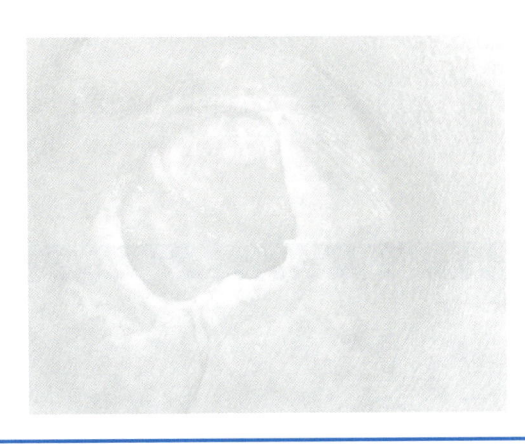

（☞ p. vii カラー写真 No. 5）

●画像診断

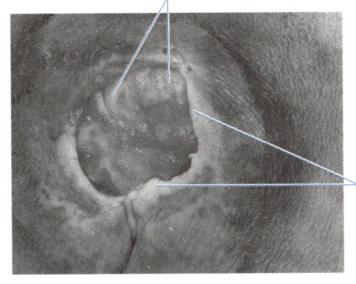

不良肉芽組織
浸軟した皮膚

●確定診断　　褥瘡
●選択肢考察
○a　褥瘡の予防・治療の基本である。
○b　低栄養状態にあることが多いので治療上重要である。
×c　乾燥により治癒過程は妨げられる（**禁忌**）。褥瘡の病変部，特に壊死組織が乾燥，黒化すると，肉芽組織が出現せず，治癒機転が著しく阻害される。
○d　洗浄，壊死組織があればデブリドマン。
○e　本寝具は褥瘡予防・治療に必需である。
●正解　　c

CBT-22　　A-37

患者への説明に必要な医学用語と日常用語の組合せで誤っているのはどれか．

A　痂　皮――――かさぶた　　B　鶏　眼――――うおの目
C　褥　瘡――――床ずれ　　　D　風　疹――――三日ばしか
E　水　痘――――水いぼ

▶選択肢考察
○A，○B，○C，○D，×E
　水痘は日常用語で「水ぼうそう」という．「水いぼ」は伝染性軟属腫のことである．上記のほかに，足白癬＝水虫，尋常性痤瘡＝ニキビ，疣贅＝イボなどがある．

▶正解　　E

CBT-23　　F-132

廃用症候群の症状でないのはどれか．

A　褥　瘡　　B　膀胱結石　　C　高血圧　　D　骨粗鬆症　　E　便　秘

▶選択肢考察
○A　褥瘡は寝たきりや不動の高齢者に多くみられる圧迫部位の皮膚欠損で，仙骨部，大転子，踵部などの骨突出部に生じる．体位交換や体動，離床をはじめ多くの工夫で予防が可能である．
○B　膀胱結石は寝たきりや不動によって骨粗鬆症が進行し，脱Caが生じた結果，生じる．また，残尿，尿道カテーテル，尿路感染や飲水量の低下，脱水症も結石形成の誘因となる．
×C　寝たきりや不動による臥床が長引けば起立性低血圧が起こる．すなわち，血管運動神経の機能障害により起立時には血液が下半身に集まりやすくなり，頸動脈圧受容体反射も起こらずに脳循環不全によるめまいや失神をきたすのである．
○D　骨粗鬆症は寝たきりや不動によって増強する．このような変化は宇宙飛行士にもみられ，荷重がいかに骨構造の維持に重要であるのかがわかる．
○E　寝たきりや不動によって腸管の蠕動運動は抑制され，弛緩性便秘が生じる．また，食物摂取量の減少，線維成分の少ない食物（低残渣食）も誘因となり，腹筋筋力の低下は不十分な腹圧を伴って排便が困難となる．

▶ポイント

<廃用性変化，廃用性症候群>

臓　器	認められる変化	合併する症状（障害）・疾患
運動器	骨格筋の萎縮 関節拘縮 骨粗鬆症 口腔機能低下 咽喉頭機能低下	疼痛，運動障害，ADL低下 骨折 う歯，歯周疾患 誤飲，沈下性肺炎
神経系 　自律神経 　中枢神経	起立性調節障害 知的活動低下 心理的荒廃	めまい，失神 認知症 意欲・満足度・主体性の低下，抑うつ
循環器	心肺機能低下 　心拍出量低下・頻脈 静脈血栓症	動悸，息切れ 肺梗塞
消化器	蠕動低下	食欲低下，便秘
泌尿器	括約筋障害 膀胱結石	尿失禁 排尿障害

臨床老年医学上巻，ライフ・サイエンス社より引用

▶正解　　C

Dr. 李's COMMENT

　褥瘡から皮膚潰瘍となります。その治療の根幹は，3時間以内ごとの体位変換による除圧，そして栄養状態の改善です。
　褥瘡管理では，専門チームが排泄物などによる汚染をできる限り防いで，細菌感染を防ぎ，洗浄・清拭を行います。さらに，創傷治癒理論による湿潤環境保持を図るのが重要です。つまり，乾燥させるのはよくありません。乾燥させて清潔管理するのは人工肛門です。この点を間違えないようにしましょう。

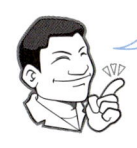

6 結膜炎，角膜炎

> **この項目のポイント**
>
> ◆ アデノウイルスは乾燥による不活化が望めません。流水で手洗いをして，消毒用エタノールで手指を消毒することがポイントになります。

97F-29 12歳の男児。3日前からの眼脂を訴えて来院した。両側の耳前リンパ節の腫脹がみられる。右眼部の写真を別に示す。
この患児に対する生活指導で**誤っている**のはどれか。

a 頻回の手洗い　　b タオルの個別使用　　c 家族より後の入浴
d 登校の許可　　　e プールでの水泳禁止

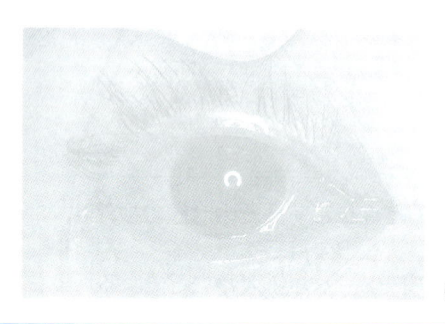

（☞ p. viiカラー写真 **No. 6**）

●選択肢考察
○a 眼を触った手であちこち触れるため，感染が広がる。また，他の人も感染源を触った手で眼を触るため感染するので，こまめに流水で手洗いすればかなり感染を防ぐことができる。
○b 顔を拭くタオルやハンカチからも感染するので，患児は別のものを使用する。
○c 流行性角結膜炎（epidemic keratoconjunctivitis：EKC）のウイルスは熱には弱いが，40℃程度の湯ではしばらく生存しているので，患児は最後に入浴すべきである。
×d 人の集まる場所へ出かけるのは避けるべきで，特に保育園，幼稚園，学校へ行くのは絶対に許可できない。
○e cと同様，他人への感染の危険性と，患児自身も他の細菌の二次感染をきたすおそれがあるので，絶対に行ってはならない。

●確定診断　流行性角結膜炎（EKC）
●正解　d

CBT-24　　　　　　　　　　　　　　　　　　　　　　　　　　　　　　D-351

非感染性結膜炎はどれか。

A　急性出血性結膜炎　　　B　ヘルペス性結膜炎　　　C　咽頭結膜熱
D　春季カタル　　　　　　E　流行性角結膜炎

▶選択肢考察

×A　エンテロウイルス70による感染症で，主として成人にみられ，結膜下出血を特徴とする。地域性があり，沖縄に多くみられる。
×B　単純ヘルペスウイルスや帯状ヘルペスウイルスによる感染では，角膜ヘルペスに伴ったり，または単独で結膜炎を起こす。
×C　主にアデノウイルス3型による感染症で，結膜炎に咽頭炎と発熱を伴う。学校のプールで小児に流行的に発生することがあり，プール熱とも呼ばれる。
○D　アレルギー性結膜炎で，増殖性変化のあるものを指す。春に増悪し，冬に緩解することを繰り返す。眼瞼に石垣様の乳頭増殖をみることが多い。
×E　流行性角結膜炎は，アデノウイルス8（3，4，11，19，37）型による感染症である。1週の潜伏期を経て，急性濾胞性結膜炎で始まり，経過中に角膜炎を併発することが多い。

▶正解　　D

CBT-25　　　　　　　　　　　　　　　　　　　　　　　　　　　　　　D-351

流行性角結膜炎で正しいのはどれか。

A　涙液を介して感染する。　　　　　　　　　B　原因はヘルペスウイルスである。
C　ウイルスは乾燥させれば不活化する。　　　D　自覚症状が出なくなるまで登校禁止である。
E　副腎皮質ステロイド薬点眼は禁忌である。

▶選択肢考察

○A，×B，×C，×D，×E
　流行性角結膜炎はアデノウイルスを原因とする。接触または飛沫感染により結膜上皮細胞や咽頭粘膜に感染し，発症する。潜伏期は約1週であり，眼瞼腫脹，耳前リンパ節の腫脹・圧痛，急性濾胞性結膜炎が特徴である。治療は対症療法が主体で，二次感染予防のための抗菌薬点眼が一般的である。角膜上皮下の混濁に対して，同時に副腎皮質ステロイド薬点眼を併用することも多い。感染力が強いため，流行予防が最重要対策となる。眼に触れない，手指の洗浄徹底，共用タオルは使用しない，風呂には最後に入るなどの指導が重要である。感染力が低下するまでは学校や職場は休む。

▶正解　　A

Dr. 李's COMMENT

　ここではアデノウイルスの理解が重要です。アデノウイルスはDNAウイルスです。主な感染症について，血清型別にまとめておきます。
・3，4型…咽頭結膜熱（治癒して2日たってから登校許可）
・7型…たまに重症肺炎を起こす
・8型…流行性角結膜炎（咽頭結膜熱より眼の症状がひどい）
・11型…出血性膀胱炎
・40，41型…下痢を起こす，いわゆる腸管アデノ

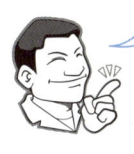

7 白内障

この項目のポイント

◆ ズバリ，白内障は水晶体の混濁で，緑内障は視神経の圧迫が病態です。

97A-10 70歳の男性。羞明と視力障害とを主訴に来院した。視力は右0.4（矯正不能），左0.5（矯正不能）。眼底には異常がなく手術適応と診断された。この手術に必要な医療用具を別に示す。
この医療用具の挿入部位はどれか。

a 角膜　　b 虹彩　　c 水晶体　　d 硝子体　　e 網膜

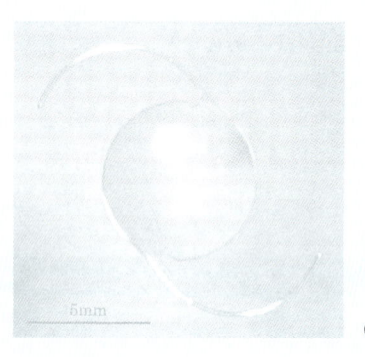

（☞ p. ixカラー写真 No. 7）

●**画像診断**
写真は眼内レンズである。レンズは本体部分の光学部と，この光学体に付属している2本の支持部からなる。

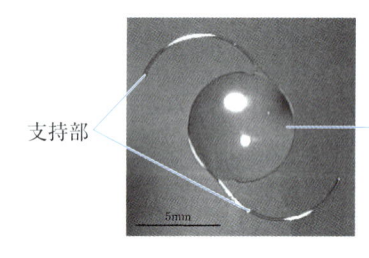

●**選択肢考察**
×a，×b，○c，×d，×e
水晶体の前を切開し，水晶体核を吸引し，眼内レンズを挿入する水晶体の袋を作成し，この部位に眼内レンズを挿入する。

●**確定診断**　白内障

●**ポイント**
現在の白内障手術のほとんどが眼内レンズ挿入術である。各大学で行われている臨床実習で白内障手術は必ず見学しているはずである。やはりポリクリは重要である。白内障手術の手技，方法は現在様々な理論があり，今後もさらに改良されていくであろう。しかし，手術の訴訟で最も多いのも白内障手術である。十分な術前検査と患者・家族への説明が重要である。決して手術時間を競い合うものではない。

●**正解**　c

95E-37	白内障を合併しやすいのはどれか。

- a 糖尿病
- b 高血圧症
- c 鉄欠乏性貧血
- d 脂質異常症〈高脂血症〉
- e 甲状腺機能亢進症

●選択肢考察
○a 白内障の危険因子である。
×b 眼底出血を起こすことがある。
×c 眼瞼結膜が貧血を呈する。
×d 眼瞼黄色腫を呈することがある。
×e 眼球突出，外眼筋肥厚を呈することがある。

●ポイント
　糖尿病は網膜症のほかに白内障，緑内障も合併しやすい。糖尿病性の緑内障は機能予後が悪いので有名である。

●正解　　a

白内障

CBT-26   D-352

75歳の女性。3年前から視力低下がある。矯正視力：右0.6，左0.6。両眼とも眼底に異常を認めない。右の前眼部写真を示す。

障害部位はどれか。

A 結　膜
B 角　膜
C 前　房
D 虹　彩
E 水晶体

（☞ p. ixカラー写真 No. 8）

▶選択肢考察

×A，×B，×C，×D，○E

細隙灯顕微鏡検査による前眼部像である。眼科における最も重要な検査であり，結膜，強膜，角膜，前房，虹彩，水晶体，前部硝子体までの詳細な観察が可能である。提示画像では，散瞳眼の瞳孔を通して黄緑色に混濁した水晶体が観察される。

白内障の水晶体 / 正常な水晶体

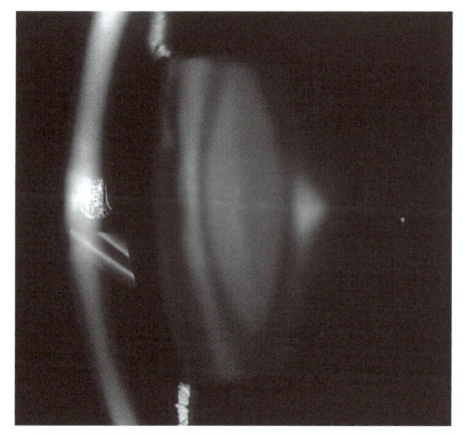

散瞳下での細隙灯顕微鏡による白内障の所見。黄緑色にみえるのが混濁した水晶体（白内障）。

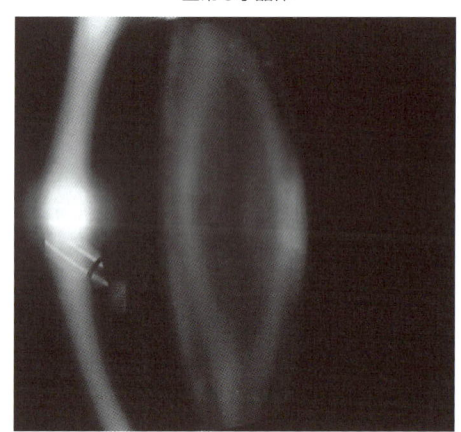

混濁のない正常な水晶体（37歳の男性，視力1.2）。
（☞ p. ixカラー写真 No. 9）

▶正解   E

C 皮膚・頭頸部疾患

CBT-27　　　　　　　　　　　　　　　　　　　　　　　D-352

80歳の女性。視力低下を主訴に来院した。視力は右0.03，左0.02。左眼の写真を示す。

治療法はどれか。

A　レーザー虹彩切開術
B　レーザー光凝固
C　副腎皮質ステロイド薬点眼
D　水晶体乳化吸引・眼内レンズ挿入
E　アトロピン点眼

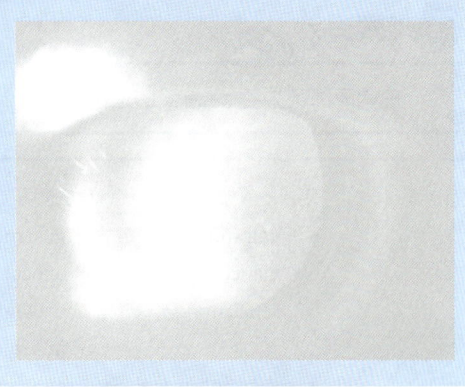

（☞ p. ixカラー写真 No. 10）

▶選択肢考察
×A，×B，×C，○D，×E
　かなり強い水晶体の混濁であり，著しい視力低下が予想される。成熟白内障であり，手術を要する。水晶体乳化吸引術＋眼内レンズ挿入術を行う。

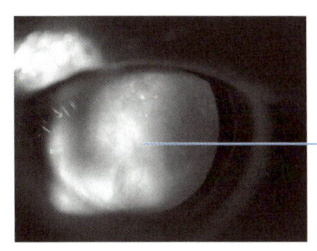

水晶体混濁

▶正解　　D

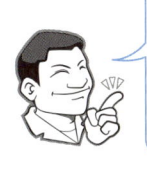

Dr. 李's COMMENT
　白内障は手術で治療されます。超音波乳化吸引術で囊内の混濁した白内障を取り除き，折り畳み眼内レンズを装着します。機器や技術の進歩により15分程度で実施されるようになりました。ちなみに現在，日本では年間約120万件が実施されており，すべての外科手術の中で白内障手術が一番多くなっています。

7　白内障

8 緑内障

この項目のポイント

- 白内障は英語で cataract，緑内障は glaucoma といいます。

105F-15 疾患と診療分野の組合せで**適切でない**のはどれか。

a　gall stone ――――― gastroenterology
b　glaucoma ――――― onocology
c　renal stone ――――― urology
d　stroke ――――― neurology
e　thyroiditis ――――― endocrinology

●選択肢考察

○a　gall stone（胆石）は gastroenterology（消化器病学）の疾患である。
×b　glaucoma（緑内障）は oncology（腫瘍病学）でなく，ophtalmology（眼科学）の疾患である。
○c　renal stone（腎結石）は urology（泌尿器科学）の疾患である。
○d　stroke（脳卒中）は neurology（神経病学）の疾患である。
○e　thyroiditis（甲状腺炎）は endocrinology（内分泌学）の疾患である。

●正解　b

101D-24 63歳の女性。頭痛，嘔気および右眼の霧視と充血とを主訴に来院した。処置をして2時間後に症状の改善が得られた後，レーザーを用いて再発予防手術を行った。術後の右前眼部写真を別に示す。
初診時に行った処置はどれか。

a　抗菌薬点眼
b　散瞳薬点眼
c　β遮断薬経口投与
d　浸透圧利尿薬点滴
e　副腎皮質ステロイド薬点滴

（☞ p. ixカラー写真 No. 11）

●画像診断

右眼11時の位置の虹彩上に円形の虹彩全層開窓部が存在し、水晶体表面が見えている。この穴はレーザーによって予防的に開けられたものである。

水晶体の表面

●選択肢考察

× a 意味がない。
× b 急性緑内障発作の治療には、縮瞳薬（ピロカルピン）の頻回点眼を行い、隅角閉塞解除を試みる。
× c β遮断薬は、点眼を行う。
○ d 急激な眼圧降下が必要なため、高浸透圧薬（マンニトール、グリセロール）の点滴を行う。血漿浸透圧上昇により浸透圧勾配が生じて、眼内の水分が血中に移行することで、硝子体容積が減少、結果、眼圧が下降する。30～60分で眼圧は最低となる。炭酸脱水酵素阻害薬（アセタゾラミド）の静注や内服も行う。
× e 消炎のためステロイドの点眼は行うことがあるが、点滴は行わない。

●確定診断　急性原発閉塞隅角緑内障（急性緑内障発作）

●ポイント

<急性原発閉塞隅角緑内障>

眼科領域最重要緊急疾患の1つ。50歳以上の身長の低い、遠視眼の女性に多い。元々の閉塞隅角の眼に対して暗室、近業、精神的動揺、薬物などによる散瞳が起こることで誘発される。眼圧は急激に上昇し、頭痛、眼痛、悪心、嘔吐、霧視などを訴える。発作は通常、片眼性だが、もう片眼も将来的に発作を起こすリスクが高く、予防的レーザー虹彩切開術を行うことも多い。

発作時の治療目的は、急激な眼圧降下である。高浸透圧薬点滴、炭酸脱水酵素阻害薬静注・内服、β遮断薬点眼を行い、縮瞳薬の頻回点眼も行う。薬物療法で眼圧が下降しない場合は、手術を行う。一般的には、薬物療法で眼圧が下降し、角膜浮腫が軽減されたところで、レーザー虹彩切開術を施行する。

●正解　d

95F-4　48歳の女性。今朝から激しい頭痛と左の眼痛とがあり、悪心・嘔吐が出現したので救急車で来院した。最近、軽い頭痛と眼痛とを感じたり、蛍光灯のまわりに虹のような輪が見えたりしていた。左眼の前眼部写真を別に示す。右眼には異常はない。
　　まず点眼すべき薬剤はどれか。

a　抗アレルギー薬　　b　抗菌薬　　c　麻酔薬
d　縮瞳薬　　　　　　e　散瞳薬

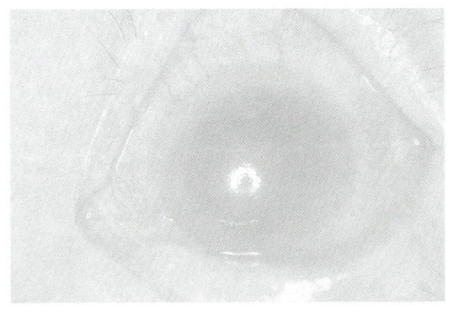

（☞ p. ixカラー写真 No. 12）

●**画像診断**
　結膜は充血しているが，結膜炎の充血ほど高度ではない．毛様充血と見るべきである．角膜は混濁・浮腫状になっている．

●**確定診断**　　急性緑内障発作

●**選択肢考察**
×a，×b，×c，○d，×e

急性緑内障発作の根治的治療は眼科医に委ねるべきであるが，それまでの間に緊急処置ができることはどの科の医師にとっても必須である．治療の原則をまとめておこう．

①ピロカルピンとβ遮断薬の点眼を行う．縮瞳して，隅角の閉塞を少しでも緩和する．

②浸透圧利尿薬（グリセロール，マンニトール）と炭酸脱水素酵素阻害薬（アセタゾラミド）の点滴を行う．房水を排除し，産生の抑制を図る．硫酸アトロピンのような散瞳薬（e）は隅角の閉塞を悪化させるため，絶対に**禁忌**である．

●**正解**　　d

CBT-28　D-353

緑内障の検査で必要ないのはどれか。

- A　視力検査
- B　眼底検査
- C　眼圧検査
- D　視野検査
- E　蛍光眼底造影検査

▶選択肢考察

○A，○B，○C，○D，×E

　眼圧が視神経乳頭の正常な機能維持に対して高すぎるために，視神経に障害を起こす疾患が緑内障である。視神経が障害されると視野に異常をきたす。眼圧が10〜21 mmHgの範囲の緑内障は正常眼圧緑内障と呼ばれ，日本ではこれが多い。隅角の広さにより開放隅角緑内障と閉塞隅角緑内障に分かれる。視神経乳頭陥凹の拡大が重要所見なので，眼底検査は必須である。視野障害の部位によっては視力低下もきたすので，視力検査が必要である。

▶正解　　E

CBT-29　D-353

55歳の男性。人間ドックで眼底の異常を指摘されて来院した。自覚症状なし。視力は左右ともに1.2，眼圧軽度上昇。視神経乳頭陥凹の拡大がみられる。
認められる所見はどれか。

- A　中心暗点
- B　輪状暗点
- C　傍中心暗点
- D　両耳側半盲
- E　黄斑回避のある半盲

▶選択肢考察

×A，×B，○C，×D，×E

　視神経乳頭陥凹の拡大は，緑内障の所見である。

　緑内障による視野障害の早期変化は，固視点から約10〜20°の同心円で囲まれた輪状領域であるBjerrum領域に傍中心暗点として出現することが多い。また，鼻側の視野障害を起こすことが多く，進行すると鼻側階段を生じる。さらに，弓状暗点（Bjerrum領域の拡大した暗点），弓状暗点と鼻側階段の連結（破裂），半盲様欠損，中心視野と周辺視野の分離となり，最終的には視野消失に進行することもある。現在，日本の失明の最大原因は緑内障である。

▶正解　　C

Dr. 李's COMMENT

　閉塞隅角緑内障の急性発作では眼圧が上昇し，眼所見（毛様充血，角膜浮腫，散瞳）と自覚症状（頭痛，悪心，視力低下）が重要です。
　しかし日本では，眼圧が高くないのに視神経と視野に異常をきたす正常眼圧緑内障が多くなっています。つまり，眼圧検査のみではダメで，眼底検査や視野検査も実施する必要があります。

9 糖尿病・高血圧・動脈硬化による眼底変化

この項目のポイント

- 網膜中心静脈閉塞症は静脈血管の動脈硬化，血流速度の変化，血液の粘稠度の増加などによって発症すると考えられています。眼底所見を見れば一発で診断ができ，特徴は視神経乳頭からの火焔状で放射状，噴水状の眼底出血です。

105C-4 動脈硬化を示唆する眼底所見はどれか。

a 黄斑浮腫　　　b 毛細血管瘤　　　c 網膜新生血管
d 動静脈交叉現象　　　e 視神経乳頭陥凹

● 選択肢考察

× a 黄斑浮腫は，主に黄斑周囲の血管透過性が亢進した病態でみられる。動脈硬化と直接の関連性はない。
× b 糖尿病性網膜症の初期変化である。
× c 網膜の慢性虚血に続発する病態であり，典型的には糖尿病網膜症や網膜静脈閉塞症でみられる。
○ d 動脈硬化性変化は Scheie 分類が有名である。動静脈交叉現象，動脈血柱反射亢進（銅線動脈，銀線動脈）などの変化がみられる。
× e 眼圧亢進の所見であり，要するに緑内障でみられる。

Keith-Wagener 分類

	眼底所見	全身所見
I群	細動脈の狭細と硬化軽度	血圧は日中動揺するが夜間睡眠時正常
II群	細動脈の狭細と硬化が著明となる	血圧高く動揺少ない
III群	痙縮性狭細が加わる浮腫・白斑・出血	心・腎障害
IV群	III群に乳頭浮腫が加わる	心・腎・脳障害

Keith NM, et al：Am J Med Sci 197：332, 1939

Scheie 分類

	高血圧性変化（H）	硬化性変化（S）
1度	軽度のびまん性動脈狭細を見るが，口径不同は明らかでない　動脈第2分枝以下で時に高度の狭細化	動脈血柱反射の増強　動静脈交叉現象は認めても軽度
2度	びまん性動脈狭細は軽度または高度　限局性狭細も加わり，口径不同を示す	動脈血柱反射はさらに増強　交叉現象は中等度
3度	動脈狭細・口径不同が著明　網膜出血または白斑を認める	銅線動脈　交叉現象は高度
4度	さらに乳頭浮腫を認める	銀線動脈

Scheie HG：A. M. A. Arch Ophthalmol 49（2）：117, 1953

● 正解　　d

99C-21　55歳の女性。右眼の急激な視力障害を訴えて来院した。視力は右0.01（矯正不能），左1.2（矯正不能）。眼圧は右13 mmHg，左12 mmHg。右の眼底写真を別に示す。
　原因と**ならない**のはどれか。
　a　糖尿病
　b　高血圧症
　c　脂質異常症〈高脂血症〉
　d　骨粗鬆症
　e　動脈硬化症

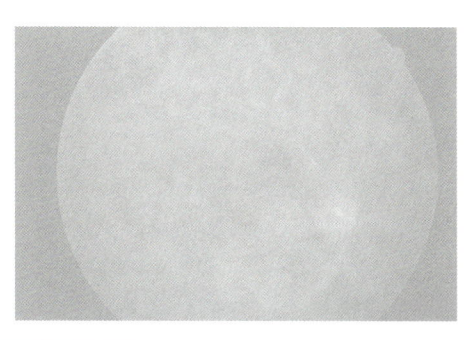

（☞ p. xi カラー写真 **No. 13**）

●鑑別診断
　本症例の場合，骨粗鬆症以外の選択肢はすべて可能性があるが，眼底写真がない場合，まず考えなければならない疾患は網膜中心動脈閉塞症である。この場合は眼底上出血を認めず，網膜の色状は乳白色混濁を示し，黄斑部のみが赤く見えるため，一種のcherry red spotを呈する。動脈，静脈とも細くなる。

●画像診断
　視神経乳頭を中心に，網膜に火焔状の出血を認める。この写真1枚で網膜中心静脈閉塞症であることが診断できる。

●確定診断　　網膜中心静脈閉塞症

●選択肢考察
○a　糖尿病は静脈の閉塞を起こし，眼底出血をしばしば発症する。多くは静脈の分枝閉塞であるが，本症例のように中心静脈の閉塞も起こす。
○b　高血圧もしばしば中心静脈の閉塞を発症する。血管内の血流速度の変化によって発症すると考えられている。
○c　脂質異常症は静脈内の血液の粘稠度の増加によって発症する。
×d　骨粗鬆症は通常，中心静脈閉塞は発症しない。
○e　動脈硬化症による中心静脈閉塞が50％以上を占めると考えられている。

●ポイント
　網膜には新生血管の増殖が起こり，この新生血管が網膜以外にも広がり，前房隅角および虹彩にも新生血管が生じ，出血性緑内障を併発したり，黄斑部萎縮を生じたりするため，予後不良の疾患である。
　治療は原因疾患の治療と，光凝固を網膜全体に行う。

●正解　　d

40　　C　皮膚・頭頸部疾患

96F-9　55歳の男性。人間ドックで眼底の異常を指摘され来院した。左の眼底写真を別に示す。右眼も同様の所見である。
考えられるのはどれか。
a　脳腫瘍
b　糖尿病
c　脂質異常症〈高脂血症〉
d　鉄欠乏性貧血
e　甲状腺機能低下症

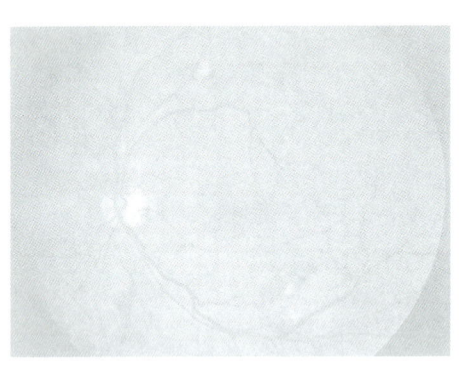

（☞ p. xiカラー写真 No. 14）

●画像診断
後極部を中心に，網膜の浅層，深層の小出血が散在し，軟性白斑，硬性白斑も認められる。視神経乳頭は境界鮮明で色調もよい。網膜血管は全体としては大きな変化は認められないが，静脈のループ形成が1か所ある。

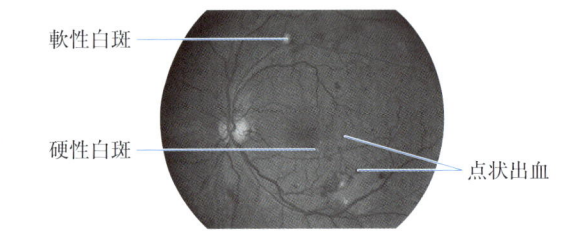

（図中ラベル：軟性白斑，硬性白斑，点状出血）

●選択肢考察
× a　通常，うっ血乳頭を示す。境界不鮮明な乳頭の浮腫とその突出，小さな線状出血を伴うこともある。
○ b　この写真から最も疑われるのは糖尿病である。
× c，× d，× e　点状出血をきたす理由がない。

●確定診断　糖尿病網膜症
●正解　b

（左端縦書き）9　糖尿病・高血圧・動脈硬化による眼底変化

CBT-30　　　　　　　　　　　　　　　　　　　　　　　　　　　　　D-355

糖尿病網膜症について正しいのはどれか。

A　病態は不可逆性である。
B　血糖コントロールにより進行が抑えられる。
C　直ちに網膜光凝固を行う。
D　網膜新生血管ができると改善する。
E　白内障を伴うことは少ない。

▶選択肢考察

×A，○B，×C，×D，×E

　糖尿病を長期に罹患すると糖尿病網膜症が発症し，進行して網膜新生血管が発生すると，網膜の出血から硝子体出血や網膜剥離が起こり，両眼失明にまで至ることもある。

　初期では病態は可逆性であるので，治療はまずは血糖コントロールが重要である。

　網膜症が進行した場合には網膜光凝固を行う。角膜基底膜の異常による糖尿病角膜症や，後嚢下の混濁で始まることの多い糖尿病白内障などの合併症が起こることもある。

▶正解　　B

Dr. 李's COMMENT

糖尿病自体による網膜症では，眼底変化の流れを整理しましょう。
細動脈瘤が破裂して点状出血→代謝産物蓄積で硬性白斑→浮腫から軟性白斑→新生血管が破裂して硝子体出血して網膜剥離→失明
また，糖尿病でも高血圧でもやがては動脈硬化をきたすのでややこしいです。ズバリ，動脈硬化そのものによる眼底変化では，動静脈交叉現象がポイントです。

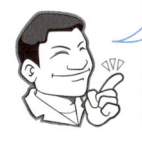

10 急性中耳炎

> **この項目のポイント**
>
> ◆ 耳管機能不全により鼓室内に液体が貯留する滲出性中耳炎でも鼓膜切開をしますが，耳痛はないのが急性中耳炎との大きな違いです。

104D-14 小児急性中耳炎で正しいのはどれか。**2つ選べ**。
- a 感冒罹患に続発する。
- b 早期から抗菌薬を投与する。
- c 5歳以上の小児では難治化しやすい。
- d 最も多い起炎菌は黄色ブドウ球菌である。
- e 保育所などでの集団生活は危険因子である。

●選択肢考察
- ○a 感冒罹患に引き続いて経耳管的に発症することが多い。
- ×b 中等症・重症の場合は早期から抗菌薬を投与するが，発症早期で，かつ軽症例には抗菌薬を投与しないことが推奨されている。
- ×c 小児急性中耳炎で難治化しやすい症例が多いのは，むしろ5歳未満の小児である。
- ×d 肺炎球菌，インフルエンザ菌，*Moraxella catarrhalis* が3大起炎菌であり，黄色ブドウ球菌は慢性中耳炎での起炎菌としての意義が大きい。
- ○e 集団保育は，両親の喫煙，低年齢発症などとともに難治化の危険因子の1つである。

●ポイント
小児急性中耳炎では，近年，難治化する症例が増加しており，臨床的に問題となっている。また，それに対応してガイドラインが出されている（日本耳科学会および日本小児耳鼻咽喉科学会）。初期治療および起炎菌について十分知っておくことが重要であり，また，難治化の危険因子を知っておくことも重要である。

●正解　　a，e

C 皮膚・頭頸部疾患

急性中耳炎

102A-41 7歳の男児。発熱と耳痛とを主訴に来院した。昨日から左耳痛を訴えていたが，夕方から 39.0℃の発熱を認め，耳痛が増悪したため救急外来を受診した。鼓膜の写真を別に示す。
起因菌として考えられるのはどれか。**2つ選べ**。

a インフルエンザ菌　　b 髄膜炎菌　　c 肺炎球菌
d 腸球菌　　　　　　　e 緑膿菌

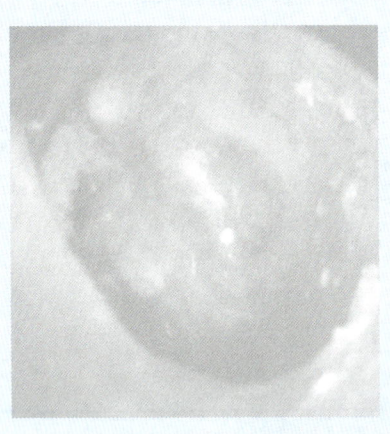

（☞ p. xi カラー写真 No. 15）

●**画像診断**
上鼓室からツチ骨柄にかけて充血が認められ，また，鼓膜辺縁にも充血があり，急性中耳炎所見である。

- ツチ骨短突起
- 上鼓室～ツチ骨柄の充血
- ツチ骨柄
- 鼓膜辺縁の充血

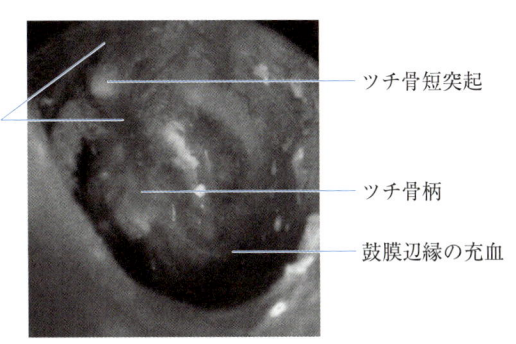

●**確定診断**　　急性中耳炎
●**選択肢考察**
○a，○c　中耳炎，肺炎の起因菌の代表である。
×b　我が国では報告はまれで，髄膜炎菌は届出が必要である。
×d　中耳炎の起因菌として考えにくい。
×e　抗菌薬使用例や免疫抑制児ではあり得るが，きわめてまれである。
●**正解**　　a，c

102F-18 8か月の乳児。発熱を主訴に来院した。抗菌薬を服用しているが，4日間39℃台の熱が続いている。鼻汁，咳嗽，発疹および下痢は認めない。機嫌は不良であるが，水分の摂取はできている。白血球 12,200。CRP 3.2 mg/dl。
まず行うのはどれか。

a 浣腸　　　　　　　b 耳鏡検査　　　　　c 骨髄検査
d 脳脊髄液検査　　　e 心エコー検査

●選択肢考察

× a　便秘で発熱はしないので無意味。

○ b　小児は耳管が短いので，上気道感染から中耳の細菌感染症を合併することはよくある。つまり急性中耳炎である。小児で「感冒様症状の後に高熱が出た」という場合はたいていこれである。本症例はこれほど経過の明らかな病歴ではないが，耳鏡検査は簡便に行えるので，まず最初に施行する価値はある。急性中耳炎であれば診断プロセスはそこで終わりになり，急性中耳炎の治療をすればよい。

× c　白血病では必要となる。白血病も本症例の鑑別診断にはなるが，白血病を疑うに足る所見はなく（というより，症例文に書いていないというだけなのだが），本問の答としては選びにくい。

× d　乳児の高熱，不機嫌では髄膜炎，敗血症は必ず考慮すべき疾患である。さらに，本症例文には「内服抗菌薬に反応しない」とか余計な情報が書いてある。急性中耳炎の治療はまず抗菌薬の内服であり，重症例でない限りはこれで治癒する。そこで，実は経過からは急性中耳炎は考え難いのである。そのように考えて，髄膜炎と判断させる問題と解釈した受験生が多かったが，これは健全なセンスである。

× e　敗血症を考慮する場合，感染性心内膜炎を鑑別に入れる。こう考えて心エコーを行う（疣贅がみられる）というセンスもある。心エコーも簡便で非侵襲的だから，これも悪くはないが，川崎病の診断が確定してから行えば十分である。さらに，耳鏡ほど簡便でないから本問の答に選ばない，というだけのことである。

●確定診断　　急性中耳炎の疑い
●正解　　b

96F-17　1歳2か月の女児。2日前から感冒気味であった。夕方から左耳痛と発熱とがあり来院した。左鼓膜写真を別に示す。
適切な治療はどれか。
　a　酸素療法　　b　輸液療法　　c　温熱療法　　d　耳管通気　　e　鼓膜切開

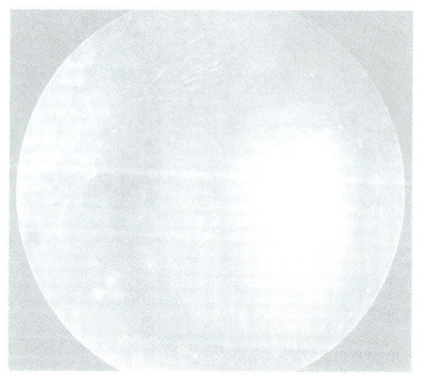

（☞ p.xi カラー写真 No.16）

●画像診断
鼓膜の発赤と後上象限の膨隆は，急性中耳炎を考える。

●確定診断　　急性中耳炎

●選択肢考察

× a　呼吸困難などの症状はなく，無意味である。

× b　脱水症状などの症状はなく，必要性がない。

× c　耳痛を軽減させることはできるが，炎症を消退させることはできない。

× d　耳管経由での感染であり，耳管通気は逆効果となる。

○ e　切開することにより膿を排泄し，炎症の早期消退を図る。また，切開することにより解熱する例が多い。

●正解　　e

CBT-31　　　　　　　　　　　　　　　　　　　　　　　　　　　　　　D-362

3歳の男児。3日前に感冒様症状を認め，右耳の痛みを急に感じ始めたので来院した。鼓膜所見では発赤・膨隆した鼓膜を確認した。
外来治療でまず行うべき処置はどれか。

A　抗菌薬投与　　　　　B　鼓膜切開　　　　　C　冷罨処置
D　解熱鎮痛薬投与　　　E　経過観察

▶選択肢考察
×A　感冒後に生じた耳痛で，鼓膜所見で発赤，膨隆を認めることから，急性中耳炎を考える。肺炎球菌，インフルエンザ菌，モラクセラ・カタラーリスが3大起炎菌であり，ペニシリン系抗菌薬を第一選択とする。
○B　耳痛は，鼓室内に溜まった膿汁によって鼓膜が圧迫されたことで起こる。切開排膿することで耳痛は速やかに解消する。なお，他の選択肢もすべて適切で，全身状態，急性中耳炎の程度によって選択する。本問では，外来治療でまず行うべき処置を問うており，鼓膜の状況からこれを正解とした。
×C　耳介周囲を冷たいタオルなどで冷罨する。氷などで冷やしすぎると痛みが増強する。
×D　38.5℃以上の発熱があれば解熱鎮痛薬を用いる。
×E　鼓膜の発赤のみで，膨隆がない場合には経過観察。

▶正解　　B

CBT-32　　　　　　　　　　　　　　　　　　　　　　　　　　　　　　D-362

4歳の女児。最近，聞き返しが多いことに母が気づき来院した。小さな声は聞こえない。言語の障害はない。耳痛はなく，構音障害もみられない。鼓膜所見で中耳腔に貯留液が認められた。
考えられるのはどれか。

A　耳硬化症　　　　　　B　先天性感音難聴　　C　滲出性中耳炎
D　急性中耳炎　　　　　E　慢性中耳炎

▶選択肢考察
×A　4歳であり，耳硬化症は考えられない。耳硬化症は，思春期以後に発症する進行性伝音難聴を呈する。
×B　言語障害や構音障害はなく，先天的な難聴は考え難い。
○C　耳痛はなく，鼓膜所見で貯留液を認めることから，滲出性中耳炎を考える。
×D　急性中耳炎の主症状は耳痛である。
×E　慢性中耳炎では鼓膜穿孔を認める。

▶ポイント
幼小児の中途難聴は滲出性中耳炎が多いが，自覚症状としての難聴はなく，ほとんどの場合，本症例のような聞き返しの多さなどから家族が難聴に気づく。耳痛はなく，鼓膜所見で滲出液が透見できる。

▶正解　　C

Dr. 李's COMMENT

急性中耳炎は小児に多く，上気道炎から経耳管的に細菌やウイルスが波及します。小児の発熱で耳を痛がれば，急性中耳炎を疑って，耳鏡で鼓膜所見を観察することが重要です。
軽症であれば対症療法にて3日間は抗菌薬を投与せず経過観察します。そこで改善がみられない場合には，細菌との混合感染も考えられるため，抗菌薬を投与します。
中等症以上で鼓膜が高度に膨隆している場合や，抗菌薬内服でも発熱がとれない場合には，敗血症や髄膜炎に進行しないよう鼓膜切開を加えます。

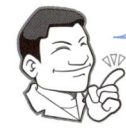

11 良性発作性頭位眩暈症

この項目のポイント

良性発作性頭位眩暈症の原因の1つとして，後半規管のクプラに耳石由来の沈着物が付着し，頭位変換時にクプラが刺激され，めまい発作を起こすという説があり，沈着物を理学療法によって耳石に戻します。

104E-55 62歳の女性。回転性めまいを主訴に来院した。3日前に美容院で洗髪のため仰臥位で懸垂頭位になった時に突然，回転性めまいが出現した。回転性めまいは十数秒で消失した。難聴や耳鳴りはなく，嘔気もなかった。その後，就寝時の寝返りで同様の回転性めまいが生じた。意識は清明。体温36.0℃。脈拍80/分，整。血圧136/82 mmHg。純音聴力検査で異常を認めない。頭部単純MRIで異常を認めない。頭位眼振，頭位変換眼振所見を別に示す。

治療として最も適切なのはどれか。

a 理学療法
b 利尿薬投与
c 迷路破壊術
d 内リンパ嚢開放術
e 副腎皮質ステロイド投与

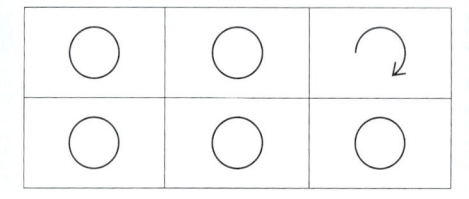

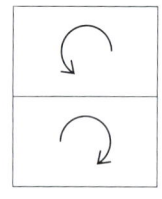

●画像診断

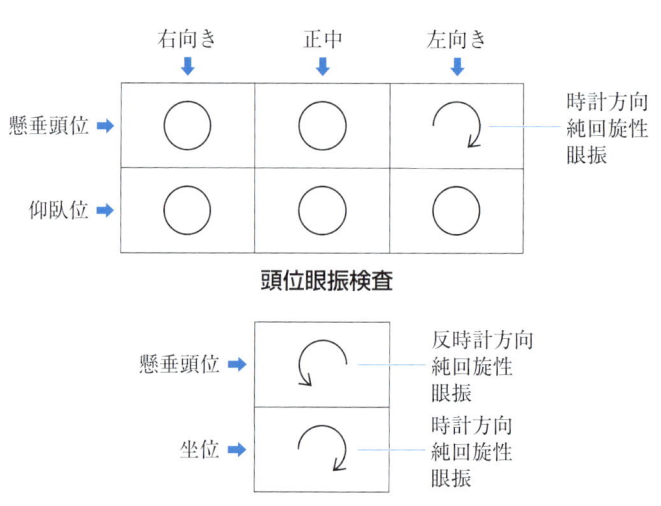

頭位眼振検査

	右向き	正中	左向き	
懸垂頭位 →	○	○	↻	時計方向純回旋性眼振
仰臥位 →	○	○	○	

頭位変換眼振検査

懸垂頭位 →	↺	反時計方向純回旋性眼振
坐位 →	↻	時計方向純回旋性眼振

●確定診断　　良性発作性頭位眩暈症
●選択肢考察
○a　良性発作性頭位眩暈症の治療法の1つ。
×b　Ménière病で用いる。
×c　Ménière病で，薬物や内リンパ嚢開放術などでもコントロール不能な場合に行われる。
×d　Ménière病で，薬物によるコントロール不良の場合に行う。
×e　使用しない。
●正解　　a

次の文を読み，26，27の問いに答えよ。

60歳の女性。めまいを主訴に来院した。

現病歴：娘の結婚式の準備で過労が続いていた。昨日，朝起きようとしたら天井がぐるぐる回るため，寝床でじっとしていた。めまいは約30秒で軽快した。昨日は一日，部屋を暗くして寝ていた。本日，めまいの回数が減ったので，起きて洗濯物を干そうとしたところ周囲がぐるぐると回るめまいが出現したため，心配になり受診した。頭痛はない。

既往歴：虫垂切除術。

家族歴：父親が脳梗塞，母親が糖尿病。

現　症：意識は清明。身長155cm，体重50kg。体温36.8℃。脈拍80/分，整。血圧112/68mmHg。心音と呼吸音とに異常を認めない。運動麻痺，感覚異常および運動失調を認めない。

102C-26　診断に有用な検査はどれか。
　　a　聴力検査　　b　頭部MRA　　c　頭部単純CT
　　d　頭部単純MRI　　e　頭位変換眼振検査

102C-27　病変の部位はどこか。
　　a　コルチ器　　b　血管条　　c　半規管
　　d　前庭神経　　e　小脳

●選択肢考察
[26]
×a　病歴にはめまいに随伴する蝸牛症状はなく，良性発作性頭位眩暈症は聴覚障害を伴わない。
×b，×c，×d　脳神経症状はなく，機能的に中枢障害はなく，脳血管障害は考えにくい。また，良性発作性頭位眩暈症は内耳障害である。
○e　めまいの診断で有用なものは病歴と眼振所見である。良性発作性頭位眩暈症では，頭位によって方向の変化する眼振がみられ，眼振には潜伏と減衰があり，眼振出現時にめまい感があり，眼振が消失するとめまいも消失する。

[27]
×a　コルチ器は蝸牛の蝸牛管内にあって音の感覚細胞を有する部位で，障害を受けてもめまいは起こさない。
×b　蝸牛管外側にあり，内リンパの分泌，栄養に関与し，その障害によって難聴をきたす。
○c　良性発作性頭位眩暈症は半規管膨大部のクプラに平衡斑から落ちた耳石が付着し，めまいが生じるという説がある。
×d　前庭神経が傷害されるとめまいが起こるが，頭位変換によってめまいが誘発されることはない。聴神経腫瘍は前庭神経由来である。
×e　小脳が傷害されると平衡失調を起こす。失調性歩行などの症状が出現する。

●確定診断　　良性発作性頭位眩暈症
●正解　　[26] e　[27] c

CBT-33 F-49

難聴を伴わないめまいを生じるのはどれか。

A 良性発作性頭位めまい症
B Ménière（メニエール）病
C 外リンパ瘻
D 内耳炎
E Ramsay Hunt（ラムゼイ・ハント）症候群

▶選択肢考察
×A 頭位変換をするたびに生じるめまいであり，特有の眼振を認める．難聴は伴わない．
○B めまい，難聴，耳鳴りが反復する疾患である．
○C 咳き込んだり，力んだり，強く鼻をかんだりすることで前庭窓や蝸牛窓が破綻し，高度の難聴やめまいが生じる．
○D 中耳炎から引き続き生じる場合や，ムンプスなどのウイルスによるものがあり，難聴とめまいを生じる．
○E 水痘・帯状疱疹ウイルスによるもので，耳介周囲の発疹，顔面神経麻痺，内耳障害（めまい，難聴）をきたす．

▶正解　　A

CBT-34 F-50

52歳の男性．2日前から続く嘔吐を伴うめまいを主訴に来院した．症状は天井がぐるぐる回るようなものだという．体位を変換するときに起こり，1分間ほど持続する．難聴，耳鳴りはみられない．四肢のしびれと運動障害は認めない．

確定診断に必要な検査はどれか．

A 耳鏡検査
B 聴力検査
C 頭部単純CT
D 温度刺激検査
E 頭位変換眼振検査

▶選択肢考察
体位を変換するときに起こる回転性めまいで，持続時間1分ぐらい．聴覚症状はなく，神経症状もなく，良性発作性頭位めまい症を考える．
×A 慢性中耳炎，真珠腫性中耳炎などの鼓膜所見だけではめまいの診断はできない．
×B 一度だけの聴力検査ではめまい診断はできないし，本症例では聴覚症状がない．
×C かなり大きな腫瘍性病変，出血などの診断はつくが，本症例では神経症状がない．
×D 良性発作性頭位めまい症では，半規管機能に異常は生じない．
○E 右頭位，左頭位，懸垂頭位などで潜伏減衰があり，めまい感を伴う眼振がみられる．

▶正解　　E

> **Dr. 李's COMMENT**
>
> 　ズバリ，良性発作性頭位眩暈（めまい）症は，1分を超えない程度のめまいが主症状です。耳石器から石が半規管にコロコロ落ちて，頭位変換によりめまいが起きるとされています。
> 　したがって，聞こえに関わる蝸牛（ラセン器またはコルチ器）の異常ではありませんので間違えないようにしましょう。以下に，蝸牛症状や眼振についてまとめます。
> ・蝸牛症状あり，定方向性眼振あり→Ménièr病，突発性難聴
> ・蝸牛症状なし，定方向性眼振あり→前庭神経炎，Wallenberg症候群
> ・蝸牛症状なし，頭位変換眼振あり→良性発作性頭位眩暈症

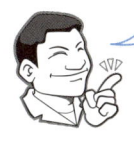

12 アレルギー性鼻炎

> **この項目のポイント**
>
> ◆ アレルギー性鼻炎の原因は，ヒスタミンに代表されるケミカルメディエーター（化学伝達物質）です。

104E-8 IgE と抗原との反応によってヒスタミンを遊離する細胞はどれか。**2つ選べ。**

a B細胞 　　　　b 好酸球 　　　　c 好中球
d 好塩基球 　　　e マスト細胞

●選択肢考察
× a B細胞は形質細胞まで分化すると抗体を産生する。ヒスタミンは産生しない。
× b ヒスタミナーゼを分泌し，抗ヒスタミン作用を示す。
× c 死滅するとライソゾーム様酵素を分泌する。
○ d，○ e 好塩基球，マスト細胞に IgE が結合すると，細胞内顆粒からヒスタミンが細胞外に放出され，血管透過性の亢進のほかに粘液分泌も亢進し，Ⅰ型アレルギーを呈するようになる。
●正解　　d，e

102I-62 24歳の女性。くしゃみ，鼻汁および鼻閉を主訴に来院した。鼻汁は水様性である。症状は4年前から春に出現し，晴天時に悪化する。
正しいのはどれか。

a Ⅱ型アレルギーである。　　　　b 血清 IgA 値が高い。
c 嗅覚障害はない。　　　　　　　d 鼻汁中に好酸球がみられる。
e 吸入抗原としてはハウスダストが最も多い。

●選択肢考察
× a Ⅰ型アレルギーであり，IgE 抗体が産生され，肥満細胞からヒスタミンなどの化学伝達物質を遊離させて症状を出現させる。
× b 抗原の感作により IgE 値が高くなる。
× c 鼻粘膜の腫脹や鼻閉により，呼吸性の嗅覚障害をきたすことがある。
○ d 鼻汁中に好酸球の増多を認め，アレルギー，非アレルギーの鑑別に用いることがある。
× e スギ花粉が最も多い。
●確定診断　　花粉症
●正解　　d

CBT-35 D-367

アレルギー性鼻炎について正しいのはどれか。

A　Ⅳ型アレルギーである。
B　下鼻甲介粘膜は蒼白である。
C　鼻汁中に好中球が増加する。
D　鼻汁は膿粘性である。
E　鼻閉は伴わない。

▶選択肢考察

×A，○B，×C，×D，×E

　アレルギー性鼻炎はⅠ型アレルギーである。抗原がマクロファージに捕食され，T細胞を経て形質細胞が抗原特異的IgEを産生する。肥満細胞のIgEレセプターがこのIgEと結合する（感作）。再び特異的IgEに抗原が反応すると，肥満細胞から脱顆粒を起こし，ヒスタミンなどの化学伝達物質を放出して症状を引き起こす。くしゃみ，水性鼻漏，鼻閉が3主徴である。前鼻鏡では下鼻甲介の蒼白腫脹がみられ，鼻汁中には好酸球を認める。

▶正解　　B

CBT-36 D-367

通年性アレルギー性鼻炎の原因抗原はどれか。

A　スギ花粉
B　ヒノキ花粉
C　ヨモギ花粉
D　ブタクサ花粉
E　ハウスダスト

▶選択肢考察

×A　2〜4月に飛散する。
×B　スギの花粉が終息する4月頃〜6月に飛散する。
×C　8月下旬〜10月上旬に飛散する。
×D　8月中旬〜10月に飛散する。
○E　ほぼ1年中症状が出現する。

▶ポイント

　通年性のアレルギーを引き起こすのは，ハウスダスト，ダニ，カビ（ペニシリウム，アスペルギルスなど），動物などが多い。

▶正解　　E

Dr. 李's COMMENT

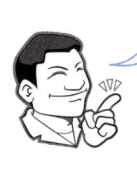

　アレルギー性鼻炎患者の鼻汁中には，好酸球が増加しています。だから好酸球がヒスタミンをたくさん分泌している，と考えたくなります。しかし，それは勘違いです。
　ヒスタミンを分泌するのはマスト細胞（肥満細胞）や好塩基球です。患者の鼻汁中に増加している好酸球はむしろ，抗ヒスタミン作用を発揮して炎症を抑制する方向に働いているのです。

13 急性副鼻腔炎，慢性副鼻腔炎

この項目のポイント

- 各副鼻腔の開口部については，下記のとおりです。
  - ・蝶形骨洞：蝶篩陥凹（上鼻甲介の後上方）に開く。
  - ・篩骨洞：後部…上鼻道に開く。
           前および中部…中鼻道に開く。
  - ・前頭洞：中鼻道に開口する。
  - ・上顎洞：中鼻道に開口する。

105F-8 前鼻鏡検査でみられる鼻腔の模式図を示す。
急性上顎洞炎で膿性鼻漏が流出する部位はどれか。

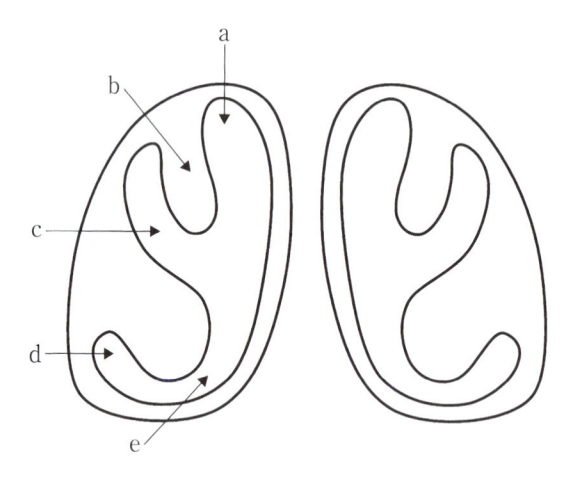

●選択肢考察
- ×a 上鼻道。後篩骨洞が開口する。
- ×b 中鼻甲介。
- ○c 中鼻道。前篩骨洞，前頭洞，上顎洞が開口する。
- ×d 下鼻道。鼻涙管の開口が位置する。
- ×e 総鼻道の底部。

●正解　　c

CBT-37　　　　　　　　　　　　　　　　　　　　　　　　　　　　　　　　　D-366

65歳の男性。2日前から鼻漏が増悪してきたため来院した。3年前から粘液性の鼻漏を自覚していた。前鼻鏡で鼻汁や鼻茸が確認できる。X線検査で両側上顎洞の陰影を認める。
考えられるのはどれか。

| A | アレルギー性鼻炎 | B | 慢性副鼻腔炎 | C | 急性副鼻腔炎 |
| D | 副鼻腔嚢胞 | E | 歯性上顎洞炎 | | |

▶選択肢考察

×A　水様透明な鼻汁，鼻閉，くしゃみが主な症状である。
○B　副鼻腔の中でも上顎洞，篩骨洞，前頭洞，蝶形骨洞の順に多く，膿粘性鼻漏と鼻閉の症状が慢性的に認められる。X線検査では両側の上顎洞に陰影を認める。
×C　感冒時などに強い鼻閉，膿粘性鼻漏，前頭部あるいは頬部の腫脹，痛みが生じる。
×D　術後に生じることが多く，一側性である。
×E　一側性の副鼻腔炎である。

▶正解　　B

Dr. 李's COMMENT

　ここは解剖が重要です。ズバリ，上顎洞，前篩骨洞や前頭洞は中鼻道に開口しています。したがって，中鼻道に鼻漏を認めれば，上顎洞，前篩骨洞や前頭洞の副鼻腔炎が考えられます。中でも，上顎洞の副鼻腔炎が最多です。
　慢性化や合併症がある場合，CTやMRI画像で検査します。単純エックス線写真よりも罹患洞や副鼻腔粘膜の状態で得られる情報が多いためです。また，アレルギー検査もします。

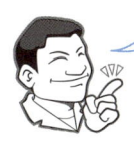

D 呼吸器・胸壁・縦隔疾患

1 上気道炎，扁桃炎，急性気管支炎，急性細気管支炎

この項目のポイント

> 呼吸困難のわりにエックス線写真上は異常が少ないのが急性細気管支炎で，反対に，理学的所見が乏しいのにエックス線写真上，立派な肺炎像を認めるのが学童のマイコプラズマ肺炎です。

104A-14 急性扁桃炎と扁桃周囲膿瘍との鑑別に有用な所見はどれか。**2つ調べ**。

a 膿栓　　　　　b 開口障害　　　　c 口蓋垂偏位
d 口蓋扁桃腫大　e 頸部リンパ節腫大

●選択肢考察
× a 扁桃周囲膿瘍（peritonsillar abscess）は急性扁桃炎に続発することが多く，膿栓は共通してみられることもある。
○ b 膿瘍が翼突筋などの開口筋に達すると開口障害をきたす。急性扁桃炎では開口障害は認められない。
○ c 扁桃周囲膿瘍では膿瘍により押されて口蓋垂が健側に偏位する。
× d 必ずしも炎症がある場合に腫大するわけではないが，どちらの疾患においても口蓋扁桃の腫大は起こり得る。
× e どちらの疾患においても頸部リンパ節の腫大はしばしば認められる。

●ポイント
　扁桃周囲膿瘍は急性扁桃炎に続発することが多く，鑑別は臨床において重要である。扁桃周囲膿瘍は開口障害（牙関緊急）を生じて経口摂取が不能になることもあり，また，膿瘍が副咽頭間隙に波及し，頸部膿瘍や，さらに縦隔炎を引き起こすこともある。このため，重症化しないように適切な治療が必要になる。

●正解　　　b，c

100F-13

32歳の男性。発熱と嚥下困難とを主訴に来院した。4日前から発熱と咽頭痛とがあったが放置していた。昨日から高熱と開口障害とが出現している。血液所見：赤血球480万，Hb 13.0 g/dl，白血球13,600。血清生化学所見：AST 30 IU/l，ALT 28 IU/l。CRP 13.6 mg/dl。咽頭部の写真（A）と咽頭部造影CT（B）とを別に示す。

最も考えられるのはどれか。

- a 急性咽頭炎
- b 扁桃周囲膿瘍
- c 腺窩性扁桃炎
- d 伝染性単核症
- e アフタ性口内炎

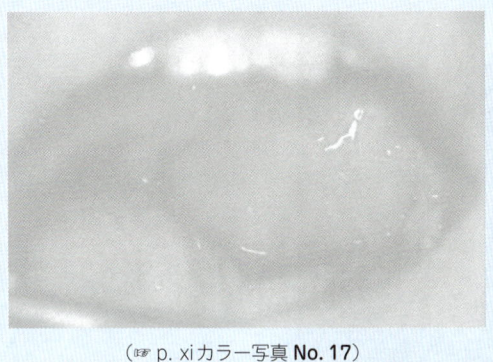

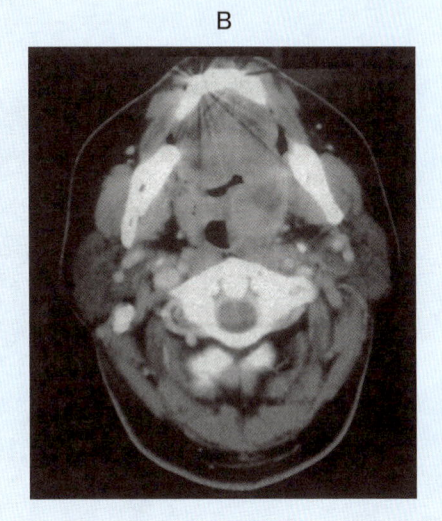

（☞ p. xi カラー写真 No. 17）

●画像診断

口腔・咽頭所見では，咽頭の発赤と左前口蓋弓の高度膨隆を認め，口蓋垂が右へ偏位している。CTでは左咽頭側壁に膿瘍の形成を認め，扁桃周囲膿瘍と診断できる。

前口蓋弓が膨張し，扁桃はみえなくなっている。口蓋垂も右に偏位

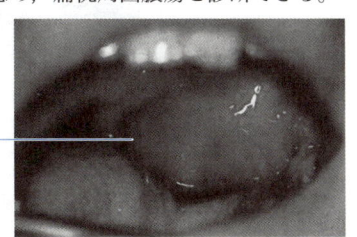

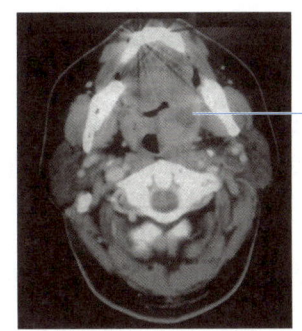

左咽頭に膿瘍の形成

●選択肢考察

- ×a 急性咽頭炎では，開口障害をきたすことはない。
- ○b 発熱，咽頭痛，嚥下困難，開口障害を認め，口腔咽頭所見でも左前口蓋弓の膨隆と口蓋垂の偏位を認めることから，扁桃周囲膿瘍と診断できる。
- ×c 腺窩性扁桃炎とは，急性扁桃炎の1つであり，扁桃の陰窩に膿栓の付着を認める場合をいう。扁桃が発赤している場合をカタル性扁桃炎，扁桃全体に偽膜状に白苔が付着している場合を偽膜性扁桃炎と呼ぶ。
- ×d 伝染性単核症は，EBウイルスの感染により発熱，咽頭痛，頸部リンパ節腫脹をきたす。咽頭痛のため嚥下困難をきたすことはあるが，開口障害をきたすことはない。10歳代後半〜20歳代に認めることが多い。
- ×e アフタ性口内炎は，口腔粘膜の円形，有痛性の浅い潰瘍を認める炎症である。局所の炎症であり，白血球が上昇したりCRPの高値を認めることはない。

●確定診断
扁桃周囲膿瘍

●正解
b

88D-22　5か月の乳児。5日前から鼻水と咳とが続いていたが，発熱はなく，元気もよかった。昨日夕方から咳がひどくなり，呼吸がゼーゼーと苦しそうになってきたので来院した。呼吸数56/分。体温 37.2℃。呼吸困難があり，口唇に軽度のチアノーゼを認める。胸部聴診で，呼気の延長，喘鳴およびわずかに湿性ラ音を聴取する。白血球 8,700。動脈血ガス分析（自発呼吸，room air）pH 7.35, PaO_2 45 Torr, $PaCO_2$ 48 Torr。CRP 0.9 mg/dl。胸部エックス線写真を別に示す。
原因として最も考えられるのはどれか。

a　アデノウイルス　　b　RSウイルス　　c　クラミジア
d　マイコプラズマ　　e　インフルエンザ桿菌

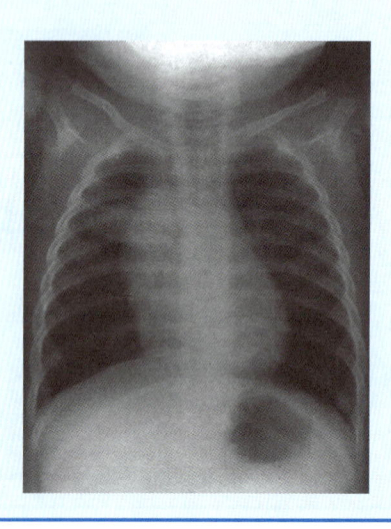

●画像診断
①肺野が明るい（肺野が黒っぽく見える）
②横隔膜低位
　　　　　呼気性呼吸困難のエックス線写真所見（肺含気量の増加）
③右中葉の無気肺（前縦隔の胸腺の陰影との間に，シルエットサインは陰性）

肺含気量の増加と部分的無気肺が急性細気管支炎のエックス線写真の特徴である。

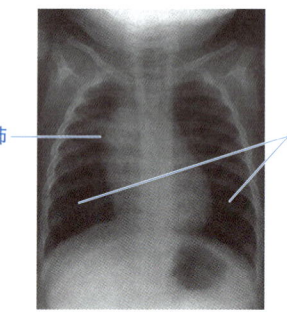

無気肺　　両肺野の透過性亢進

●選択肢考察
×a　アデノウイルスは咽頭結膜熱，流行性角膜炎，出血性膀胱炎を起こす。
○b　急性細気管支炎の約80％がRSウイルス，残りがパラインフルエンザウイルス，アデノウイルス，マイコプラズマによる。最も考えられるのはRSウイルスである。
×c　クラミジア肺炎は生後2か月未満に発症する遷延性無熱肺炎である。治療はエリスロマイシン。
×d　マイコプラズマは学童の肺炎の原因である。中耳炎，発疹，髄膜炎を合併する。治療はエリスロマイシン。
×e　インフルエンザ桿菌は髄膜炎，急性喉頭炎，肺炎，中耳炎を起こす。治療はペニシリン。

●確定診断　　急性細気管支炎（RSウイルス）
●ポイント
　RSウイルス感染症は乳児の気道感染症で最も頻度の高いもので，上気道炎，細気管支炎，肺炎の像を呈する。特徴的な細気管支炎の症状は呼気性喘鳴，多呼吸，陥没呼吸である。

慢性肺疾患，心臓疾患，早産児では重症化しやすい。こうしたハイリスク児には抗 RS ウイルスモノクローナル抗体（パリビズマブ，シナジス®）の予防投与が行われる。

● 正解　　b

CBT-38　　　　　　　　　　　　　　　　　　　　　　　　　　　　　D-163

かぜ症候群と最も関係するのはどれか。

- A　ポリオウイルス
- B　パルボウイルス
- C　ライノウイルス
- D　サイトメガロウイルス
- E　パピローマウイルス

▶選択肢考察

×A　急性灰白髄炎の原因となる。
×B　伝染性紅斑などを引き起こす。
○C　普通感冒の原因となる代表的ウイルスである。
×D　免疫抑制状態で日和見感染を引き起こす。
×E　尖圭コンジローマ，子宮頸癌などの原因となる。

▶ポイント

かぜ症候群の原因ウイルスはライノウイルスが約 30〜40％ と最も多く，次いでコロナウイルスの頻度が高い。

▶正解　　C

Dr. 李's COMMENT

　はじめに，上気道炎はいわゆるかぜ症候群であり，ウイルスが主な原因です。中には扁桃炎や急性気管支炎に進展することもありますが，抗菌薬は使用しないで対症療法で経過観察します。
　次に，扁桃炎に細菌感染を合併すると，扁桃炎が波及して扁桃周囲膿瘍をきたすことがあります。場合によっては抗菌薬に加えて外科的治療が必要であり，切開排膿や口蓋扁桃摘出術が検討されます。
　最後に，急性細気管支炎は RS ウイルスが下気道に感染して発症します。冬に流行し，呼気性喘鳴をきたし，乳児で重症化しやすいです。近年は，パリビズマブという抗モノクローナル抗体を，ハイリスクの赤ちゃんに月 1 回筋注する予防法が確立してきました。

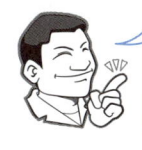

2 気管支喘息（小児喘息を含む）

この項目のポイント

◆ 呼気性喘鳴を主症状とする気管支喘息の病型には，小児喘息に多いアトピー型と，成人喘息に多い非アトピー型とがあります。

102H-27 23歳の女性。喘鳴と息切れとを主訴に来院した。1年半前から風邪をひくと喘鳴と息切れとが出現し，風邪が治るといつも消失していた。1週前にも同じ症状が出現し，息切れがこれまでで最も強かったが，週末を挟んで症状が軽減してから受診した。身長154 cm，体重46 kg。体温36.5℃。呼吸数16/分。脈拍80/分，整。血圧112/64 mmHg。心音と呼吸音とに異常を認めない。動脈血ガス分析（自発呼吸，room air）：pH 7.41，PaO_2 86 Torr，$PaCO_2$ 39 Torr。
考えられるのはどれか。

a 急性気管支炎　　b 気管支喘息　　c 気管支拡張症
d 胸膜炎　　　　　e 肺結核

● 選択肢考察
× a 咳は持続性であり，症状の軽快を繰り返すことはない。
○ b 喘鳴と息切れの出現は気管支喘息の発作であり，それらが診察時には軽快していたと考えられる。PaO_2 がやや低値であることから，小発作が繰り返し生じていた可能性がある。
× c 咳や痰を主訴とする。風邪などの感染を伴うと症状が増悪するが，増悪時には発熱を伴うことが多い。
× d 胸痛を主訴とする。症状の可逆性は認めない。
× e 若年者において症状があり発見された肺結核の場合，症状は進行性である。
● 確定診断　気管支喘息
● 正解　b

CBT-39　　　　　　　　　　　　　　　　　　　　　　　　　　　　　　　　　D-169

気管支喘息について正しいのはどれか。

A 気流制限は不可逆的である。　　　　　B 気道粘膜に好酸球の浸潤を認める。
C 発作時に coarse crackles（水泡音）を認める。　　D 発作時はβ遮断薬で治療する。
E 肺活量の減少が重症度の指針となる。

▶ 選択肢考察
× A 可逆性のある気流制限を特徴とする疾患である。
○ B 気道粘膜に好酸球，Tリンパ球，肥満細胞などの炎症性細胞浸潤がみられる。
× C 発作時には連続性ラ音（wheezes（笛様音），rhonchi（いびき様音））を聴取する。
× D 発作時には$β_2$刺激薬の吸入を行う。β遮断薬は禁忌である。
× E 重症になると1秒量が低下する。

▶ ポイント
気管支喘息は可逆性の気流制限を特徴とする疾患である。その原因は気道の炎症に起因する。このため，治療は吸入ステロイド薬が第一選択薬となる。

▶ 正解　B

CBT-40　　　　　　　　　　　　　　　　　　　　　　　　　　　　D-169

気管支喘息について正しいのはどれか。

A　呼気より吸気に困難を認める。
B　IgE高値となる例が多い。
C　発作は昼間が多い。
D　病態は急性気道炎症である。
E　季節とは関連しない。

▶選択肢考察

×A　気管支喘息は，呼気性の呼吸困難であり，呼気延長がみられることがある。
○B　気管支喘息に関係する免疫グロブリンはIgEで，高値を呈する例がみられる。
×C　気管支喘息の発作は，夜間から明け方にみられることが多い。
×D　気管支喘息の病態は，慢性の気道炎症である。
×E　気管支喘息は，通年性の例もあるが，春，秋に増悪する例が少なくない。

▶正解　　　B

CBT-41　　　　　　　　　　　　　　　　　　　　　　　　　　　　D-170

小児の気管支喘息について正しいのはどれか。

A　女児に多い。
B　主なアレルゲンはダニである。
C　非アトピー型が多い。
D　予後は成人より悪い。
E　家族歴は重要ではない。

▶選択肢考察

×A　年少の男児に多い。
○B　ダニやハウスダストが原因となる。
×C　アトピー型が多い。
×D　有病率は年齢とともに減少する。
×E　両親の遺伝的影響を受ける。両親のいずれかの気管支喘息や特異的高IgE血症などの遺伝的素因の存在は，診断に有用である。

▶正解　　　B

Dr. 李's COMMENT

　小児喘息では原因となるアレルゲンを検査して，アレルゲンの除去・回避に努めます。
　成人喘息ではやや複雑です。ウイルス感染を契機として，喘鳴を伴わず症状が咳嗽のみの咳喘息を発症することがあります。また，非ステロイド性抗炎症薬（NSAID）により喘息発作の誘発や症状増悪を生ずるアスピリン喘息のほか，Churg-Strauss症候群（アレルギー性肉芽腫性血管炎）やアレルギー性気管支肺アスペルギルス症を合併・続発することがあります。

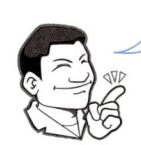

3 肺炎，胸膜炎

この項目のポイント

◆ 市中肺炎の起炎菌として最も多いのは肺炎球菌です．Gram 染色で大体の見当をつけ，肺炎球菌とレジオネラは尿中抗原で診断できます．

次の文を読み，30，31 の問いに答えよ．

77 歳の男性．発熱と咳とを主訴に来院した．

現病歴：1 週前から咳と黄色の喀痰とを自覚していた．2 日前から発熱があり，倦怠感が強くなったため受診した．胸痛と呼吸困難とはなかった．

既往歴：5 年前から糖尿病と脂質異常症とで内服治療中．

生活歴：喫煙歴はない．飲酒は日本酒 1 合/日を 50 年間．

家族歴：特記すべきことはない．

現　症：意識は清明．身長 165 cm，体重 72 kg．体温 38.6℃．呼吸数 28/分．脈拍 104/分，整．血圧 152/90 mmHg．経皮的動脈血酸素飽和度〈SpO_2〉93％．眼瞼結膜に貧血を認めない．眼球結膜に黄染を認めない．咽頭に異常を認めない．心音に異常を認めない．呼吸音は右背部で減弱している．腹部は平坦，軟で，圧痛を認めない．肝・脾を触知しない．下肢に浮腫を認めない．

105F-30 この患者の聴診で認められるのはどれか．
- a 吸気終末の連続性副雑音
- b 呼気終末の連続性副雑音
- c 吸気終末の断続性副雑音
- d 呼気終末の断続性副雑音
- e 吸気の延長

105F-31 この患者がその後重篤な転帰をきたす可能性を示唆するのはどれか．
- a 年齢
- b 性別
- c 脂質異常症の既往
- d 飲酒歴
- e BMI

●選択肢考察

[30]

×a，×b，○c，×d　連続性副雑音は，吸気，呼気ともに認められ，高調性の笛様音（気管支喘息など），低調性のいびき様音（慢性気管支炎など）がある．断続性副雑音は，主に吸気に認められ，水泡音（肺炎，肺水腫，慢性気管支炎など），捻髪音（間質性肺炎，じん肺など）がある．

×e　肺炎では呼気の延長の可能性はある．

[31]

○a　高齢のため，細胞性免疫能や痰の排出能の低下が考えられ，混合感染を併発するおそれがある．

×b，×c，×d，×e　肺炎の重症度分類は，age（年齢），dehydration（脱水），respiration（呼吸），orientation（意識障害），pressure（血圧）の 5 項目 A-DROP が重要である．

●確定診断　　（定型）肺炎の疑い

●正解　　[30] c　[31] a

CBT-42　　　　　　　　　　　　　　　　　　　　　　　　　　　　　　　　　　　D-164

市中肺炎の起炎菌として最も多いのはどれか．

- A *Chlamydia pneumoniae*
- B *Haemophilus influenzae*
- C *Klebsiella pneumoniae*
- D *Legionella pneumoniae*
- E *Streptococcus pneumoniae*

▶選択肢考察
×A，×B，○E　いずれも市中肺炎の起炎菌となる。クラミジアは混合感染の頻度が高い。
×C　大酒家や重喫煙者などで起炎菌となることが多い。
×D　レジオネラに汚染した水系環境が原因となる。温泉施設などで増殖する。
▶正解　　　E

CBT-43　　　　　　　　　　　　　　　　　　　　　　　　　　　　　D-164

75歳の女性。昨日から咳と胸痛がみられる。体温39℃。聴診にて断続性ラ音を認める。右下肺野に浸潤影がみられる。Gram（グラム）染色標本を示す。

原因菌はどれか。

A　緑膿菌
B　A群レンサ球菌
C　肺炎球菌
D　黄色ブドウ球菌
E　インフルエンザ菌

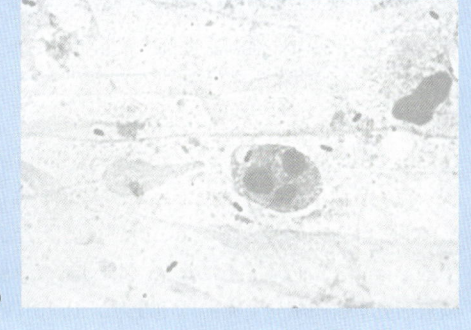

（☞ p. xi カラー写真 No. 18）

多核白血球
Gram 陽性双球菌

▶選択肢考察
×A，×E　Gram 陰性桿菌である。
×B　Gram 陽性球菌で，連鎖状に配列する。
○C　Gram 陽性双球菌である。
×D　Gram 陽性菌でぶどうの房状に配列する。

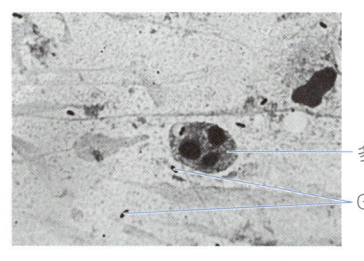

▶正解　　　C

CBT-44　　　　　　　　　　　　　　　　　　　　　　　　　　　　　D-164

マイコプラズマ肺炎の特徴はどれか。

A　高　熱　　　　B　乾性咳　　　　C　膿性痰
D　リンパ節腫大　　E　断続性ラ音（crackles）

▶選択肢考察
×A，○B，×C，×D，×E
マイコプラズマはクラミジアとともに非定型肺炎を高頻度で引き起こす。激しい乾性咳嗽，胸部理学所見に乏しく，血液検査では白血球数の増加は少ない。高齢者には少ない。高熱は細菌性肺炎でみられる。
▶正解　　　B

Dr. 李's COMMENT

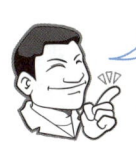

肺炎の理学所見がややこしいです。気管支の閉塞では連続性副雑音の呼気性喘鳴 wheezes（笛声音）や rhonchi（いびき様音）が聴取されるのに対して，肺胞が主な病変である肺炎では吸気終末の断続性副雑音 coarse crackles（水泡音）が聴取されます。肺炎では声音振盪も亢進します。胸膜炎では深呼吸時に増強する胸痛が特徴で，蛋白濃度の高い滲出性胸水の貯留を認めることがあります。

4 慢性閉塞性肺疾患〈COPD〉

この項目のポイント

◆ COPD 患者に高流量酸素を投与すると，CO₂ ナルコーシスと呼ばれる呼吸抑制を起こしてしまいます。

次の文を読み，28〜30 の問いに答えよ。

68 歳の男性。呼吸困難を訴えて来院した。

現病歴：4 年前に慢性閉塞性肺疾患の診断を受け，定期的に診察を受けている。1 週前に上気道炎に罹患し，その後呼吸困難が増悪した。

既往歴：特記すべきことはない。

生活歴：喫煙歴は 40 本/日を 20 歳から 40 年間。

現　症：意識は清明。身長 168 cm，体重 58 kg。呼吸数 24/分。脈拍 120/分，整。血圧 130/90 mmHg。両側頸静脈の怒張を認める。胸部の聴診でⅡ音の亢進を認め，両肺に軽度の wheezes を聴取する。腹部では肝を右肋骨弓下に 6 cm 触知する。下肢に浮腫を認める。神経学的所見に異常はない。

検査所見：血液所見：赤血球 460 万，Hb 15.0 g/dl，Ht 44％，白血球 12,500，血小板 42 万。血清生化学所見：血糖 170 mg/dl，Na 138 mEq/l，K 3.5 mEq/l，Cl 110 mEq/l。動脈血ガス分析（自発呼吸，room air）：pH 7.36，PaO₂ 54 Torr，PaCO₂ 72 Torr，BE＋11 mEq/l。

治療経過：経鼻酸素 5 l/分を開始し，静脈路を確保して利尿薬を投与した。30 分後に意識レベルが低下してきた。

98C-28 この患者の意識レベル低下の原因はどれか。
- a 高血糖
- b 血清電解質異常
- c 脳血流量の増加
- d 高流量酸素による呼吸抑制
- e 代謝性アルカローシスの存在

98C-29 この患者で考えられるのはどれか。
- a 気　胸
- b 無気肺
- c 肺水腫
- d 肺血栓塞栓症
- e CO₂ ナルコーシス

98C-30 この患者に行う治療はどれか。
- a 鎮静薬投与
- b 昇圧薬投与
- c インスリン投与
- d 間欠的陽圧呼吸
- e 高濃度酸素投与

●鑑別診断

30 分後のバイタルサインの記載はないが，COPD に上気道炎を合併して 1 週，呼吸困難が増悪し，来院した。血液ガス所見上，低酸素血症は存在するが，この時点では意識清明であるため，脳への酸素供給は足りている。酸素投与と利尿薬投与後に意識障害が出現した。[28] を解きながら鑑別していこう。

●選択肢考察

[28]
- × a 空腹時高血糖とはいえ，170 mg/dl 程度では糖尿病性昏睡はきたさない。
- × b Na，K，Cl はほぼ基準範囲であり電解質異常は認めず，意識障害の原因とはならない。
- × c 高二酸化炭素血症は来院時にはすでに存在しており，この時点での脳血流は増加している可能性が高い。しかし，意識は清明と記載されているし，血中 CO₂ の上昇による頭蓋内圧の上昇は比較的短時間で代償されるため，30 分後に起こった病態は脳血流増加に伴う頭蓋内圧亢進によるものである可能性は低い。

○ d　有名なエピソードであるが，COPD患者は長期にわたって高二酸化炭素血症にさらされており，既に呼吸中枢はCO₂の蓄積によってではなく，低酸素刺激によって換気量を増やすよう調節されている。この状態での高流量酸素投与は血中の酸素濃度を上昇させ，呼吸中枢への低酸素刺激のアラームを消してしまうため，自発呼吸まで怠るようになってしまう。このためさらにCO₂が蓄積し，急激な呼吸性アシドーシスが進行し，代謝性に補正する時間もなくアシドーシスによる意識障害が生じる（CO₂ナルコーシス）。

× e　血液ガスのデータを採取する必要はあるが，現在の状態で存在するのはCO₂の蓄積によるpHの低下（アシデミア）と呼吸性アシドーシス，補正の間に合っていない代謝性アルカローシスである。

[29]

× a　気胸では胸痛，呼吸困難などの症状が主体で呼吸音の左右差などの所見を呈するが，白血球増多やwheezesなどはみられない。緊張性気胸になると心外性閉塞性ショックに陥る。

× b　上気道炎を生じてその結果，無気肺となれば，低酸素血症，高二酸化炭素血症を生じ得る。診断には胸部エックス線写真，または胸部肺野条件でのCTなどが有用である。

× c　肺水腫の原因として，心不全（心原性ショック），腎不全（血管内水分量の増加），肺血管透過性亢進型の肺水腫（感染・炎症や低アルブミン血症）などがあるが，新しい心疾患や腎不全の所見は明らかでなく，胸部エックス線写真もない状態では，低酸素血症，頻呼吸，静脈系のうっ滞，wheezesの所見から判断するのは困難である。その他，BUN/Cre値，心エコー，心電図などが必要となる。

× d　肺動脈の閉塞所見として，重症になるほど死腔換気による低酸素血症，肺動脈閉塞による右心不全と全身への血液供給不足によるショック症状がみられる。確定診断は心エコーによる右心負荷の所見，胸部造影CTによる肺動脈内血栓の発見，肺血流シンチと換気シンチによる肺血流の局所的消失所見による。

○ e　酸素投与後の意識障害からは，PaCO₂の上昇により自発呼吸が消失し，急激なCO₂蓄積から呼吸性のアシドーシスが進行，これを代謝性に補正できないうちにアシデミアによる意識障害が進行したと考えられ，病態的には最もあり得る。確定診断として血液ガス分析データの採取が必要である。

[30]

× a　意識障害が進行時の鎮静薬投与は，禁忌と考えてもよい。一般的にCOPD患者への鎮静薬や睡眠薬の投与は呼吸中枢を抑制してCO₂ナルコーシスを惹起するとされており，慎重投与である。

× b　低血圧は存在せず，ここでの昇圧薬投与は必要ない。

× c　高血糖であるが，直ちにインスリン投与を行うほどの高血糖ではない。現在の病態はCOPDの感染による急性増悪と酸素の過剰投与によるCO₂ナルコーシスと考えられる。感染のコントロールにより内因性のインスリンの効きもよくなり，高血糖は改善する可能性が高い。

○ d　既に高二酸化炭素血症によって意識障害が進行しているため，徐々にCO₂を60 Torr程度になるまで低下させることが重要である。最近では気管挿管せずマスクを顔面にフィットさせて吸気に合わせて呼吸を補助し，呼気時にPEEPをかける人工呼吸法（non-invasive intermittent positive pressure ventilation：NIPPV）もある。急速かつ過剰に補正しないのは，CO₂を一気に低下させると今度は代謝性のアルカローシスが残り，アルカレミアによるテタニーや意識障害，低カリウム血症による不整脈を生じる危険があるためである。

× e　dの理由で，高濃度酸素はこの場合，禁忌にあたる。

● 確定診断　　感染によるCOPDの急性増悪と酸素の過剰投与によるCO₂ナルコーシス
● 正解　　[28] d　[29] e　[30] d

4 慢性閉塞性肺疾患〈COPD〉

次の文を読み，39，40 の問いに答えよ。

72歳の男性。歩行時に息苦しさが強くなってきたので来院した。

現病歴：半年前から坂道を登るときに息が苦しくなり，最近では平坦な道を歩くときも苦しくなってきた。長時間の歩行は困難で休みながらでないと歩けない状態である。咳や痰を自覚することは少ない。

嗜　好：喫煙は 30 本/日を 50 年間であったが，半年前から禁煙している。

現　症：身長 172 cm，体重 54 kg。呼吸数 18/分。脈拍 86/分，整。血圧 136/80 mmHg。頸静脈の怒張はない。胸郭はビア樽状を呈する。腹部は平坦で肝を触知しない。下肢に浮腫を認めない。

検査所見：尿所見：蛋白（－），糖（－）。血液所見：赤沈 36 mm/1時間，赤血球 485万，Hb 14.5 g/dl。血清生化学所見：総蛋白 6.8 g/dl，アルブミン 3.8 g/dl，AST 18 IU/l，ALT 16 IU/l，LDH 360 IU/l（基準 176～353）。動脈血ガス分析（自発呼吸，room air）：PaO_2 55 Torr，$PaCO_2$ 43 Torr。スパイロメトリ：VC 3,100 ml，%VC 100%，$FEV_{1.0}$% 39%。胸部エックス線写真で肺の過膨張，横隔膜の平低化および滴状心を認める。

96F-39 この患者にみられる胸部の身体所見はどれか。
- a 心尖拍動の左方偏位
- b 肺肝境界の上昇
- c 呼気延長
- d 片側の呼吸音消失
- e 拡張期心雑音

96F-40 適切な治療はどれか。
- a 副腎皮質ステロイド薬投与
- b 在宅中心静脈栄養法
- c 在宅酸素療法
- d 在宅人工呼吸
- e 肺移植

● **選択肢考察**

[39]
- ×a 長期にわたる高血圧などで心肥大を呈した場合や，縦隔が左に偏位した場合に認められる。
- ×b 通常は肝腫大時に認められる。本症例では横隔膜の平坦化があり，むしろ低下する。
- ○c 呼吸音は末梢の肺野で吸気の初期に聴取され，通常の呼気相では聴取されない。しかし，肺気腫患者では呼気時の抵抗増加に伴って呼気の全長で呼吸音が聴取される。これを<u>呼気延長</u>という。
- △d 気胸を呈した場合や，一側全無気肺，横隔神経麻痺などで認められる。しかし，巨大肺嚢胞などを伴った重度の肺気腫患者において，まれであるが認めることがある。
- ×e 拡張気雑音は，大動脈弁閉鎖不全症，肺動脈弁閉鎖不全症などで生じる。肺高血圧症で機能的な肺動脈弁閉鎖不全症を生じ，逆流性雑音を認めることがあり，Graham Steell 雑音と呼ばれる。

[40]
- ×a 間質性肺炎，肺線維症，成人呼吸窮迫症候群などで用いられる。
- ×b 栄養は関係ない。
- ○c 一般に room air 下 PaO_2 55 Torr 以下，あるいは酸素分圧が 55 Torr 以上 60 Torr 以下でも，肺高血圧症（平均肺動脈圧が 20 mmHg 以上），睡眠中あるいは運動時に長時間にわたり著しい低酸素血症（酸素分圧 55 Torr 未満）となるもので適応になる。本症例は $PaCO_2$ 43 Torr とやや高めであり，換気応答不全を考慮すれば低容量の酸素投与が望ましい。
- ×d 進行性筋ジストロフィー，筋萎縮性側索硬化症などで呼吸筋障害を認めた場合に適応となる。
- ×e 原発性肺高血圧症，肺線維症に適応とされている。

● **確定診断**　　肺気腫

● **正解**　　[39] c　[40] c

CBT-45　　　　　　　　　　　　　　　　　　　　　　　　　　　　　D-168

閉塞性換気障害をきたすのはどれか。

A　無気肺　　　　　B　肺気腫　　　　　C　高度肥満
D　転移性肺腫瘍　　E　特発性間質性肺炎

▶選択肢考察

×A，×E　拘束性換気障害をきたす。
○B　閉塞性換気障害をきたす。
×C　拘束性換気障害をきたす重症例がみられる。
×D　病変が小さければ換気障害をきたさない。大きくなっても特定の換気障害をきたす病変ではない。

▶ポイント

肺気腫では，肺胞の破壊を伴い，慢性の気流制限を呈し，閉塞性換気障害をきたす。肺気腫は「形態学的」病名であり，慢性閉塞性肺疾患（COPD）は呼吸機能検査で定義される「機能的」病名である。一部の症例を除き，両者は同一と考えてほぼ差し支えない。

▶正解　　B

CBT-46　　　　　　　　　　　　　　　　　　　　　　　　　　　　　D-168

慢性閉塞性肺疾患の診断に有用な検査項目はどれか。

A　％肺活量　　　　B　最大吸気量　　　C　1秒率
D　1回換気量　　　E　機能的残気量

▶選択肢考察

×A，×B，○C，×D，×E

慢性閉塞性肺疾患（COPD）は，慢性進行性の気流制限を呈する疾患である。気流制限は，呼吸機能検査にて1秒率が70％未満であるものと定義される。1秒率（FEV$_{1.0}$%）＝1秒量（FEV$_{1.0}$）/努力肺活量（FVC）。

▶正解　　C

Dr. 李's COMMENT

　COPDはかつて，肺気腫や慢性気管支炎と呼ばれていたこともありました。煙草を主とする有害物質を長期に吸入することで，肺胞壁に生じる慢性の進行性炎症性疾患です。
　診断には呼吸機能検査が重要です。気管支拡張薬投与15分後の1秒率が70％未満であることが必要条件です。ここは，気管支拡張薬投与後に1秒率が改善する気管支喘息との最大の違いです。
　COPDでは気流制限から呼気が延長します。肺が過膨脹になるので消化管にも影響が及び，逆流性食道炎も合併します。また，低酸素状態により肺動脈が収縮し，肺高血圧症も合併します。
　PaO$_2$が55 Torr以下だと在宅酸素療法を導入しますが，5年生存率は5割を切ります。

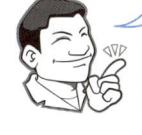

5 肺結核

この項目のポイント

◆ 結核の予防には BCG という生ワクチンがあります。乳児に，管針法といういわゆる「ハンコ注射」で接種しています。

105D-49 4か月の乳児。予防接種を受けた部位の変化を心配して来院した。3日前に左上腕に BCG 接種を受けた。昨日から接種部位の発赤を認め，接種痕が膿疱様になってきたという。体温 36.8℃。身体診察所見に異常を認めない。哺乳力や機嫌に変化はない。接種部位の写真を別に示す。

説明として適切なのはどれか。

a 「通常の反応であり，検査や処置は不要です」
b 「1週後にまた受診してください」
c 「黄色い膿を採取して顕微鏡で検査しましょう」
d 「黄色い膿を採取して培養検査をしましょう」
e 「ツベルクリン反応の検査をしましょう」

(☞ p. xiii カラー写真 No. 19)

● **画像診断**

膿疱様（化膿疹）を認めており，grade 4 の局所反応である。

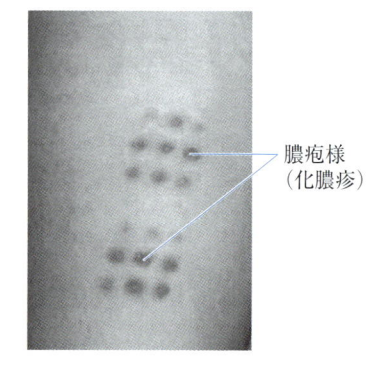

- ●確定診断　　コッホ現象（BCG接種前に結核既感染の疑い）
- ●選択肢考察
  ×a，×b，×c，×d，○e

　結核既感染者では，BCG接種直後から2日目より局所反応が出現し，3日目〜1週程度で最大となり，その後，急速に消退することが多い．結核感染のない正常児では10日目〜2週より局所反応が増大し，30日目頃が最も強くなる．

　以上より，一般的には接種後10日頃までに強い局所反応（強い発赤，腫脹，化膿）がみられた場合にはコッホ現象を疑い，なるべく早期（遅くともBCG接種後2週以内）にツベルクリン反応検査を行うべきである．
- ●正解　　e

102B-22 我が国の現在の結核対策で正しいのはどれか．
- a 診断は胸部エックス線写真による．
- b 診断後7日以内に保健所へ届け出る．
- c 介護保険施設入所者には入所前にBCGを接種する．
- d 乳児にはツベルクリン反応検査を行わずにBCGを接種する．
- e 患者の接触者にはDOTS〈directly observed treatment, short course〉を行う．

- ●選択肢考察
- ×a　結核の診断は，喀痰を中心とする検体から結核菌を検出（塗抹，培養）することにより確定する．しかし，胸部エックス線写真を見て，ある程度は結核という診断を考える必要がある．
- ×b　結核は，結核予防法（2005年4月改定）が2007年4月に感染症法に統合され二類感染症となり，保健所への届出は直ちに電話などで行うことに改定された．
- ×c　介護保険施設入所者の入所前のBCG接種は規定されていない．
- ○d　2005年4月よりBCGはツベルクリン反応検査をせずに直接接種することになり，定期接種期間を生後4歳から生後6か月未満までと変更し，やむを得ない場合においてのみ1歳までとし，生後3か月前接種を容認した．
- ×e　患者の接触者には定期外検診はあるが，DOTS（直接監視下治療または対面治療）は必要ない．
- ●正解　　d

96B-19 肺結核について正しいのはどれか．
- a *Mycobacterium tuberculosis* の経口感染による．
- b 1次結核は手術の適応である．
- c ツベルクリン反応陽性なら薬物療法を開始する．
- d 排菌が陰性化した時点で手術を行う．
- e 標準的な薬物療法にはリファンピシンが含まれる．

- ●選択肢考察
- ×a　*Mycobacterium tuberculosis* の感染は，肺結核患者が咳をしたときに飛び散るしぶきの中の結核菌が，ほかの人に吸い込まれることによって起こる飛沫核感染ないし空気感染と呼ばれるものである．
- ×b　一次結核とは，結核菌による感染に引き続いて発病するものを指す．現在，治療の基本は化学療法（抗結核薬の投与）である．
- ×c　現在の日本では，BCG接種により陽転しているものが大多数であり，ツベルクリン反応陽性は診断の決め手とはならない．結核菌感染診断用インターフェロン-γ測定試薬 Quanti FERON®-TB2G（QFT-2G）を使用する．また，粟粒結核の場合にはツベルクリン反応は陰性化することが多い．その他，偽陰性を呈する被験者の要因は多数ある．

×d 結核の場合には，抗結核薬の投与によって改善が十分に期待できる。ただし，この時点で加療を終了するのではなく，標準治療指示に基づき，一定期間治療を継続する必要がある。
○e 標準的治療法には，数種類の抗結核薬を組み合わせた3剤ないし4剤の併用療法が行われる。代表的なものの1つとして，リファンピシンが該当する。ただし，単剤投与は禁忌である。

●正解　e

95E-44 注射薬と注射部位の組合せで適切なのはどれか。
a ツベルクリン反応液――――皮　内
b 抗悪性腫瘍薬――――――――皮　下
c ヨード造影剤――――――――筋　肉
d BCGワクチン――――――――静　脈
e 抗菌薬―――――――――――動　脈

●選択肢考察

a以外はすべて非常識なので，禁忌肢問題であったかもしれない。

○a，×d　皮内注射である。
×b　抗癌剤の中には組織障害性の強いもの，pHが体液と大きく異なるものなどがあり，筋注や皮下注で投与してはならないものが少なくない。普通は皮下注しないので素直に×をつけてよいだろう。
×c　そもそも，造影剤を筋注しても全く意味がない。血管内に投与してこそ造影の意味がある（時に消化管内，くも膜下腔などにも注入する）。ヨード造影剤は浸透圧の高いものが多く，筋注したら激痛であろう。
×e　抗菌薬を動注することもなくはないが，普通はしないので，bと同様に素直に考えて×とする。

●ポイント

浸透圧やpHが生理的条件とは大きく異なる薬物は，動注，皮下注，筋注をしてはならない。

注射法

	注射部位	注射針の刺入角度	特　徴
皮内注射	前腕内側・上腕部外側の表皮と真皮の間	皮膚面にほぼ平行	反応を目でみることができる（ツ反・抗菌薬反応など）。
皮下注射	三角筋・上腕三頭筋（上腕伸側） 上腕外側への皮下注射は禁忌	皮膚面に20～30°	薬液はリンパ管に吸収され，次いで血行に入り全身に作用。吸収が遅く薬効の持続を望む場合（インスリン注射など）。
筋肉注射	中殿筋・三角筋（肩峰下縁から3横指） 大腿外側広筋	皮膚に直角	皮下注射に比し吸収が速い。刺激や疼痛の強い薬剤，油性や吸収の悪い薬剤が適用される。
静脈注射	肘正中皮静脈，尺側・橈側皮静脈	静脈の走行で異なる	静脈内に注射針を直接刺入するため，薬液は速やかに全身に作用する。
動脈注射	橈骨動脈，大腿動脈	皮膚面に60～90°	動脈血採取に必要。

●正解　a

CBT-47　　　　　　　　　　　　　　　　　　　　　　　　　　　　　　E-19

結核症のうち最も排菌量が多いのはどれか。

A　結核性胸膜炎　　　　B　石灰化病変　　　　C　粟粒結核
D　空洞病変　　　　　　E　結核腫

▶選択肢考察

×A，×B，×C，○D，×E
　結核において排菌を認めるのは尿路系または消化管系もあるが，通常は空洞などの気道病変がある場合である。選択肢として示されている条件はいずれも通常は排菌が認められない。結核において空洞病変がある場合には排菌量が多いとされている。

▶正解　　　D

CBT-48　　　　　　　　　　　　　　　　　　　　　　　　　　　　　　E-19

結核結節を構成しないのはどれか。

A　乾酪壊死　　　B　リンパ球　　　C　好中球　　　D　好酸球　　　E　類上皮細胞

▶選択肢考察

○A　乾酪壊死は結核に認められる病巣（結核結節）の中心部に生じる壊死巣で，結核菌，組織崩壊物や線維素などを含んでいる。
○B　リンパ球は結節の中心の乾酪化層，類上皮細胞層，リンパ球結合組織層の3層構造中に含まれている。すなわち，結核は細胞免疫を招来し，リンパ球の浸潤が認められる。
○C　好中球は菌の貪食除去の機能を有し，感染の防御反応の他組織障害の働きもあり，結節の構成の一端因子となる。
×D　好酸球は好中球同様，貪食能を有するが殺菌能は低く，結核に対してはあまりその機能がみられない。
○E　結核菌を貪食した類上皮細胞が病変部に認められるので，結核結節の診断に役立つ。

▶正解　　　D

Dr. 李's COMMENT

　かつてはツベルクリン反応（ツ反）で結核感染の有無を判断してからBCGの接種をしていましたが，現在ではいきなりBCGを接種します。結核以外の非定型抗酸菌によるツ反の偽陽性が出たとき，不必要な予防内服をさせてしまわないためです。
　それでは，乳児が結核に罹患していたらどう判定するのか。
　通常は，BCG接種から10日以上たって，接種部位に発赤が出現してきます。ところが接種児が結核に罹患していると，BCG接種部位のコッホ現象によりすぐ発赤が広がり，判定することができます。加えて，乳児重症結核の予防にのみBCG接種が有効だとわかってきたため，小学生や中学生へのBCG接種も廃止となりました。つまり，高齢者にもBCGは無効です。さらに，近年ではBCGの影響を受けず，結核菌特異的に産生されるインターフェロンを検出する検査（商品名クオンティフェロン）が登場し，ツ反に代わる新しい結核診断法として確立しています。

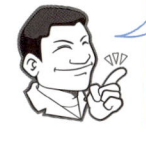

6 肺癌

この項目のポイント

◆ 肺門部に発症する扁平上皮癌と小細胞癌の理解が重要です。

104 G-46 47歳の男性。左上背部痛を主訴に来院した。喫煙は20本/日を25年間。身長170 cm、体重68 kg。脈拍88/分、整。血圧130/90 mmHg。血清生化学所見：AST 30 IU/l、ALT 26 IU/l、LD 300 IU/l（基準176〜353）。免疫学所見：CRP 1.0 mg/dl、CEA 15 ng/ml（基準5以下）。胸部エックス線写真（A）と胸部造影CT（B）とを別に示す。

症候としてみられるのはどれか。**2つ選べ**。

a 顔面浮腫
b 嚥下困難
c 左眼縮瞳
d 左瞼裂狭小
e 左上肢冷感

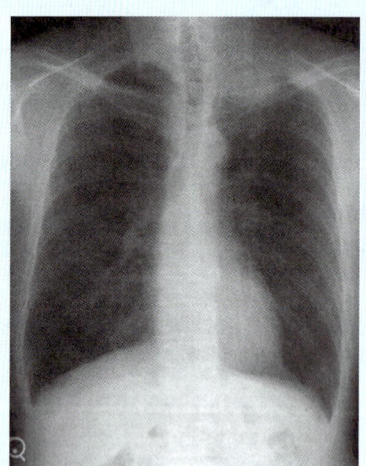

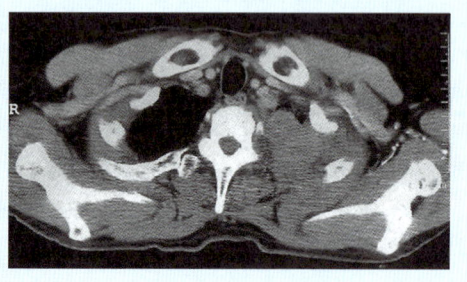

●画像診断

- 左肺尖部に境界明瞭な腫瘍陰影を認める
- 両側横隔膜上の胸膜肥厚 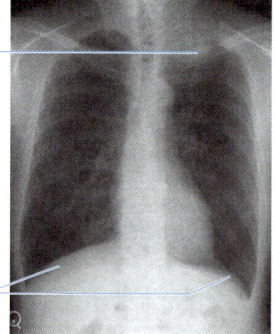 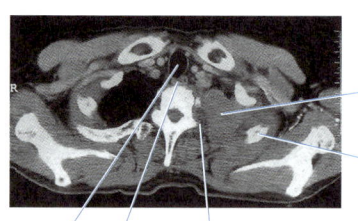
- 腫瘍は胸膜を破り、筋肉に浸潤している
- 第1肋骨：骨融解
- 気管 食道
- 脊椎の一部に浸潤
- 気管と食道は浸潤されていない

●鑑別診断
　胸部造影CTにて左肺尖部を占拠する腫瘍を認める。腫瘍は側方と後壁の胸壁を破り，筋肉に浸潤している。後方の第1肋骨と脊椎の一部は融解している。左上背部痛の主訴に矛盾しない。前方への浸潤は後方ほどではなく，気管・食道は確保されている。典型的なPancoast腫瘍である。高度喫煙歴を考えると，扁平上皮癌である可能性が高い。
●確定診断　　肺尖部胸壁浸潤型肺癌（Pancoast腫瘍）
●選択肢考察
×a　顔面浮腫は上大静脈の腫瘍による圧迫（上大静脈症候群）によって生じる。右肺尖部の腫瘍であれば発生する可能性が高い。
×b　胸部造影CTでは食道への浸潤はないので，否定的。
○c，○d　胸部CTの所見から，腫瘍は頸部交感神経節まで浸潤していることは必至で，Horner症候群を呈する。患側の縮瞳，瞼裂狭小（眼球陥凹），眼瞼下垂，無汗症などの症候がみられる。
×e　腫瘍が上腕神経叢に達していれば上肢の知覚障害（疼痛），運動障害を起こす。
●正解　　c，d

CBT-49　　　　　　　　　　　　　　　　　　　　　　　　　　　D-177
原発性肺癌について誤っているのはどれか。

A　我が国の男性の癌死の原因として最も多い。　　B　喫煙は発症危険因子である。
C　最も多い組織型は腺癌である。　　　　　　　　D　治癒率は50%を超える。
E　高齢者に多い。

▶選択肢考察
○A　男性の癌死の原因として第1位である。
○B　喫煙は肺癌の危険因子として最も重要な因子である。
○C　我が国では腺癌が最も多く，次いで扁平上皮癌が多い。男性では扁平上皮癌が最多で，女性では腺癌が圧倒的に多い。肺癌の組織型として分類されるのは，ほかに，大細胞癌，小細胞癌，移行上皮癌，腺扁平上皮癌，カルチノイド，腺様囊胞癌，粘表皮癌がある。
×D　手術可能症例の5年生存率も50%以下であり，治癒率は依然低い難治性の癌の1つである。
○E　患者の平均年齢は60歳代の半ばあるいはそれ以上であり，高齢者に多いといえる。

▶ポイント
　肺癌の疫学などに関する問題である。肺癌の危険因子はほかにアスベスト，六価クロムが挙げられる。喫煙と関係ある組織型は扁平上皮癌と小細胞癌とされている。

▶正解　　D

CBT-50　　　　　　　　　　　　　　　　　　　　　　　　　　　D-177
肺癌で化学療法が第一選択となるのはどれか。

A　扁平上皮癌　　B　腺癌　　C　小細胞癌　　D　大細胞癌　　E　腺様囊胞癌

▶選択肢考察
　原発性肺癌は，疾患の特徴，治療法，予後などの観点から小細胞癌と非小細胞癌に大別される。
×A，×B，×D，×E　非小細胞癌であり，切除可能な例は外科療法が第一選択となる。
○C　小細胞癌は進行が速いが，化学療法の感受性が良好なので，化学療法が第一選択となる。

▶正解　　C

CBT-51　　　　　　　　　　　　　　　　　　　　　　　　　　　　D-177

70歳の男性。血痰を主訴に来院した。喀痰細胞診のPapanicolaou（パパニコロウ）染色を示す。

考えられるのはどれか。

A　腺　癌
B　小細胞癌
C　カルチノイド
D　扁平上皮癌
E　大細胞癌

（☞ p. xiiiカラー写真 No. 20）

▶選択肢考察

×A　末梢発生では当初は粘膜下で進展することが多く，喀痰細胞診での診断率は必ずしも高くない。細胞診では細胞質が豊かで粘液を有する異型細胞の際に診断される。

×B　細胞質に乏しい小型の異型細胞がみられた際に喀痰細胞診で診断される。

×C　小細胞癌に類似した，細胞質に乏しい小型で比較的異型度の低い細胞がみられた際に疑われるが，喀痰細胞診で診断を得るのは難しい。

○D　細胞質は角化しているためオレンジ色を呈し，細胞間橋を有するものの，細胞診では細胞間の結合は緩く，むしろ孤立性である。

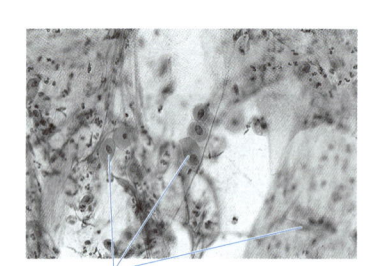

オレンジ色に染まった異型細胞が散在
→扁平上皮癌

画像出典：関澤清久監・伊藤浩昭編『クリニカルアイ呼吸器』，医学評論社，2004，p. 204

×E　神経内分泌の性質を有する特殊な一部を除き，大細胞癌は特徴的な性質を有さない異型細胞である。

▶ポイント

Papanicolaou染色は喀痰細胞診に用いられる染色である。細胞質がオレンジ色に染色されるということは，角化している異型細胞であり，扁平上皮癌であることを示している。扁平上皮癌は中枢気道に発生すると内腔に突出して進展し，喀痰細胞診で有意な所見が得られることが多い。

▶正解　　　D

> **Dr. 李's COMMENT**
>
> 　はじめに，扁平上皮癌（squamous cell carcinoma）は，腺癌に次いで発生頻度の高い癌です。重喫煙者で男性に多く，空洞を形成することも多いです。合併症として，副甲状腺ホルモン（PTH）関連蛋白により高カルシウム血症をきたします。また，Pancoast症候群では上腕神経叢への浸潤による肩から上肢にかけての疼痛や，頸部交感神経節のHorner症候群（縮瞳，眼裂狭小化，眼瞼下垂）などの症状を認めます。
>
> 　次に，小細胞癌（small cell carcinoma）です。重喫煙者の男性に多く，きわめて悪性度が高いです。化学療法や放射線療法に対する感受性が他の組織型と比較して高く，手術が選ばれるのはまれです。合併症では腫瘍からの副腎皮質刺激ホルモン（ACTH）産生によるCushing症候群（精神症状，高血圧，低カリウム血症や高血糖など），抗利尿ホルモン産生による抗利尿ホルモン不適合分泌症候群（SIADH）をきたします。また，Lambert-Eaton症候群として，筋力低下と筋電図におけるwaxing現象（高頻度刺激での活動電位の漸増）が認められます。

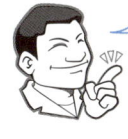

7 自然気胸，緊張性気胸

この項目のポイント

- 気胸の症状では，「突然の発症」，「胸痛と呼吸困難」，「呼吸音消失（減弱）」をキーワードとして挙げることができます。

97F-19　65歳の女性。突然発症した左前胸部痛と呼吸困難とを訴えて来院した。来院時，呼吸数32/分。脈拍116/分，整。血圧92/58 mmHg。顔貌は苦悶様である。左胸部で呼吸音は聴取されない。胸部エックス線写真を別に示す。
この患者の治療で最も重要なのはどれか。

a 酸素吸入　　　　b 静脈路確保　　　　c 昇圧薬投与
d 胸腔ドレナージ　　e 陽圧人工呼吸

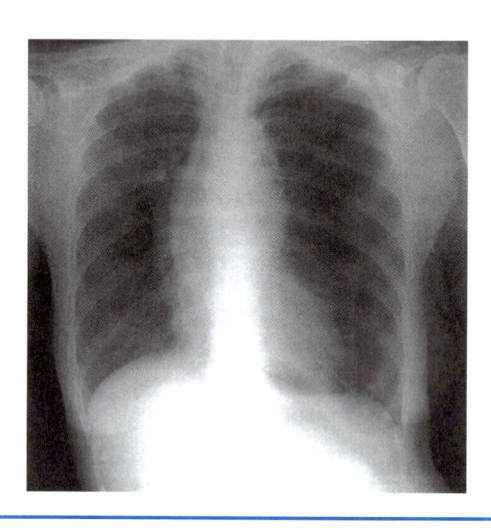

●画像診断

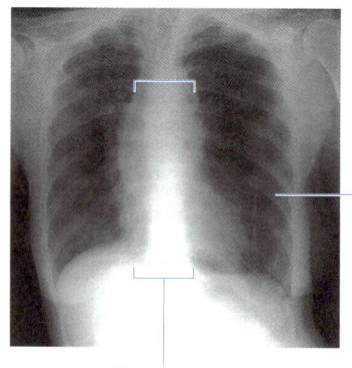

気胸
縦隔の偏位

●確定診断　　左側気胸
●選択肢考察
「最も適切な処置」を問うていることに注意する。
×a，×b　決して不適切ではなく実施すべき処置であるが，気胸の診断が確定し，病態を改善させる「最も適切な処置」ではない。

D　呼吸器・胸壁・縦隔疾患

×c　血圧の低下はみられているが，本症例の病態改善に「最も適切な処置」ではない。
○d　本症例の病態改善に最も適切な処置である。
×e　肺と胸膜腔との交通路にチェックバルブ機構が働き，緊張性気胸が生じている場合には，気胸を増悪させる処置であり，適切ではない（**禁忌肢**）。

● 正解　　　d

106E-51　67歳の男性。交通外傷で搬入された。車の運転中，電柱に衝突した。意識は清明。胸痛と呼吸困難とを訴えている。脈拍96/分，整。血圧146/76 mmHg。呼吸数20/分。SpO₂ 93%（リザーバー付マスク10 l/分酸素投与下）。頸静脈の怒張を認めない。胸郭の奇異性運動を認める。胸骨部に圧痛と皮下出血とを認める。血液所見：赤血球384万，Hb 11.2 g/dl，Ht 39%，白血球9,800，血小板23万。CK 57 IU/l（基準30～140）。CRP 0.3 mg/dl。動脈血ガス分析（自発呼吸，リザーバー付マスク10 l/分酸素投与下）：pH 7.21，PaCO₂ 60 Torr，PaO₂ 80 Torr，HCO₃⁻ 23 mEq/l。胸部エックス線写真と胸部単純CTとで気胸を認めない。胸部単純CT（A）と胸郭3D-CT（B）とを別に示す。
　　まず行うべき処置はどれか。

a　輸血　　　　　　b　陽圧換気　　　　　c　ドパミンの投与
d　心囊ドレナージ　e　胸腔ドレナージ

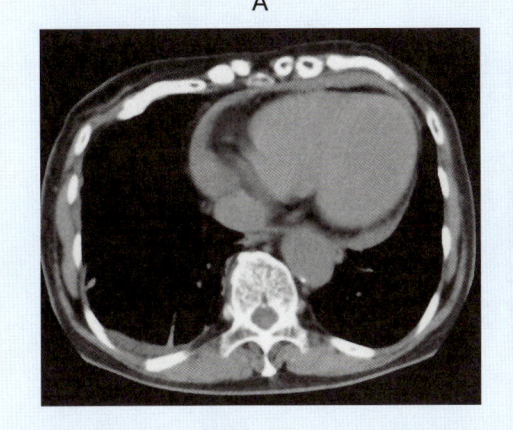

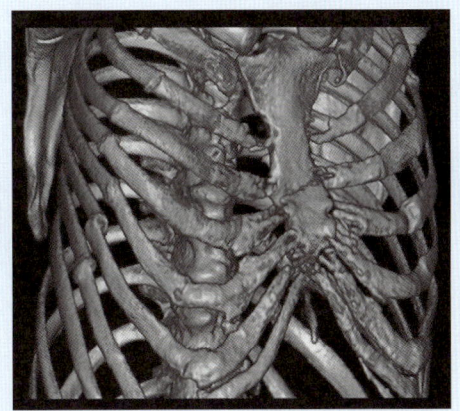

● 画像診断

胸部CTで心囊内に液体貯留を認める。前面からの胸部打撲に伴うものとすれば心筋挫傷からの出血などが考えられる。
胸部3D-CTで少なくとも胸骨を横断する骨折と，右第1～第7肋骨骨折を認める。

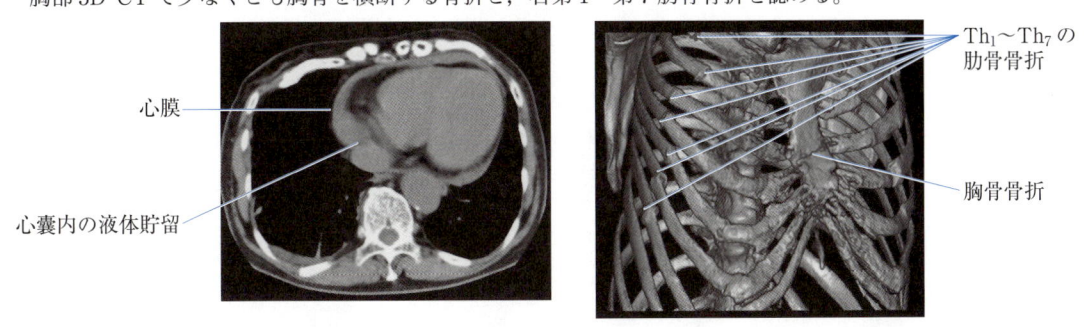

● 選択肢考察

×a　Hbの低下と出血性ショックになれば必要であるが，今はショックではない。

○b　flail chest の治療としては，鎮静＋鎮痛下の内固定（気管挿管＋陽圧呼吸）が第一選択．これで酸素化と換気が確保される．
×c　心原性ショックでもない．
×d　心囊内に液体貯留があるのは確かであるが，それによって心臓の拡張が抑えられ，閉塞性ショックに陥っている証拠は現状ではない．今後，低血圧，脈圧の低下，頸静脈怒張が出現すれば，緊張性気胸とともに再度確認し，心囊ドレナージや緊急手術が必要となる場合もあろう．
×e　dと同様に，陽圧呼吸によって緊張性気胸が出現すれば適応である．最初はなくても，状態悪化や麻酔による人工呼吸に伴って後から出現する緊張性気胸は，診断が遅れて致命的になる危険性がある．臨床現場でも特に注意を要する病態である．

●**確定診断**　　胸骨骨折，多発肋骨骨折に伴う flail chest，心囊内血腫

●**ポイント**

　心囊内に血液貯留はあるが，ショックではなく，頸静脈の怒張を認めないことから，心タンポナーデ（閉塞性ショック）ではない．また，画像で気胸が否定されているので（皮下気腫や気管偏位の所見も示されていない），緊張性気胸（これも閉塞性ショック）もない．

●**正解**　　b

D 呼吸器・胸壁・縦隔疾患

CBT-52　　　　　　　　　　　　　　　　　　　　　　　　　　　　D-184

28歳の男性。通勤途中に突然呼吸困難をきたし，次第に増悪したため来院した。血圧 132/80 mmHg，呼吸数 90/分，整。意識清明。胸部X線写真を示す。

診察時にみられるのはどれか。

A　捻髪音聴取
B　乾性ラ音聴取
C　声音振盪の増強
D　肺胞呼吸音の増強
E　打診上鼓音

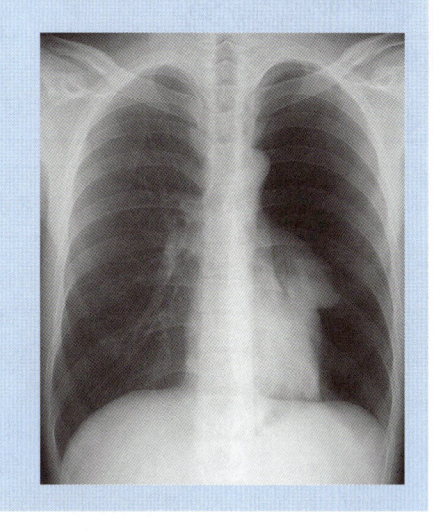

7 自然気胸、緊張性気胸

▶選択肢考察

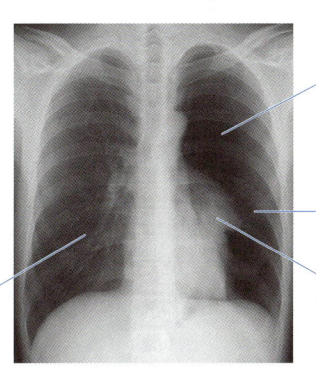

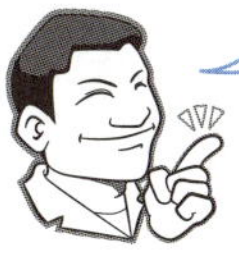

×A　捻髪音は細かい断続性のラ音のこと。fine crackles, Velcroラ音とも呼ばれる。間質性肺炎，石綿肺などにみられる。

×B　ラ音は気管支腔が狭窄化した部位を空気が通過するときに認められる雑音で，湿性ラ音（断続性ラ音）は肺水腫や間質性肺炎に，乾性ラ音（連続性ラ音）は気管支喘息に認められる。

×C　声音振盪の増強は肺炎や肺結核で増強し，気胸では減弱する。

×D　肺胞呼吸音は肺が膨張している場合に聴取できる正常音である。気胸であれば減弱する。

○E　胸腔内は肺が虚脱し空洞化するので，打診上鼓音が聴取される。

図の注釈：
- 患側肺野の透過性亢進（無血管野）→気胸
- ブラ
- 右肺は正常
- 完全に虚脱した上葉と下葉。虚脱した肺は凸状の弧を描く

▶ポイント

気胸のX線撮影のポイントは，患側肺野の透過性の亢進（無血管野）である。緊張性気胸が進行すると縦隔の健側偏位，横隔膜の下降が認められる。鏡面形成は血気胸を考える。

▶正解　　E

Dr. 李's COMMENT

外傷などによって胸腔内に大量の空気が貯留し，胸腔内圧が異常に高くなると緊張性気胸となります。見逃されると，短時間で静脈還流低下から心停止を引き起こします。したがって，直ちに胸腔穿刺による脱気によって病態の改善を図らなければなりません。

緊張性気胸がなくても，2〜3本以上の隣接する肋骨が2か所以上で折れていると，胸郭動揺（flail chest）から呼吸不全状態となります。外固定法として外部からの圧迫固定をし，重症であれば内固定法として気管挿管をして陽圧呼吸を行います。内固定法では十分な換気も得られ，無気肺の予防にもなります。しかし，緊張性気胸が発生しやすく，注意しなければいけません。

8 気道閉塞

> **この項目のポイント**
>
> ◆ 気道閉塞では1秒率が70%以下となります。呼吸機能検査で混合性障害となることはあっても，拘束性障害となることはありません。

次の文を読み，62〜64の問いに答えよ。

75歳の男性。熱感を主訴に来院した。

現病歴：5日前の田植え作業中に咳を自覚し，その後持続していた。痰は少しからむ程度であり，色は白色透明であった。3日前に，37.4℃の発熱があったため自宅にあった総合感冒薬を2日間内服したところ症状は軽快した。頭痛や筋肉痛はなく，田植え作業は継続していた。今朝の体温が36.8℃で，平熱よりも高いことが気になったため受診した。

既往歴：45歳時にオートバイで転倒し脾臓摘出術を受けた。60歳時に高血圧を指摘されたが，医療機関にはかからなかった。インフルエンザワクチンは年1回定期的に受けている。

生活歴：40年来の専業農家で，土に触れる機会が多い。妻との2人暮らし。喫煙は40本/日を45年間。飲酒は日本酒1合/日を30年間。

家族歴：父親が高血圧性脳出血のため65歳で死亡。

現　症：意識は清明。身長163 cm，体重60 kg。体温36.8℃。脈拍72/分，整。血圧140/90 mmHg。呼吸数16/分。SpO$_2$ 96%（room air）。聴診上呼吸音は減弱している。

106G-62 現時点での主訴への対応として適切なのはどれか。

　　a　解熱薬を処方する。　　　　　　　b　抗菌薬の点滴静注を行う。
　　c　内服用抗菌薬を処方する。　　　　d　内服用抗真菌薬を処方する。
　　e　治療は必要ないことを説明する。

106G-63 この患者に確認すべきなのはどれか。

　　a　HBワクチンの接種歴　　　　　　b　狂犬病ワクチンの接種歴
　　c　破傷風トキソイドの注射歴　　　　d　肺炎球菌ワクチンの接種歴
　　e　免疫グロブリンの点滴静注歴

106G-64 喫煙歴を考慮し，呼吸機能検査を実施した。結果を表示するための図を示す。

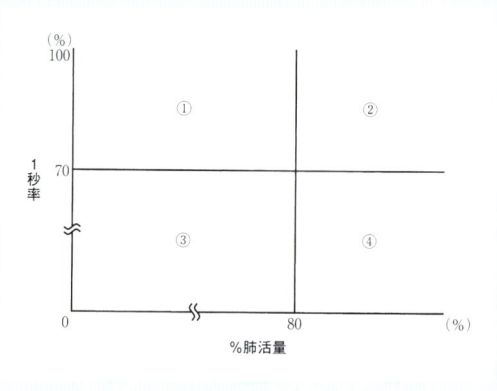

この患者の検査結果が含まれる領域として予測されるのはどれか。
a ①又は②　　　b ①又は③　　　c ①又は④
d ②又は③　　　e ②又は④

● 鑑別診断

基礎疾患としてCOPDが疑われ，今回は軽度の気道感染を合併するも軽快したものと考えられる。また，脾臓摘出のため，肺炎球菌感染症に罹患しやすいと考えられる。

● 確定診断　　　COPDの疑い

● 選択肢考察

[62]
× a 高熱はない。
× b，× c 細菌感染症を疑う所見はない。
× d 真菌感染症を疑う所見はない。
○ e 来院時のバイタルサインは正常であり，直ちに治療が必要とは考えられない。

[63]
× a，× b，× c，○ d，× e
脾臓摘出があると肺炎球菌感染症に罹患しやすい。このため，肺炎球菌ワクチンの接種歴を聴取する。その他はいずれも関連性は少ない。

[64]
× a，× b，× c，○ d，× e
重喫煙者に肺胞呼吸音の減弱がみられ，COPDが疑われる。拘束性肺障害は呈さない（COPDでは%肺活量の低下はみられない）。確定診断には呼吸機能検査が必須である。気管支拡張薬吸入後の1秒率が70%未満のときにCOPDと診断する。すなわち，気流閉塞の程度により②または④に含まれる。

● 正解　　　[62] e　[63] d　[64] d

101A-14　45歳の男性。息切れを主訴に来院した。30歳ころから咳嗽，粘膿性痰および喘鳴を自覚していた。1年前から坂道と階段とでの息切れを自覚するようになった。小学生時から慢性副鼻腔炎があり，2回の手術歴がある。喫煙歴はない。身長171 cm，体重56 kg。体温37.1℃。脈拍76/分，整。血圧112/74 mmHg。手指に軽度のばち指を認める。両側胸部に吸気時のcoarse cracklesと呼気時のwheezesとを聴取する。血液所見：赤沈37 mm/1時間，白血球9,600。血清生化学所見：IgG 1,850 mg/dl（基準960〜1,960），IgA 620 mg/dl（基準110〜410），IgM 280 mg/dl（基準65〜350）。免疫学所見：CRP 8.3 mg/dl，寒冷凝集反応512倍（基準128以下）。喀痰からムコイド型の緑膿菌が検出された。動脈血ガス分析（自発呼吸，room air）：pH 7.42, PaO_2 64 Torr, $PaCO_2$ 42 Torr。胸部エックス線写真（A）と胸部単純CT（B）とを別に示す。

治療として適切なのはどれか。

a シクロスポリン内服
b エリスロマイシン内服
c シクロホスファミド内服
d 副腎皮質ステロイド薬内服
e 副腎皮質ステロイド薬吸入

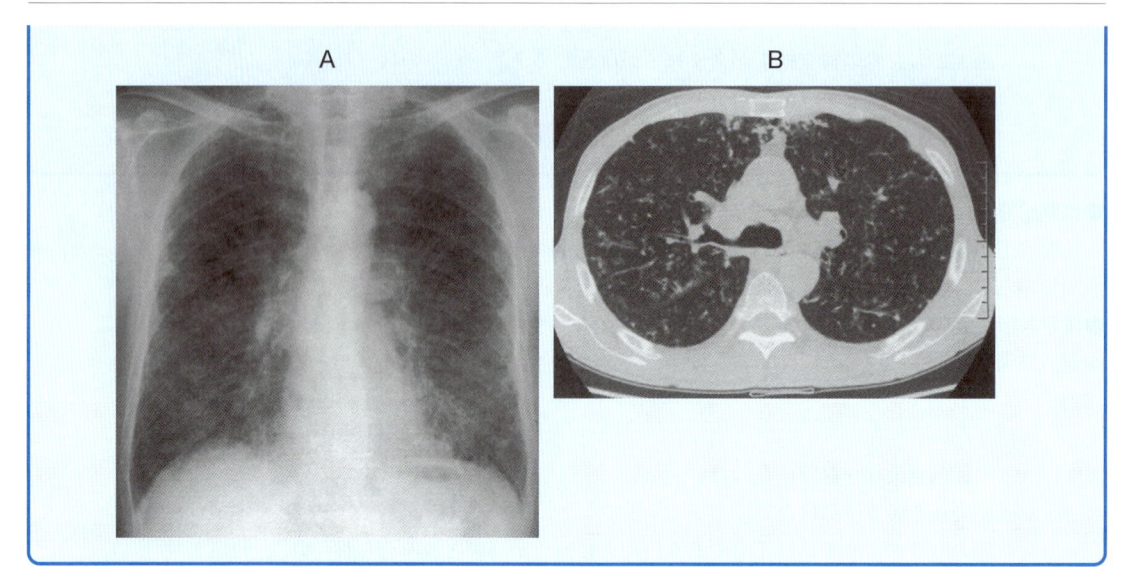

●鑑別診断

　慢性の経過を有する気道感染を呈する疾患が鑑別の対象となる。慢性副鼻腔炎の合併があることから気管支拡張症やびまん性汎細気管支炎（diffuse panbronchiolitis：DPB）が想定され，さらに画像診断と併せてDPBと診断される。

●画像診断

　DPBの胸部エックス線写真では，初期には末梢気道の閉塞を反映して過膨張の所見があり，症状の進展とともに両肺野にびまん性の粒状影が出現する。CTではびまん性の小葉中心性の粒状影を認める。本症例では，びまん性の小葉中心性粒状影が認められる。

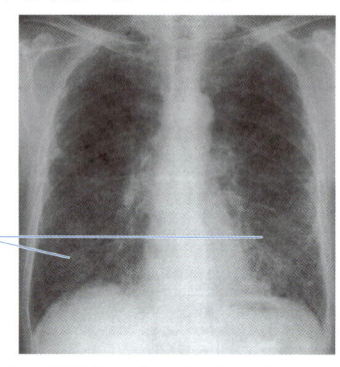

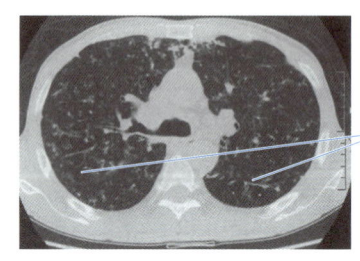

両肺にびまん性に粒状影が散在し，肺野の血管影が不明瞭となっている

両肺にびまん性の小葉中心性の粒状影

●確定診断　　びまん性汎細気管支炎（DPB）

●選択肢考察

× a　免疫抑制薬であり，間質性肺炎において投与される薬剤である。
○ b　DPBに投与される薬剤であり，少量長期持続投与が実施される。抗菌作用ではなく，抗炎症作用や免疫調節作用が主と考えられる。
× c　抗腫瘍薬であり，DPBには投与されない。
× d　感染増悪をきたすため，通常，単独投与は行わない。
× e　気管支喘息の治療に用いられるが，DPBでは通常，投与されない。

●正解　　b

> **96D-15** 42歳の女性。2日前から発熱と膿性痰とがあり来院した。10年前から咳嗽と喀痰とを認め，2年前から労作時の息切れが出現した。小児期から慢性副鼻腔炎がある。体温37.8℃。脈拍82/分，整。全肺野に fine crackles〈捻髪音〉を聴取する。白血球 12,500（桿状核好中球8％，分葉核好中球66％，好酸球2％，単球2％，リンパ球22％）。CRP 10.2 mg/d*l*。呼吸機能検査：%VC 88％，FEV₁.₀% 62％。胸部エックス線写真では全肺野にびまん性粒状影を認める。
> 　予想される起因菌はどれか。**2つ選べ**。
> 　　a　*Escherichia coli*　　　　　　b　*Haemophilus influenzae*
> 　　c　*Klebsiella pneumoniae*　　　 d　*Staphylococcus aureus*
> 　　e　*Streptococcus pneumoniae*

●**鑑別診断**
　①慢性副鼻腔炎と②10年前からの咳嗽から，副鼻腔気管支症候群が考えられる。そのうち，③胸部エックス線写真上のびまん性の粒状影から，びまん性汎細気管支炎（DPB）と考えるのが妥当である。

●**選択肢考察**
×a　大腸菌は，尿路や腸管の起因菌として認められる。慢性下気道感染症の起因菌としての頻度は低い。
○b　DPBでは，インフルエンザ桿菌や緑膿菌は喀痰中に検出されることの多い代表的なものである。
×c　肺炎桿菌は，基礎疾患として慢性アルコール症や糖尿病があるときの気道感染の起因菌としては重視される。臨床症状が急激であるし，肺膿瘍，膿胸などへの進展がみられやすい。
×d　黄色ブドウ球菌は，特に小児の肺炎の起因菌として重要だが，成人にもみられる。しかし，本症例のようなDPBに特に多いということはない。DPBなどの慢性反復性の気道感染の末期に反復して抗菌薬を投与された末に，多剤耐性のメチシリン耐性黄色ブドウ球菌（MRSA）として検出されることがある。
○e　肺炎球菌は，気道感染の起炎菌として高率である。特に本菌はインフルエンザ菌と共存する場合がある。DPBの急性増悪時にも，高率に起因菌となる。インフルエンザ桿菌とともに，最近，ペニシリン耐性肺炎球菌の増加傾向に注意が必要である。

●**確定診断**　　びまん性汎細気管支炎（DPB）
●**正解**　　b，e

> **95G-13** 56歳の男性。多量の膿性喀痰と労作時呼吸困難とが出現したので来院した。10歳代から咳と喀痰とを自覚していた。20歳時に慢性副鼻腔炎を指摘され，30歳代から咳と喀痰とが増悪したが放置していた。喫煙歴はない。胸部エックス線写真（A），胸部CT（B）および肺生検H-E染色標本（C）を別に示す。
> 　この患者でみられないのはどれか。
> 　　a　一秒量の低下　　　b　肺活量の低下　　　c　残気率の増加
> 　　d　拡散能の低下　　　e　動脈血酸素分圧の低下

82　D　呼吸器・胸壁・縱隔疾患

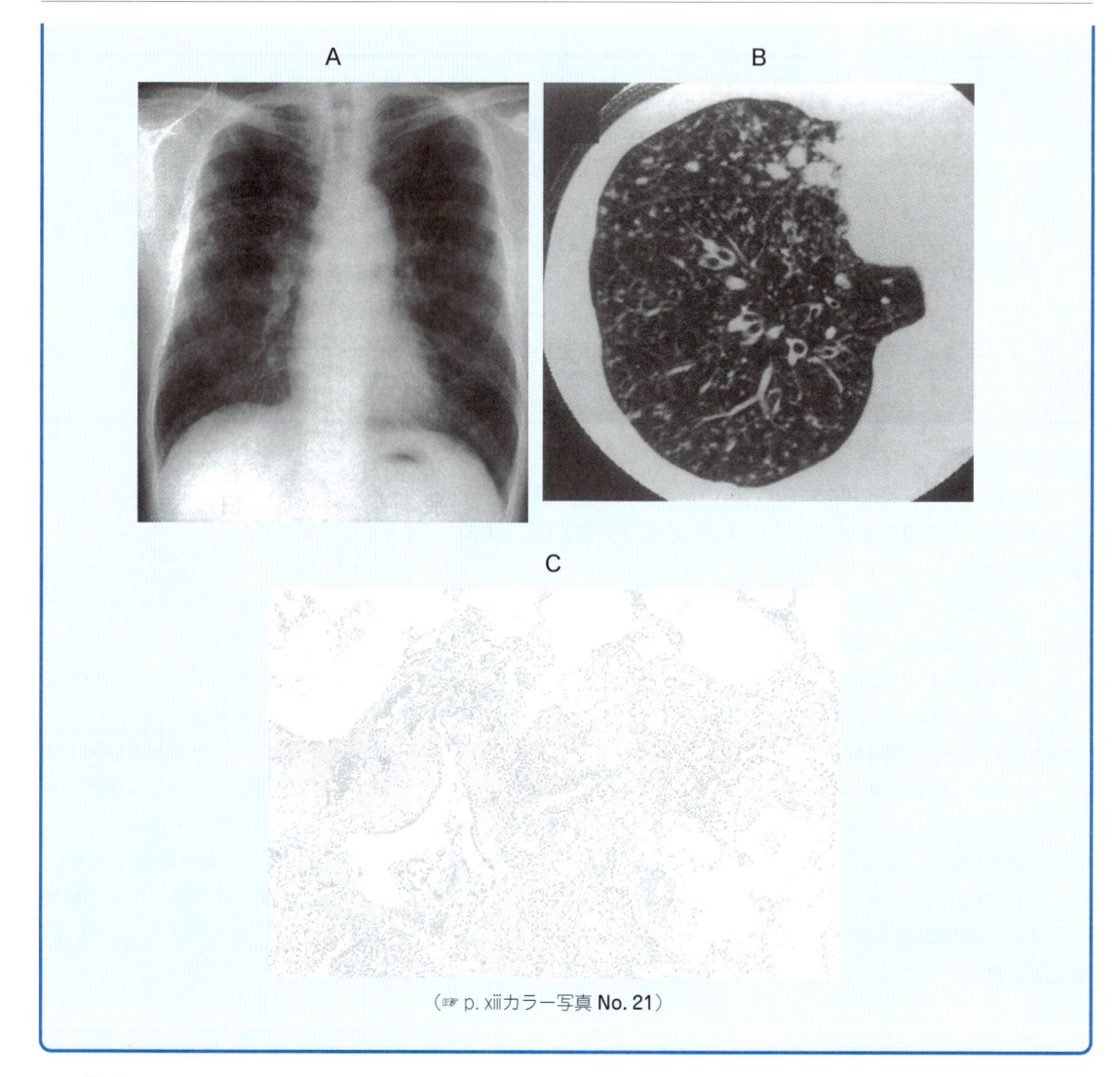

8　気道閉塞

（☞ p. xiii カラー写真 No. 21）

●画像診断

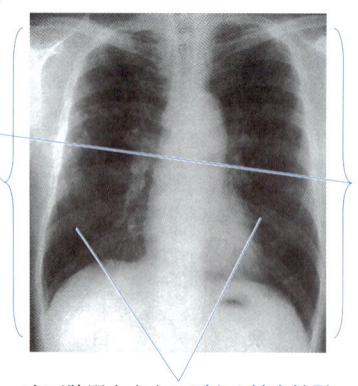

両肺野の過膨張

中下肺野を中心にびまん性小粒影

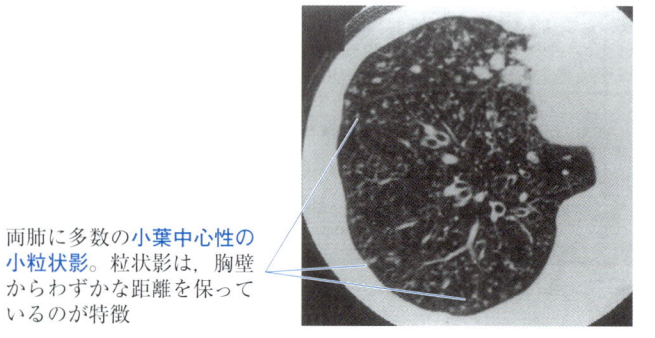

両肺に多数の**小葉中心性の小粒状影**。粒状影は，胸壁からわずかな距離を保っているのが特徴

図中ラベル：
- リンパ球主体の細胞浸潤
- 呼吸細気管支（肥厚，線維化）
- 泡沫細胞の集簇

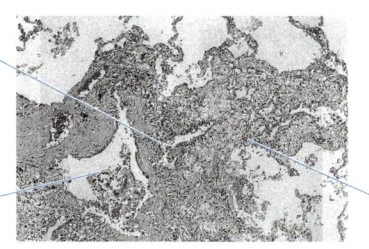

● **選択肢考察**

　DPB では，呼吸細気管支壁の肥厚・狭窄が両肺にびまん性に生じるため，閉塞性障害と拘束性障害の混合性障害を示す。

○ a 　努力呼気時に air trapping が生じ，1 秒量は低下する。

○ b，○ c 　呼吸細気管支壁の肥厚・狭窄のため，check valve メカニズムにより肺胞の過膨張が生じ，残気率の増加と肺活量の低下がみられる。

× d 　肺胞は過膨張にはなるが，通常，拡散能は正常を示す。

○ e 　肺胞の形態学的・機能的異常により換気血流比の不均等分布を生じ，低酸素血症は比較的早期からみられる。

● **確定診断**　　副鼻腔気管支症候群（SBS）/びまん性汎細気管支炎（DPB）

● **正解**　　d

Dr. 李's COMMENT

　気道閉塞とは，1 秒率が 70% 以下の場合を指します。気管支喘息，COPD やびまん性汎細気管支炎（DPB）などで認められます。中でも DPB は，呼吸細気管支領域の慢性炎症を特徴とする難治性呼吸器疾患であり，HLA-B54 抗原との相関などから遺伝的な要因が考えられています。約 8 割に慢性副鼻腔炎の合併もしくは既往が認められ，日本人に多い疾患です。

　DPB の症状では特に，痰の量が多いのが特徴です。呼吸細気管支領域が病変であり，肺胞は正常のため，肺の拡散能（DL_{CO}）は低下しません。ちなみに，COPD は肺胞壁の異常であり，DL_{CO} は低下します。

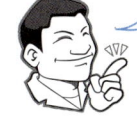

　肺炎球菌の感染により急性増悪するため，肺炎球菌ワクチンの接種が重要です。ほかに治療の基本はマクロライドの少量長期投与であり，抗菌作用ではなく抗炎症作用が主な薬効です。この治療法は日本人が見出したものであり，注目されています。

9 急性呼吸促〈窮〉迫症候群〈ARDS〉

この項目のポイント

急性呼吸促迫症候群の診断基準は，下記のとおりです。
- 急性発症
- 低酸素血症（$PaO_2/FiO_2 \leq 200$）
- 胸部エックス線写真上両側びまん性肺浸潤影
- 心原性肺水腫の否定

次の文を読み，66〜68の問いに答えよ。

73歳の男性。腹痛を主訴に来院した。

現病歴：1週間便が出ていない。2日前に腹痛を自覚したが我慢していた。昨日から尿が出ていない。今朝，家族に伴われて受診した。

既往歴：60歳から高血圧症で内服治療中。昨年の人間ドックで便潜血反応陽性のため，精査が必要といわれたが，受診しなかった。

現症：意識レベルはJCS I-1。身長160 cm，体重60 kg。体温38.5℃。呼吸数24/分。脈拍112/分，整。血圧72/42 mmHg。表情は苦悶様で，腹部全体に痛みを訴えている。心音に異常を認めない。腹部は膨隆し，板状硬であり，反跳痛を認める。腸雑音を聴取しない。皮膚は温かい。

検査所見：血液所見：赤血球350万，Hb 9.0 g/dl，Ht 27%，白血球15,000（好中球83%，好酸球1%，好塩基球1%，単球2%，リンパ球13%），血小板5.2万。血清生化学所見：血糖90 mg/dl，HbA1c 5.0%（基準4.3〜5.8），総蛋白6.0 g/dl，アルブミン4.0 g/dl，尿素窒素30 mg/dl，クレアチニン1.0 mg/dl，尿酸5.0 mg/dl，Na 145 mEq/l，K 4.0 mEq/l，Cl 100 mEq/l。免疫学所見：CRP 10.0 mg/dl，CEA 20 ng/ml（基準5以下）。

105E-66 急性腹症と診断して，開腹手術が予定された。
術前にまず行う治療として適切なのはどれか。**2つ選べ。**
- a ドパミン持続静注
- b 5%ブドウ糖液輸液
- c 乳酸リンゲル液輸液
- d アドレナリン持続静注
- e ニトログリセリン持続静注

105E-67 最も適切な麻酔法はどれか。
- a 伝達麻酔
- b 全身麻酔
- c 硬膜外麻酔
- d 全身麻酔と硬膜外麻酔の併用
- e 脊髄クモ膜下麻酔〈脊椎麻酔〉

105E-68 手術翌日，呼吸困難を訴えた。体温36.5℃。呼吸数24/分。脈拍100/分，整。血圧118/80 mmHg。FiO_2 0.5で経皮的動脈血酸素飽和度〈SpO_2〉90%。両側肺野で吸気時のcoarse cracklesと呼気時のwheezesとを聴取する。心エコー検査で明らかな異常を認めない。胸部エックス線写真を別に示す。
病態として最も考えられるのはどれか。
- a 肺膿瘍
- b 肺塞栓症
- c 気管支喘息
- d うっ血性心不全
- e 急性呼吸促迫症候群

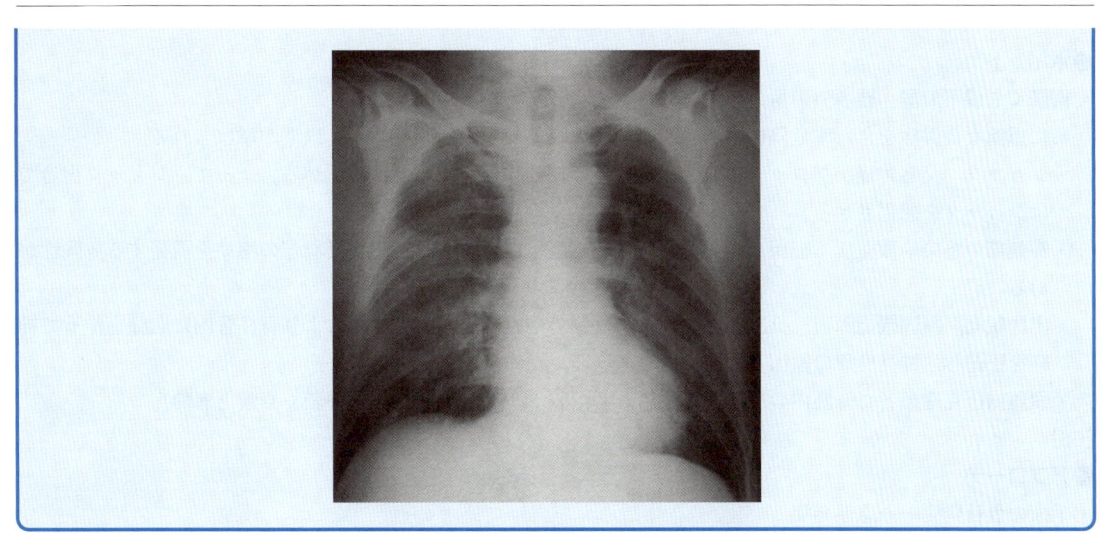

[66]
●選択肢考察
○ a　ドパミンは，カテコラミンの一種で昇圧作用があり，ショックの循環不全の治療に使用する。
× b　5％ブドウ糖液は，電解質を含まないため，細胞の浮腫などを増長する可能性もある。
○ c　乳酸リンゲル液は，細胞外液に類似した電解質組成をもち，出血や急激な脱水時に投与する。
× d　アドレナリンは，強力なα作用とβ作用をもつカテコラミンの一種で，心肺蘇生時などに用いられる。
× e　ニトログリセリンは，冠動脈拡張薬。詳細はわからないが，虚血性心疾患はなさそうであり，現時点で最初から投与する必要はない。

●ポイント
＜敗血症性ショックの治療＞
・外科的処置：手術やドレナージなどにより，原因となる感染部位の除去を行う。
・抗菌薬投与：感受性が高く，narrow spectrum で副作用の少ない抗菌薬を選択する。
・輸液：機能的細胞外液の低下が生じるので，乳酸リンゲル液のような細胞外液補充液を投与する。
・抗ショック療法：循環動態を安定させるため，ドパミンやドブタミン，ノルアドレナリンなどの持続投与を行う。
・播種性血管内凝固（DIC）対策：ヘパリン，蛋白分解酵素阻害薬（ウリナスタチンなど），AT-Ⅲ製剤などを投与する。

●確定診断　　下部消化管悪性腫瘍による腸閉塞。それに起因する下部消化管穿孔による汎発性腹膜炎と敗血症性（感染性）ショック

[67]
●アプローチ
①急性腹症──大きな皮膚切開を伴う開腹手術
②血小板5.2万──凝固機能障害の可能性
③敗血症──脊髄くも膜下麻酔・硬膜外麻酔は禁忌

●選択肢考察
× a　伝達麻酔では開腹手術はできない。
× c，× d，× e　脊髄くも膜下麻酔・硬膜外麻酔は，凝固機能障害や出血傾向のある患者，ショック患者，穿刺部の感染や敗血症・菌血症患者では禁忌。
○ b　上記の結果，残されるのは全身麻酔のみである。基本的に全身麻酔の禁忌はない。

●ポイント
＜脊髄くも膜下麻酔・硬膜外麻酔の禁忌＞
特に重篤な合併症をきたす危険性があるため禁忌となる疾患・病態として，以下が挙げられる。
- ショック：交感神経がブロックされて末梢血管が拡張するため，血圧が下がる。よって，ショック患者ではショックを悪化させる。
- 穿刺部の感染や敗血症：細菌を硬膜外や脊髄くも膜下に送り込み，髄膜炎などの感染を誘発する危険性がある。
- 出血傾向，凝固機能障害，抗凝固薬使用中：硬膜外や脊髄くも膜下穿刺により脊柱管内に血腫を作って神経を圧迫し，神経麻痺の原因となる。
- 頭蓋内圧亢進患者：脊髄内の圧が低下するため，脳ヘルニアを起こす（脊髄くも膜下麻酔）。

[68]
●アプローチ
①手術の翌日発症──→急性発症
②FiO_2 0.5 で SpO_2 90%──→著明な酸素化障害
③吸気時，呼気時の聴診所見──→肺線維症，肺炎，気管支狭窄などが考えられる
⑤体温 36.5℃──→感染は落ち着いている
⑥心エコー検査で明らかな異常は認めない──→心臓が原因ではない

●画像診断

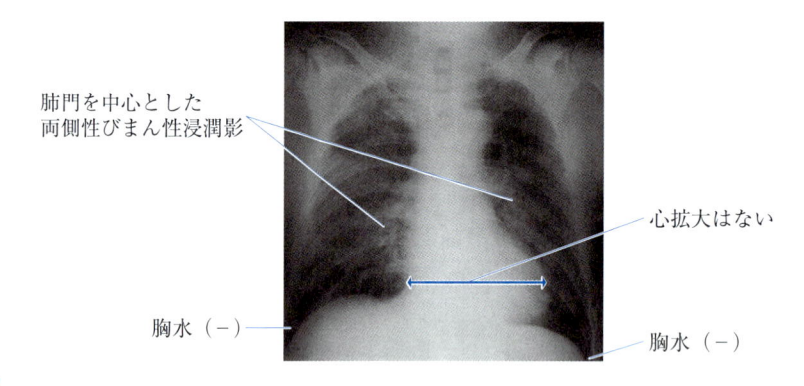

肺門を中心とした両側性びまん性浸潤影
心拡大はない
胸水（−）
胸水（−）

●選択肢考察
×a 画像所見では膿瘍がほぼ円形を呈し，時に空洞を形成して中にニボー（鏡面形成）を作る。また，発熱していないことから感染は考えにくい。
×b 肺塞栓症は長期臥床後に突然動いたりしたときに発症することが多い。胸部エックス線写真は正常で，造影 CT などで診断されることも多い。
×c 喘息は呼気呼出障害である。よって，胸部エックス線写真では肺の過膨張がみられる。
×d 心エコー検査で異常なく，画像上，心拡大や胸水貯留などのうっ血性心不全を示す所見はない。
○e 急性発症と基礎疾患の敗血症，著明な低酸素血症，画像所見から最も疑われる。

●ポイント
＜急性呼吸促迫症候群の原因となる基礎疾患＞
- 直接損傷：肺炎，胃内容物の誤嚥など
- 間接損傷：敗血症，外傷，重症熱傷など

●正解　　［66］a，c　［67］b　［68］e

CBT-53　　　　　　　　　　　　　　　　　　　　　　　　　　　　　　　　　　　　　　　D-173

急性呼吸促迫症候群（ARDS）の原因と**ならない**のはどれか。

A　敗血症　　　　　　　　B　大量輸血　　　　　　　　C　脂肪塞栓症
D　誤嚥性肺炎　　　　　　E　急性左心不全

▶選択肢考察
○A　全身の炎症が肺に波及して血管透過性が亢進する。
○B　輸血それ自体および大量輸血を必要とする基礎疾患（多発外傷，ショック状態など）により全身性の炎症が肺に影響を及ぼす。
○C　肺毛細血管を閉塞した脂肪滴により炎症が惹起される。
○D　細菌や胃酸などにより肺に炎症が惹起される。
×E　急性左心不全は心原性肺水腫を引き起こす。

▶ポイント
　ARDSとは種々の原因による肺胞隔壁の透過性亢進が原因で起こる肺水腫である。左心不全による心原性肺水腫とは全く異なる病態である。

▶正解　　　E

Dr. 李's COMMENT
　ARDSは敗血症や重症肺炎など，種々の病態を誘因として急性に発症します。ズバリ，肺水腫が病態です。心原性ではないので，左心不全はありません。
　したがって，診断は胸部エックス線上の両側性浸潤陰影や，低酸素血症です。PaO_2/F_IO_2の200 Torr以下が定義です。つまり，高濃度酸素を投与しているのに，ちっとも酸素化されない状態で，ARDSを疑います。

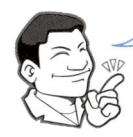

10 睡眠時無呼吸症候群

この項目のポイント

◆ 睡眠時無呼吸症候群は，新幹線の異常停止や交通事故との関係で，社会問題となりました。

105G-57 52歳の男性。就寝中のいびきを主訴に来院した。会社で日中の居眠りが多く，最近，注意力の低下を自覚している。妻にいびきがひどいことを指摘され受診した。飲酒はビール1,000 ml/日を18年間。身長165 cm，体重90 kg。ポリソムノグラフィにて無呼吸指数52（基準5未満）。

この患者について適切なのはどれか。**2つ選べ**。
a 在宅酸素療法を行う。
b 体重を減らすよう指導する。
c ビール1,000 ml/日程度の飲酒は問題ない。
d 向精神薬を投与して睡眠をコントロールする。
e 睡眠中に経鼻的持続的気道陽圧法による呼吸管理を行う。

●**選択肢考察**
× a 在宅酸素療法は呼吸不全で低酸素血症がみられる症例の治療法である。
○ b 体重の減少は気道狭窄による気道閉塞の改善の観点から適切である。
× c アルコールはカロリーが高く肥満を悪化させ，上気道筋活動を抑制する観点からも好ましくない。
× d 向精神薬には呼吸中枢での呼吸抑制と上気道筋活動抑制作用もあり，適切でない。
○ e 経鼻的持続的気道陽圧法は，睡眠中に持続的に気道を陽圧にして狭窄を防ぐもので，睡眠時無呼吸症候群（sleep apnea syndrome：SAS）の治療法である。

●**確定診断** 睡眠時無呼吸症候群（SAS）
●**正解** b，e

100D-15 54歳の男性。日中の眠気を主訴に来院した。営業で日中は車を運転することが多く，週に1，2日は夜11時まで勤務する。毎日ビール500 ml缶を5缶飲む。元来健康で人一倍体力に自信があったが，最近身体がだるく，昼間の運転中によく居眠りしそうになる。妻から睡眠時いびきが大きく，時々息をしないことがあると言われている。身長165 cm，体重92 kg。脈拍84/分，整。血圧142/96 mmHg。血清生化学所見：空腹時血糖132 mg/dl，総コレステロール224 mg/dl，HDL-コレステロール38 mg/dl，トリグリセリド196 mg/dl，AST 37 IU/l，ALT 48 IU/l，γ-GTP 86 IU/l（基準8〜50）。安静時心電図は正常。

この患者への指導で**適切でない**のはどれか。
a ポリソムノグラフィ検査　　b 長時間運転の制限
c 睡眠薬の内服　　　　　　　d 体重の減量
e 禁酒

●**選択肢考察**
○ a 睡眠時無呼吸症候群が疑われるため，診断上適応がある検査であり，適切である。
○ b 睡眠時無呼吸症候群では運転中の居眠りの危険が大であり，制限すべきである。
× c 睡眠薬により呼吸はさらに抑制される可能性があり，指導として適切ではない。

○d　肥満により気道狭窄が増悪する可能性が高いので，適切な指導である．
○e　飲酒は呼吸を抑制する方向に働き，また，肝機能のデータも勘案すると，適切な指導である．
●確定診断　　睡眠時無呼吸症候群
●正解　　　　c

99A-18　29歳の男性．日中の眠気を主訴に来院した．1年前から睡眠中の激しいいびきと無呼吸とを家族に指摘されていた．最近，日中の眠気が強くなり，勤務に支障をきたしている．身長160cm，体重95 kg．両側口蓋扁桃のⅡ度の腫大を認める．
予想されるのはどれか．**2つ選べ**．

　a　血圧上昇　　　　　　b　赤血球増加　　　　　c　$PaCO_2$ 低下
　d　機能的残気量増加　　e　横隔膜低位

●選択肢考察
○a　夜間睡眠中の血圧変動，血圧上昇が出現する．また，睡眠時無呼吸症候群は高血圧の独立した危険因子である．
○b　低酸素血症とエリスロポエチンとの関係から多血症となる．しかし，我が国では重篤なものは少ない．
×c　無呼吸時には低酸素血症と高二酸化炭素血症がみられる．
×d　基本的には呼吸機能検査は正常である．
×e　肺の過膨張はないため，横隔膜低位はみられない．
●確定診断　　閉塞性睡眠時無呼吸症候群
●正解　　　　a，b

Dr. 李's COMMENT

　肥満などによる上気道の閉塞から睡眠時無呼吸症候群をきたすと，交通事故のリスクが3倍ほど高くなります．この，閉塞による睡眠時無呼吸症候群では，睡眠中の経鼻的陽圧換気療法が有効です．
　また，心不全や脳卒中による呼吸中枢異常によって，睡眠時無呼吸症候群をきたすこともあります．睡眠時無呼吸症候群では発作性心房細動の合併，高血圧により動脈硬化が進展しやすいことも知られており，ポリソムノグラフィ検査（睡眠時の脳波，筋電図，心電図，経皮的動脈血酸素飽和度などをモニター）によって早期発見をし，治療介入をすることが求められています．

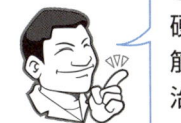

11 肺血栓塞栓症

この項目のポイント

肺血栓塞栓症の原因となる骨盤内および下肢静脈血栓症の危険因子として上位に挙げられるのは，骨盤あるいは下肢の骨折，股関節手術，長期臥床，大手術，多発外傷，脊髄損傷による下半身麻痺などです。いずれも下肢骨盤内静脈血うっ滞をきたしやすい病態です。

105F-9 二酸化炭素蓄積をきたさないのはどれか。

- a 肺塞栓症
- b 横隔膜麻痺
- c 急性睡眠薬中毒
- d COPDの急性増悪
- e 重症筋無力症クリーゼ

● 選択肢考察

×a 肺動脈が塞栓子によって閉塞され肺循環障害をきたした状態で，拡散障害のため低酸素血症を示すが，代償性に過換気が生じるため，低二酸化炭素血症を起こす。

○b 呼吸は呼吸筋の活動による受動運動であるが，横隔膜は主要な呼吸筋であり，主に安静吸気時に働くので，これが麻痺すれば換気障害が起こり，二酸化炭素は蓄積する。

○c 睡眠薬の重大な副作用として無呼吸，呼吸抑制，舌根沈下によるCO_2ナルコーシスがあり，急性睡眠薬中毒に注意を要する。

○d COPDでは呼気時に気道閉塞が起きており，これが呼吸器感染症などにより急性増悪すると，高二酸化炭素血症を生じる。

○e 感染症，精神的ストレス，薬剤などにより重症筋無力症はクリーゼを起こし，神経筋伝導の阻害が増悪して呼吸困難を生じ，これによって二酸化炭素が蓄積する。

● 正解　　a

CBT-54　　　　　　　　　　　　　　　　　　　　　　　　　　　　　　　　　D-174

肺動脈血栓塞栓症のリスク因子でないのはどれか。

- A 経口避妊薬服用
- B 大腿骨骨折
- C 長期臥床
- D 歩行
- E 股関節手術

▶ 選択肢考察

○A 凝固系活性が亢進し，副作用の1つとして静脈血栓症がある。

○B，○C，○E 最も危険な因子である。

×D 静脈血うっ滞が防止され，静脈内血栓形成は起こりにくい。

▶ ポイント

静脈血の還流は下肢の筋肉の収縮活動によるポンプ効果で促進される。したがって，下肢を使う運動は静脈血栓症を防止する効果がある。

経口避妊薬は黄体ホルモン効果により疑似的妊娠継続状態とすることで避妊効果を発揮する。妊娠は凝固系の機能活性を亢進させることから，経口避妊薬にもその副作用として静脈血栓症がある。

▶ 正解　　D

D 呼吸器・胸壁・縦隔疾患

CBT-55　　　　　　　　　　　　　　　　　　　　　　　　D-174

56歳の男性。3日前に内視鏡下左副腎摘出術を受けた。3L酸素マスクをして PaO₂ 46 Torr, PaCO₂ 40 Torr である。胸部造影 CT を示す。

考えられるのはどれか。

A　肺水腫
B　無気肺
C　肺梗塞
D　気胸
E　血胸

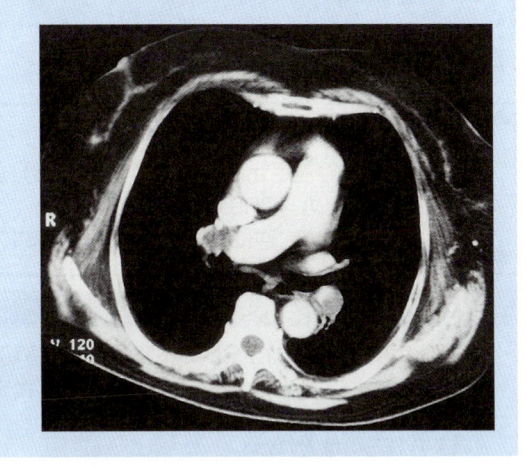

▶選択肢考察

- ×A　肺水腫では，両側肺野にバタフライ陰影がみられる。
- ×B　無気肺は，肺区域，肺葉などの含気が低下したものである。
- ○C　肺梗塞では，造影 CT で肺動脈内に陰影欠損像がみられる。
- ×D　気胸は，肺が虚脱したものである。
- ×E　血胸は，胸腔内に血液が貯留したものである。

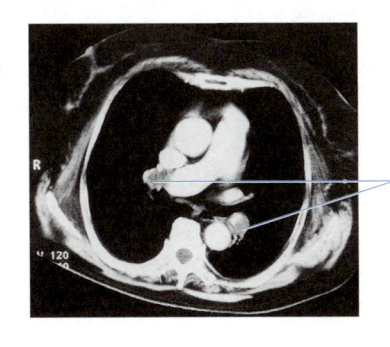

（肺動脈内の血栓）

▶ポイント

3日前の内視鏡下の副腎摘出術の操作により，静脈系に形成された血液，脂肪などの塞栓子が血流に乗り，肺動脈を閉塞したものと考えられる。

なお，A-aDO₂ = 713 × F₁O₂ − PaCO₂/0.8 − PaO₂ で計算できる。3L マスク下では F₁O₂ は約 0.25〜0.32 である。このため，本症例での A-aDO₂ は約 80〜130 Torr であり，著明に上昇している。

▶正解　　C

Dr. 李's COMMENT

　下肢および骨盤腔などの深部静脈血栓症から遊離した血栓が肺動脈を閉塞し，急性および慢性の肺循環障害をきたします。長期臥床後の歩行開始，排尿・排便時に関連した動作に伴って発症することが多いです。

　動脈血ガス分析では，はじめ低酸素血症が起こり，それを代償しようとして過換気状態から呼吸性アルカローシスを伴う低二酸化炭素血症＋低酸素血症となります。換気・血流ミスマッチの評価である肺胞気動脈血酸素分圧較差 A-aDO₂ は開大します。計算式は以下を記憶しておきましょう。

　　A-aDO₂ = 150 − PaCO₂/0.8 − PaO₂（正常は 10 以下）

　肺血栓塞栓症では酸素吸入によっても多呼吸は是正されず，低二酸化炭素血症が持続し，治療に難渋します。そのまま死亡することもある疾患です。病態の正確な把握および重症度の評価のために心カテーテルが重要です。手術適応を決定する上で，肺動脈造影とともに必須の検査といえます。

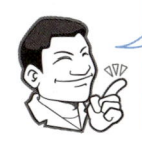

E 心臓・脈管疾患

1 不整脈

この項目のポイント

- WPW症候群の3条件は，下記のとおりです。
  ① QRS波の左足元にδ波（Δ型の波形）がみられる。
  ② δ波のため，QRS幅が延長している。
  ③ δ波のため，逆にPQ間隔は短縮傾向にある。PQ間隔は0.08秒である。

CBT-56　　　　　　　　　　　　　　　　　　　　　　　　　　　　　　　　**D-133**

40歳の男性。起床時から脈の不整と動悸，息切れを自覚したため来院した。昨夜までは症状を認めなかった。家族歴・既往歴なし。肢誘導心電図を示す。

考えられるのはどれか。

A　WPW症候群
B　心室性期外収縮
C　発作性心房細動
D　発作性心房粗動
E　発作性上室性頻拍

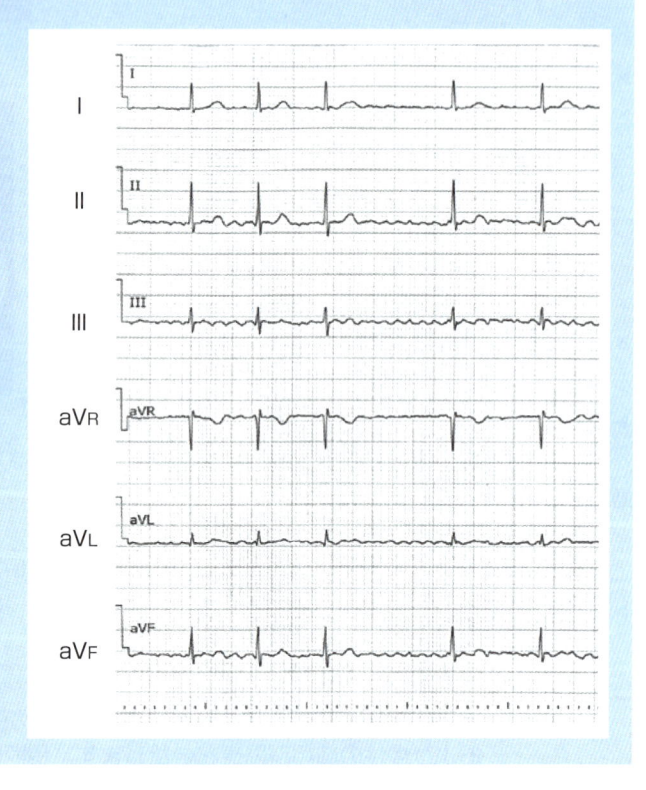

E 心臓・脈管疾患

▶選択肢考察
× A　δ（デルタ）波は認めないため，否定される。
× B　心室性期外収縮は wide QRS を呈する。
○ C　心電図は基線の揺れを認め，いわゆる f 波である。また，RR 間隔が不整であるのも心房細動の特徴である。
× D　心房粗動では規則正しい鋸歯状波を認める。
× E　発作性上室性頻拍症では，脈の不整は認めない。

▶ポイント
　心房細動の発作である。発作性心房細動は，慢性例に比較して，動悸や胸部症状を訴えやすい。発作時の心電図が記録できれば診断は確定する。

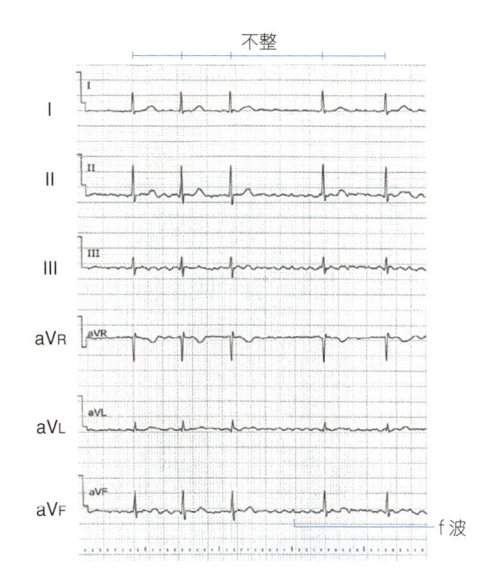

▶正解　　C

CBT-57　　　　　　　　　　　　　　　　　　　　　　D-133

18 歳の男子。ときどき起こる動悸を主訴に来院した。来院時の心電図を示す。考えられるのはどれか。

A　WPW 症候群
B　後壁梗塞
C　右心肥大
D　反時計軸回転
E　房室ブロック

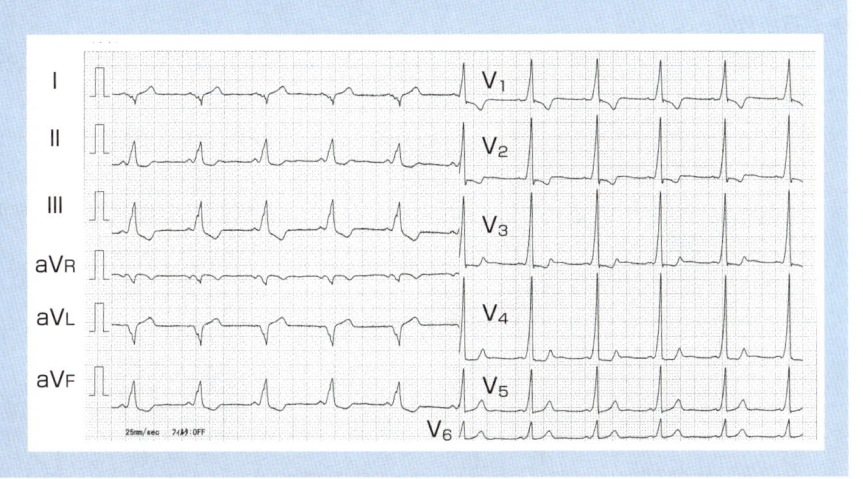

▶選択肢考察
○ A　心電図から δ 波があり，頻脈発作を思わせる動悸があることから，WPW 症候群と診断できる。
× B　I 誘導，aV_L 誘導で異常 Q 波が認められるが，年齢や病歴からは心筋梗塞は否定的である。 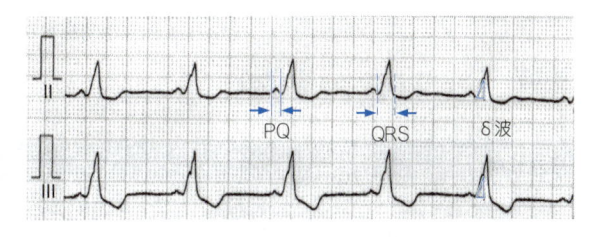
× C　V_{1~3} で高い R 波を示し，右軸偏位を呈するが，V_{5~6} でも S 波がみられず，典型的右心肥大所見ではない。
× D　QRS 波の電気軸は +107°で，右軸偏位である。時計軸回転の傾向であり，反時計軸回転ではない。
× E　PQ 間隔は 0.08 秒と延長はなく，P 波と QRS 波とは常に連結していて，房室ブロックにはあたらない。

▶ポイント
　WPW 症候群は房室間に正常の房室伝導路以外の副伝導路が存在するもので，副伝導路が re-entry 回路とな

り，発作性上室性頻拍や発作性心房粗動などの頻脈発作の原因となりやすい．若年者で基礎疾患がなく，発作性に動悸が起こっていることから，本疾患の存在が疑われ，心電図では典型的なWPW症候群を示している．
　すなわち，δ波の存在，QRS幅延長，PQ間隔短縮の3要素から診断ができる．

▶正解　　A

CBT-58　　　　　　　　　　　　　　　　　　　　　　　　　　　　　　D-134

63歳の男性．最近時々めまいを自覚していたが放置していた．今朝，家人と散歩中に突然数秒間の意識消失をきたしたため来院した．意識清明，脈拍48/分，血圧152/74 mmHg．心雑音なし．心電図を示す．

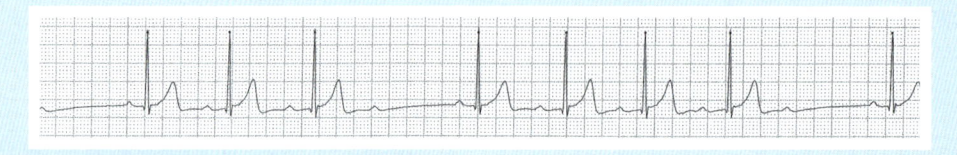

診断はどれか．

A　Wenckebach（ウェンケバッハ）型房室ブロック　　B　完全房室ブロック
C　洞不全症候群　　　　　　　　　　　　　　　　　　D　上室性頻拍
E　心房粗動

▶選択肢考察

○A　心電図ではP波が規則正しく出現しているが，QRSはP波4～5回に1回，脱落している．PQ時間が徐々に延長して，ついに脱落するWenckebach型2度房室ブロックの型である．
×B　完全房室ブロックでは，P波，QRSとも規則正しく出現するが，PQ時間には一定の関係が存在せず，それぞれが別々のリズムで出現する．
×C　洞不全症候群では徐脈と頻脈を示す場合があるが，徐脈の原因は洞徐脈，洞停止，洞房ブロックが原因である．本症例では，P波は規則正しく約70/分の頻度で出現している．
×D　頻拍では心拍数100/分以上になる．
×E　心房粗動では300/分程度の頻度で心房粗動波が規則正しく認められ，P波は存在しない．

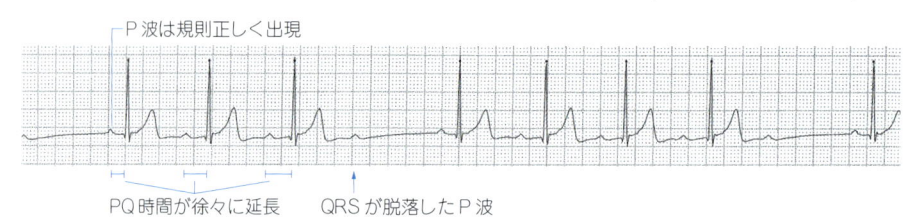

▶正解　　A

CBT-59　　　　　　　　　　　　　　　　　　　　　　　　　　　　　　D-136

ペースメーカー治療の適応にならない不整脈はどれか．

A　MobitzⅡ型　　　　　B　完全房室ブロック　　　C　洞不全症候群
D　完全右脚ブロック　　E　徐脈型心房細動

▶選択肢考察

○A　完全房室ブロックに移行しやすく，適応である．

○B Adams-Stokes 発作，徐脈性心不全の危険性があり，適応である。
○C 洞不全症候群では徐脈と頻脈を示す場合があるが，徐脈の原因は洞徐脈，洞停止，洞房ブロックが原因であり，ペースメーカー治療の適応になる。
×D 不整脈をきたすことはなく，適応はない。
○E 徐脈性心不全や失神発作の危険性があり，適応である。

▶正解　　　D

CBT-60　　　　　　　　　　　　　　　　　　　　　　　　　　　　D-136

心電図を示す。
電気的除細動の適応はどれか。

A　①
B　②
C　③
D　④
E　⑤

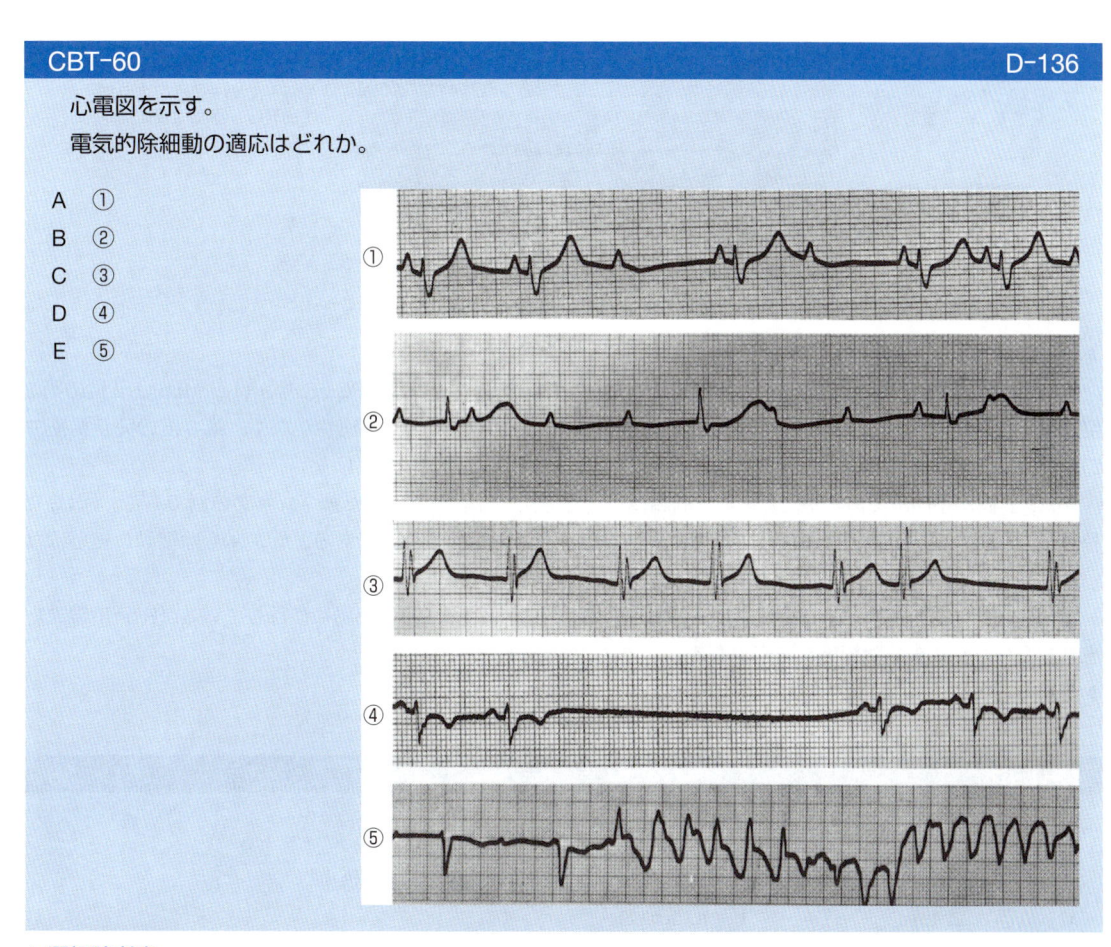

▶選択肢考察
×A 第2度房室ブロックであり，適応はない。
×B 第3度（完全）房室ブロックであり，適応はない。
×C 脚ブロックであり，適応はない。
×D 洞停止であり，適応はない。
○E R on T に引き続く心室細動であり，緊急的適応である。

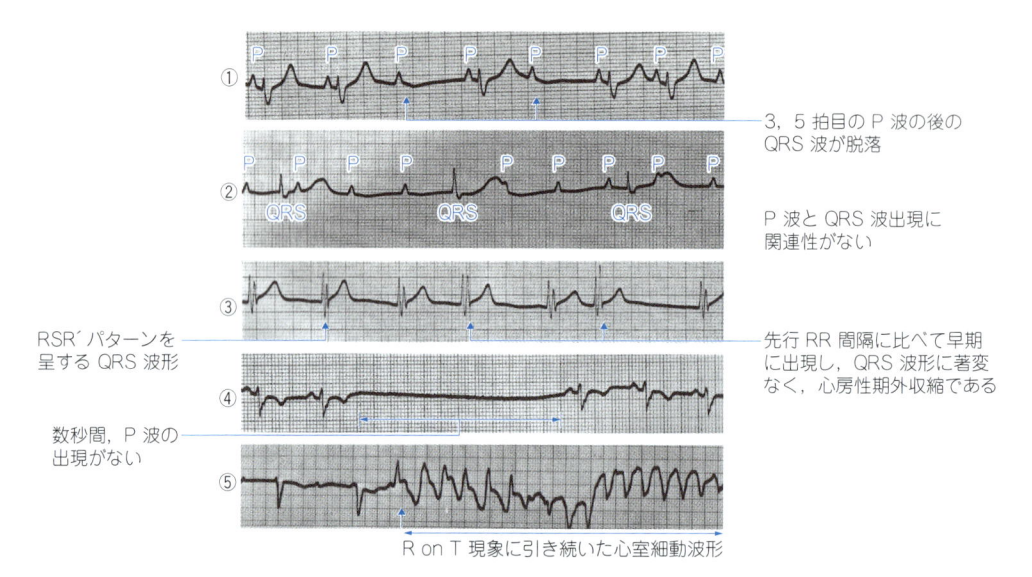

①

3, 5拍目のP波の後の
QRS波が脱落

②

P波とQRS波出現に
関連性がない

③

RSR´パターンを
呈するQRS波形

先行RR間隔に比べて早期
に出現し，QRS波形に著変
なく，心房性期外収縮である

④

数秒間，P波の
出現がない

⑤

RonT現象に引き続いた心室細動波形

▶ポイント

①は，PQの延長がないにもかかわらず，3, 5拍目のP波に引き続いたQRS波が脱落し，Mobitz II型の第2度房室ブロックであることがわかる。②は，P波とQRS波の出現に全く関連性がなく，第3度の完全房室ブロックである。これらにはペースメーカーの適応はあっても，除細動の適応はない。

③は，P波が不明瞭であるが，おそらく洞調律で，心房性期外収縮を伴った脚ブロックの例である。④は，2拍目後，P波の出現が数秒間停止している。洞房ブロックあるいは洞停止である。③，④も除細動の適応はない。

⑤は，2拍目の先行T波に期外収縮であるR波が重なり，その後，心室細動に移行している（RonT現象）。患者救命のために緊急除細動が適応である。

▶正解　　E

CBT-61　　D-136

緊急的な除細動の適応があるのはどれか。

A　心房細動
B　上室性頻拍
C　狭心症
D　WPW症候群
E　心室細動

▶選択肢考察

×A　洞リズムへの復帰のための除細動の適応があるが，緊急性はない。
×B　原因治療あるいは抗不整脈薬投与を行うが，難治性の場合，頻脈中断のためにDCショック（直流通電ショック）を行うことがある。
×C　重篤な頻拍性の不整脈を併発しない限り，適応はない。
×D　心房細動例で発作性頻拍症を起こした際には適応があるが，普段はない。
○E　救命のために絶対的適応がある。

▶ポイント

電気的除細動装置の使用は心室細動や心房細動のみならず，頻拍型の不整脈に対しても適応がある。心室細動にはR波非同期で直流通電するが，R波のある心房細動や発作性頻拍症ではR波同期で通電する。心室細動，心房細動に対しては電気的除細動と呼ぶが，頻拍症の発作中断の目的の場合にはカーディオバージョンと呼ぶ。DCショックあるいはカウンターショックという用語は，それら2つの総称である。

▶正解　　E

> **Dr. 李's COMMENT**
>
> 不整脈の診断と治療が重要です。ここでは，治療についてポイントを列挙します。
> ・直流除細動の適応…心房粗動，心室細動，上室頻拍，心室頻拍など，「血行動態の不安定」な頻拍発作。
> ・ペースメーカーの適応…完全房室ブロック，Mobitz Ⅱ型，洞不全症候群のほか，脈拍40/分以下でめまい，失神などの症状を伴うもの。
> ・カテーテルアブレーションの適応…Wolff-Parkinson-White症候群（WPW症候群），特発性心室頻拍，通常型心房細動，発作性上室性頻拍。

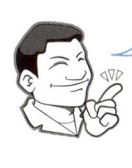

2 先天性心疾患

> **この項目のポイント**
>
> ◆ 先天性心疾患における肺血流量の増減の理解は重要です。心房中隔欠損症，心室中隔欠損症，心内膜床欠損症，動脈管開存症と，部分肺静脈還流異常症を合わせて5つが代表的な肺血流量増加の疾患です。

105D-39 生後3日の新生児。チアノーゼのため搬入された。38週3日，体重2,869gで出生した。生後2日からチアノーゼを認めていたが，徐々に増強し，体動も不活発となった。身長49.3 cm，体重2,812 g。体温37.2℃。心拍数144/分，整。血圧88/56 mmHg。心音はⅡ音が単一で，胸骨左縁第2肋間にわずかに連続性雑音を聴取する。呼吸音に異常を認めない。右肋骨弓下に肝を2 cm触知する。右心室造影写真（A，B）を別に示す。
この患児に使用すべき治療薬はどれか。

a フロセミド
b インドメタシン
c プロプラノロール
d イソプロテレノール
e プロスタグランジン E₁

A 右室造影正面像

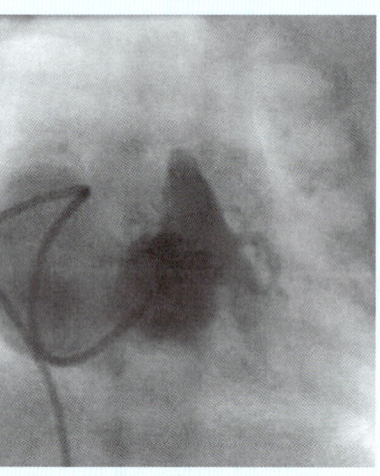

B 右室造影側面像

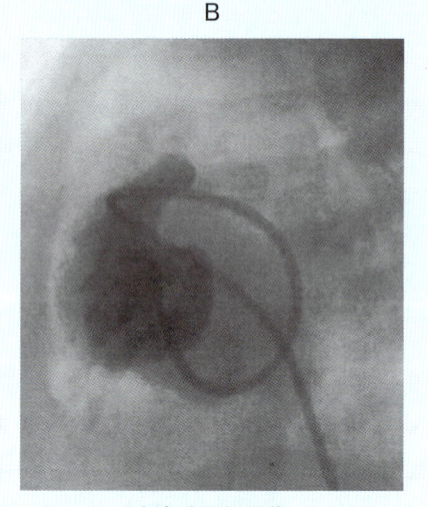

● **画像診断**

右室造影正面像：下大静脈から心臓へ挿入された静脈カテーテルは，拡大した右房内で大きくループを作り，たわんでから，右房下壁に沿って三尖弁輪を通って右室へ挿入され，そこで造影剤を注入されている。主肺動脈は盲端になっていて左右肺動脈は造影されていないことがポイントである（小さな左肺動脈とも思われる像がみられるが有意とはいえない）。

右室造影側面像：右室からの造影剤が盲端となっている主肺動脈で終わっているのが明瞭にわかる。主肺動脈弁の閉鎖（または重度の狭窄）があり，主肺動脈からの肺血流はほとんどみられない病態であることを理解することが重要である。肺動脈弁閉鎖症や肺動脈閉鎖を伴ったFallot四徴症（いわゆる極型Fallot四徴症）と似た病態であるが，写真からは確定診断できない。

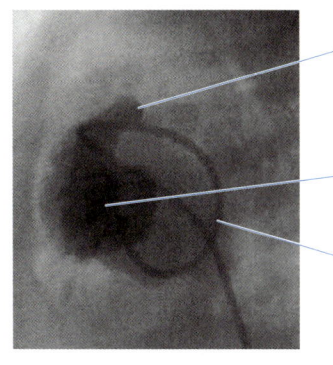

盲端となっている　　　　　　　　　　　　　　　　　　　　盲端となっている
主肺動脈　　　　　　　　　　　　　　　　　　　　　　　　主肺動脈

拡大した右房　　　　　　　　　　　　　　　　　　　　　　右室

右室（心カテーテル　　　　　　　　　　　　　　　　　　　拡大した右房内で
は三尖弁を通って　　　　　　　　　　　　　　　　　　　　大きくたわんでいる，
右室へ入っている）　　　　　　　　　　　　　　　　　　　下大静脈から挿入
　　　　　　　　　　　　　　　　　　　　　　　　　　　　された心カテーテル

● 鑑別診断

　生後2日目で既にチアノーゼが出現しているから完全大血管転位（TGA），三尖弁閉鎖症（TA），総動脈幹症（truncus），極型Fallot四徴症（TOF）などを考える（いずれもTで始まるので覚えやすい）。画像では，右室を造影しているのに本来描出されるべき肺動脈が全く描出されていない。大動脈も造影されていないのでTGAは否定できるし，右室が大血管に接続していないのでtruncusも否定できる。シャント血流もないのでTAやTOFも否定できよう。純粋な肺動脈閉鎖（pulmonary atresia）である。

● 確定診断　　　肺動脈閉鎖

● 選択肢考察

×a，×b，×c，×d，○e

　右室から肺血流は送られていない。肺血流は動脈管によって大動脈から送られているのである。したがって，動脈管の開存を図るのが応急処置であり，プロスタグランジンが第一選択である。動脈管の閉鎖を促進するインドメタシンはこの場合は禁忌。

● 正解　　　e

102A-60　　生後3日の新生児。在胎25週，体重774gで出生した。Apgarスコア3点（1分）。出生後啼泣が弱く，直ちに挿管され，人工呼吸管理を受けている。体温37.8℃。心拍数180/分，整。チアノーゼは認めない。心尖拍動を認め，胸骨左縁第2肋間に2/6度の収縮期雑音を聴取する。胸部エックス線写真で心胸郭比は65%である。心エコー図を別に示す。

　治療薬として適切なのはどれか。

　a　インドメタシン　　　　　　b　人工サーファクタント
　c　デキサメタゾン　　　　　　d　ドパミン
　e　プロスタグランジン E₁

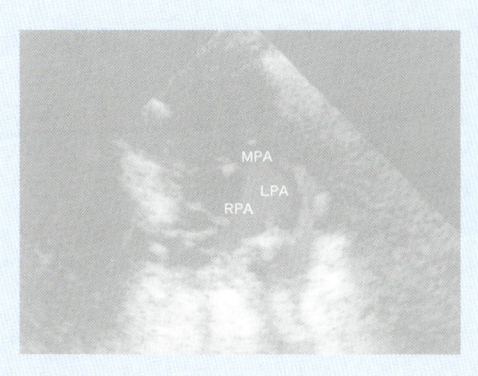

MPA：主肺動脈
RPA：右肺動脈
LPA：左肺動脈

（☞ p. xiii カラー写真 No. 22）

●画像診断
　大動脈短軸像である。左右肺動脈を描出するようにやや傾けて撮っている。大動脈弓と肺動脈をつなぐ動脈管を通して肺動脈へ流入するジェット血流が赤く描出されている。

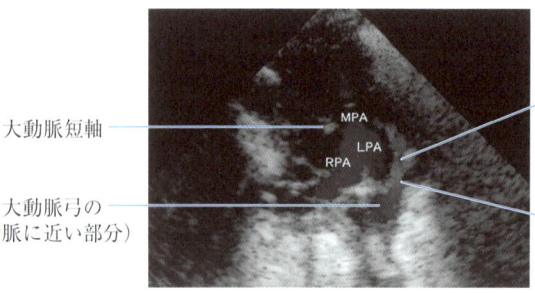

大動脈短軸
大動脈（大動脈弓の下行大動脈に近い部分）
MPA
LPA
RPA
動脈管を通って大動脈から肺動脈へ流入する短絡血流ジェット
動脈管

●鑑別診断
　呼吸促迫症候群（RDS）の処置・治療は済んでいると考えるべきである。心拍数は 180/分と頻脈であり，かつ心胸郭比 65％ であるので，心臓に問題（心不全）があると考えられる。頻度的にも早産児には動脈管開存症（patent ductus arteriosus：PDA）が多くみられるので，これを考えるべきである。画像所見から PDA と確定診断される。

●確定診断　　動脈管開存症（PDA）

●選択肢考察
○a　新生児における PDA は，プロスタグランジンの合成阻害薬であるインドメタシン投与により薬理学的に治療される。
×b　記載はないが，挿管・人工呼吸管理の段階で既に投与されているものと考えるべきである。生後 3 日の時点で投与する薬剤ではない。
×c　この薬剤投与が PDA に影響を与えることはない。
×d　心不全治療として投与することはあり得るが，PDA の治療にはならない。
×e　この薬物は動脈管を開いてしまうので，投与することは禁忌である。

●正解　　a

97B-43　新生児期にプロスタグランジン E₁ 点滴静注が有用なのはどれか。**2 つ選べ**。
　　a　心内膜床欠損症　　　　　　　b　肺動脈閉鎖症
　　c　総動脈幹症　　　　　　　　　d　左心低形成症候群
　　e　Bland-White-Garland 症候群

●選択肢考察
×a　心内膜床欠損症では肺血流が増加しているため，新生児期にはむしろ肺動脈絞扼術の適応となることが多い。病態が逆である。
○b　肺動脈閉鎖症は先天的に肺動脈弁が閉鎖している。肺に血流を送るためには中隔欠損や動脈管開存の存在が必須で，これらがなければ生存できない。動脈管を開存させておくことは有用である。
×c　総動脈幹症は，大動脈と肺動脈との分離が不完全な疾患で，左右両心室から生じる 1 本の総動脈幹によって，体循環と肺循環への血液が供給されている。動脈管依存性の疾患ではない。
○d　左心低形成症候群では，体循環を維持するために，中隔欠損ないし動脈管の存在が必須である。新生児の時期に動脈管開存を図ることが唯一の内科的治療法である。
×e　Bland-White-Garland 症候群は，左冠動脈が肺動脈から起始する疾患で，左心の虚血が主病態である。その構造からわかるように，動脈管を開存しても心筋虚血は改善しない。

●ポイント
プロスタグランジンが有用＝動脈管を開存させたい病態と読み換えられるかがポイント。

● 正解　　　b，d

92F-6　　生後2日の新生児。39週，2,920gで出生した。多呼吸とチアノーゼとを認めたため来院した。胸部エックス線写真（A）と断層心エコー図（B）とを別に示す。
　　　　　初期治療として適切なのはどれか。
　　　　　a　酸素　　　　　　b　イソプロテレノール　　c　プロスタグランジン E_1
　　　　　d　プロプラノロール　e　塩酸モルヒネ

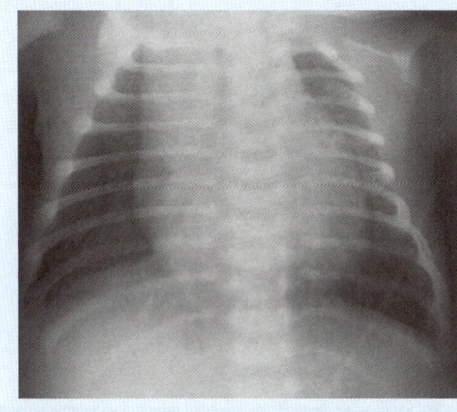

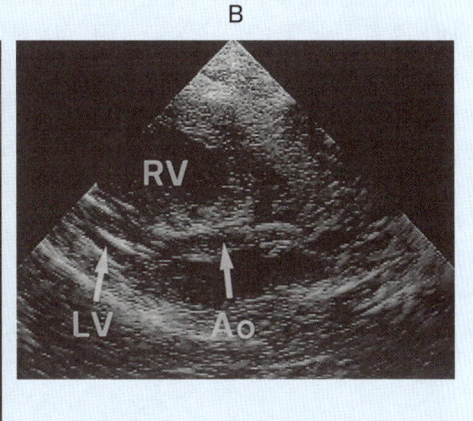

●画像診断

　胸部エックス線像で心拡大はある（右縁が胸腺拡大による可能性は否定できないが）。
　エコー図は胸骨左縁の長軸断面図である。大動脈（Ao）が極端に細い。左心室（LV）の内腔もスリット状になっている。僧帽弁も同定できない。典型的な左心低形成症候群の所見である。

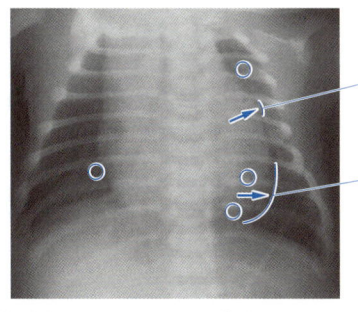

　左第2弓の突出：主肺動脈の拡大を考えさせる
　左第4弓の突出：心尖部も挙上経口であり，右心室拡大を考えさせる
　○印：肺血管陰影が増強

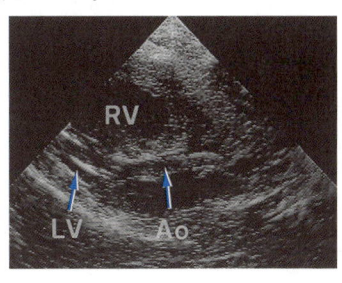

●確定診断　　　左心低形成症候群

●選択肢考察

　機能的な左心がない（だから当然，左室→大動脈という血流路がない）わけだから，この児が生存できるためには肺動脈→動脈管→大動脈というバイパス路がなければならない。
× a　最初に酸素を投与すると酸素分圧の上昇によって動脈管の閉鎖が起こり，致死的になる。
× b　心筋収縮力に問題があるのではなく構造上の異常であるから効果は期待できない。
○ c　動脈管を開存させておくために，まずプロスタグランジンを投与する。
× d　β遮断薬であり，この病態に適応はない。
× e　Fallot四徴症の無酸素発作には有効である。

● 正解　　　c

CBT-62　　　　　　　　　　　　　　　　　　　　　　　　　　　　　D-140

肺血流が増加<u>しない</u>のはどれか。

A　心房中隔欠損症　　　　B　心室中隔欠損症　　　　C　Fallot（ファロー）四徴症
D　動脈管開存症　　　　　E　心内膜床欠損症

▶選択肢考察
○A　心房中隔欠損症は心房レベルで左房→右房間にシャントがあり，肺血流量は増加する．
○B　心室中隔欠損症は心室レベルで左室→右室間にシャントがあり，肺血流量は増加する．
×C　Fallot四徴症は肺動脈弁狭窄のため右室圧が上昇し，心室中隔欠損孔を通して右室→左室へと逆シャントが起こり，肺への血流量が減少する．
○D　動脈管開存症は大血管レベルで大動脈→肺動脈間にシャントがあり，肺血流量は増加する．
○E　心内膜床欠損症は不全型，完全型とも心房中隔欠損症（一次孔欠損）があり，左房→右房間にシャントがあり，肺血流量は増加する．

▶ポイント
　肺血流量が減少する先天性心疾患は，肺へ向かうべき血流が全身に送られてしまうため，肺での酸素化が不十分となり，低酸素血症のためチアノーゼを呈する．肺血流量を増加させることで酸素化を改善させようとする治療法が，Blalock-Taussig手術に代表される姑息的シャント手術である．

▶正解　　　C

CBT-63　　　　　　　　　　　　　　　　　　　　　　　　　　　　　D-140

心臓の形態を表す図を示す．

病態はどれか．

A　Fallot（ファロー）四徴症
B　大動脈縮窄症
C　Ebstein（エプスタイン）奇形
D　肺動脈弁狭窄症
E　心室中隔欠損症

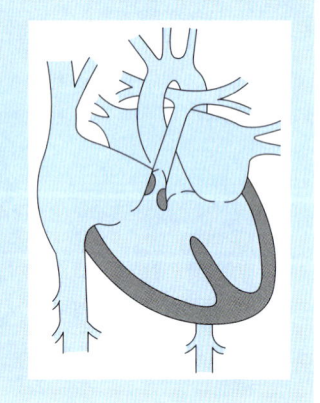

▶選択肢考察
　先天性心疾患の代表的なものについて，形態学的概要は理解しておかなければならない．その際，病態を示す模式図は非常に便利で，例えば，患児の両親に病態を説明する際にもよく用いられる．
○A　①〜④の点を読み取れると，Fallot四徴症であることがわかる．
×B，×C，×E　模式図を示す．
×D　肺動脈「弁」狭窄は，肺動脈「弁」が狭く図示されるほか，その結果の右室肥大も描かれる．
　もう1つの型である肺動脈狭窄は，Fallot四徴症のような右室流出路狭窄（漏斗部狭窄）である．

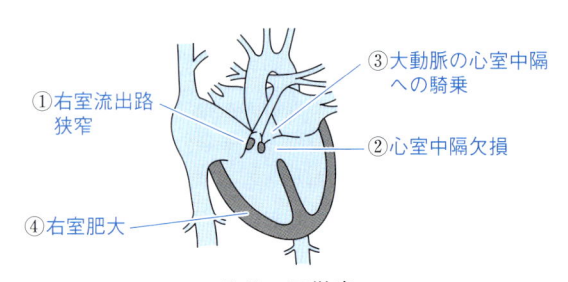

①右室流出路狭窄
②心室中隔欠損
③大動脈の心室中隔への騎乗
④右室肥大

Fallot四徴症

大動脈縮窄症　　　　　　Ebstein奇形　　　　　　心室中隔欠損症

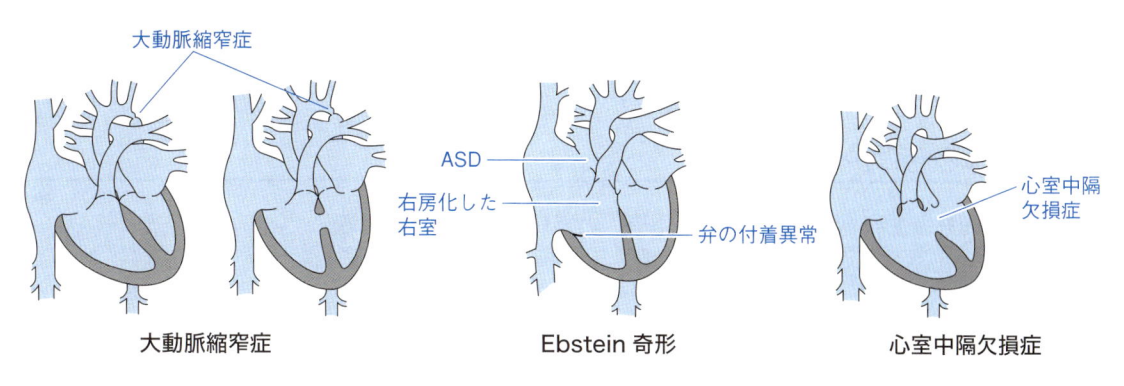

▶正解　　A

CBT-64　　　　　　　　　　　　　　　　　　　　　　　　　　　　D-140

先天性心疾患で，新生児期にチアノーゼがみられないのはどれか。

A　三尖弁閉鎖症　　　B　動脈管開存症　　　C　肺動脈閉鎖症
D　完全大血管転位症　　E　総肺静脈還流異常症

▶選択肢考察

○A　三尖弁が閉鎖し，全静脈血は卵円孔を介して，左房・左心系へ還流する。新生児期は動脈管のみに依存する。肺血流量は少なく，新生児期からチアノーゼがみられる。
×B　新生児期にチアノーゼがみられることはない。動脈管が非常に太い場合，未熟児では心不全がみられることがある。
○C　肺動脈閉鎖症とは心室中隔欠損を伴わずに右室の出口が閉鎖している比較的まれな先天性心疾患で，右室や三尖弁の形や大きさの異常，および心臓の筋肉を養う血管である冠動脈の異常を伴っていることがある。肺への血流は動脈管に依存しており，生後数時間からチアノーゼを呈し，時間経過とともにチアノーゼが進行する。
○D　大動脈が右室から，肺動脈が左室から起始し，右房から右室へ還流してきた静脈血は大動脈を介して全身へ駆出されるため，新生児期からチアノーゼが認められる。
○E　肺静脈血が左房へ直接流れ込まないで，すべて右心系へ流れるため，新生児期からチアノーゼが認められる。

▶ポイント

　動脈管開存症，心房中隔欠損症，心室中隔欠損症では，原則として新生児期からチアノーゼがみられることはない。

▶正解　　B

Dr. 李's COMMENT

　チアノーゼ性心疾患のうち，PDA依存性心疾患が重要です。治療ではプロスタグランジン E₁ が有用であり，手術までの間に動脈管を開存させておくことが可能です。
　以下に PDA 依存性心疾患をまとめます。
・右心系に異常…三尖弁閉鎖症，肺動脈弁閉鎖症，肺動脈狭窄の高度な Fallot 四徴症
・左心系に異常…左心低形成症候群
　なお，インドメタシンはプロスタグランジン合成阻害作用があり，動脈管を閉鎖する作用をもつため，PDA依存性心疾患には禁忌です。

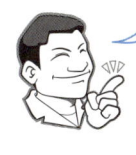

3 弁膜症（僧帽弁膜症，大動脈弁膜症）

この項目のポイント

代表的弁膜症の心雑音の特徴は，下表のとおりです。

	最強部位	タイミング	音の種類	その他
僧帽弁狭窄症	心尖部	拡張中期	ランブル（低調音）	opening snap
僧帽弁閉鎖不全症	心尖部	汎収縮期	中音領域「ザー」という音	
大動脈弁狭窄症	胸骨右縁第2肋間	収縮期	荒く強い「ザー」という音	頸部に放散
大動脈弁閉鎖不全症	胸骨左縁第3肋間	拡張早期	高い音調で「サー」という音	to & fro murmur

104E-56 62歳の女性。労作時の息切れを主訴に来院した。20歳ころに微熱が続き，抗菌薬治療を受けたことがある。心尖部領域に雑音を聴取する。心エコー図（A，B）を別に示す。
心音聴診で聴取されるのはどれか。**2つ選べ**。

a opening snap
b 収縮中期クリック
c 収縮期駆出性雑音
d 拡張早期高調性雑音
e 拡張中期低調性雑音

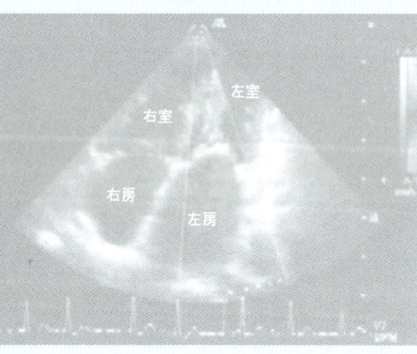

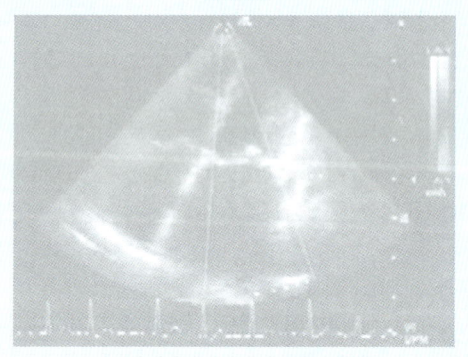

A 拡張期　　　　B 収縮期

（☞ p. xiiiカラー写真 No. 23，24）

● 画像診断

拡張期に左房から左室への流入血流がカラードプラで描出され，流入血流速度が速いことがわかる。また，収縮期には左室から左房へ逆流ジェットが認められていない。両図の心電図波形から心房細動であろうことが推測される。

拡張期　　　　　　　　　収縮期

左房から左室
へ流入する
血流速度が速い

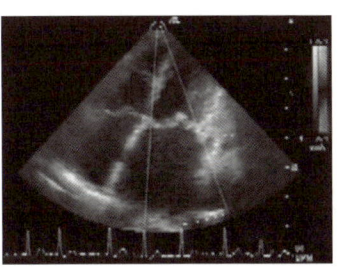

収縮期に左室
から左房へ
逆流しない

- ●**確定診断**　　僧帽弁狭窄症（MS）
- ●**選択肢考察**
- ○a　典型的な僧帽弁狭窄症では，半月弁閉鎖音であるⅡ音の直後に僧帽弁が開放するときの音（opening snap）が聴取される。
- ×b　収縮中期クリック音は，僧帽弁逸脱症の際に特徴的な異常心音である。
- ×c　収縮期駆出性雑音は，大動脈弁狭窄症や肺動脈狭窄症などで駆出抵抗のある場合に発生する。
- ×d　拡張早期高調性雑音は，大動脈弁閉鎖不全症で聴取されるが，部位としては胸骨左縁第3-第4肋間である。
- ○e　拡張中期低調性雑音は，左房から左室へ流入する血流が狭い僧帽弁口を通過する際に発する雑音で,「ドロドロドロ」と低い音が特徴であり，聴診器は膜型ではなくベル型で聴取しやすい。
- ●**ポイント**

僧帽弁狭窄症では，ほとんどリウマチ熱の罹患歴がある。

- ●**正解**　　a，e

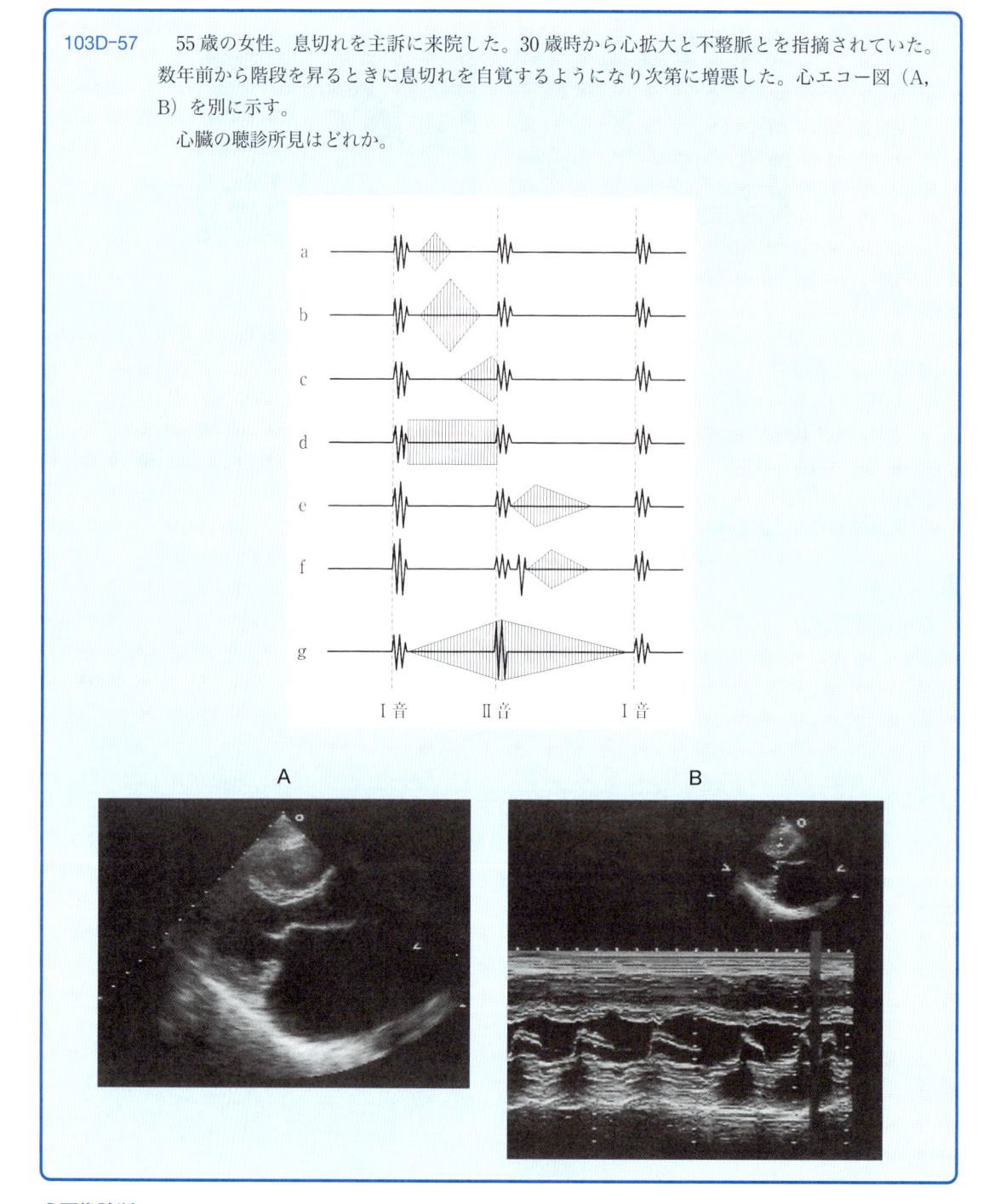

103D-57　55歳の女性。息切れを主訴に来院した。30歳時から心拡大と不整脈とを指摘されていた。数年前から階段を昇るときに息切れを自覚するようになり次第に増悪した。心エコー図（A, B）を別に示す。
　心臓の聴診所見はどれか。

●画像診断
　Aは経胸壁心エコー図Bモード断層法の左室長軸像である。Bはその僧帽弁位Mモード法である。僧帽弁狭窄症の典型的画像である。

E 心臓・脈管疾患

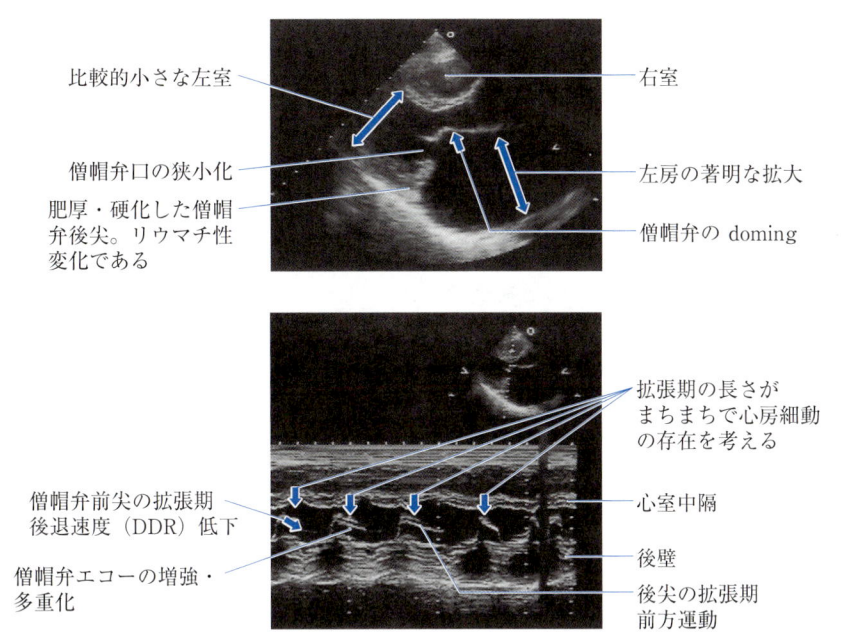

（図中ラベル）
- 比較的小さな左室
- 右室
- 僧帽弁口の狭小化
- 左房の著明な拡大
- 肥厚・硬化した僧帽弁後尖。リウマチ性変化である
- 僧帽弁の doming
- 拡張期の長さがまちまちで心房細動の存在を考える
- 僧帽弁前尖の拡張期後退速度（DDR）低下
- 心室中隔
- 僧帽弁エコーの増強・多重化
- 後壁
- 後尖の拡張期前方運動

●確定診断　僧帽弁狭窄症（MS）

●選択肢考察
× a　収縮期前半に存在する小さな駆出性雑音で，機能性収縮期雑音，無害性雑音といわれる。
× b　収縮期駆出性雑音で，大動脈弁狭窄症が代表的である。
× c　このような雑音は実際には存在しないが，収縮後期にピークがあるのは動的左室流出路狭窄で認めることがある。
× d　全収縮期雑音である。高圧系から低圧系にノズルを介して駆出される場合に認める。房室弁逆流や，心室中隔欠損症などである。
× e　拡張期逆流性雑音である。動脈弁の逆流で生ずる。
○ f　拡張期のⅡ音の後の過剰心音は僧帽弁開放音（opening snap）で，それに続く拡張期心室充満性雑音である。僧帽弁狭窄症の所見である。
× g　収縮期と拡張期に連続し，Ⅱ音の付近で最強である。連続性雑音で，高圧系と低圧系の短絡（動脈管開存，Valsalva 洞動脈瘤の右心系への破裂，冠動脈瘻など）で聴取する。

●正解　　f

99B-38　心雑音が臥位より前傾坐位でよく聴取されるのはどれか。
　　　　a　僧帽弁狭窄症　　　b　僧帽弁閉鎖不全症　　　c　大動脈弁狭窄症
　　　　d　大動脈弁閉鎖不全症　　　e　心房中隔欠損症

●選択肢考察
× a　左側臥位にしてベル型聴診器で心尖部を聴取すると，opening snap と（洞調律では）前収縮期雑音，拡張期ランブルが聴取されやすい。
× b　全収縮期逆流性雑音が心尖部で聴取され，典型的には腋窩に放散する。
× c　胸骨右縁に沿った収縮期駆出性雑音が聴取される。多くは右鎖骨と頸部血管に雑音が放散する。
○ d　大動脈弁閉鎖不全症の高調な拡張期逆流性雑音は聴取しにくいことがあり，この場合には坐位で前屈みにさせて深く呼気をさせると聴取できる。
× e　心房中隔欠損症では，Ⅱ音の固定性分裂と胸骨左縁下方での拡張中期雑音（右房の容量負荷による相対的三尖弁狭窄），肺動脈弁領域の収縮期駆出性雑音（右室拍出量の増加による相対的肺動脈弁狭窄）が聴取

される。
● 正解　　d

CBT-65　　　　　　　　　　　　　　　　　　　　　　　　　　　　　D-137
心房細動を起こしやすいのはどれか。

A　肺動脈狭窄症　　　B　大動脈弁狭窄症　　　C　僧帽弁狭窄症
D　動脈管開存症　　　E　心室中隔欠損症

▶選択肢考察
最も心房に負担がかかるのはどれかを考える。
× A　肺動脈狭窄症では右室に圧負荷がかかり，右室肥大はみられるが，心房細動になるものは少ない。
× B　大動脈弁狭窄症では左室の圧負荷のため，左室肥大の心電図となる。さらに心筋の求心性肥厚のため，心室性期外収縮や心室内変更伝導といった心室性不整脈がみられることが多い。心房細動はかなり進行してからの症例にみられる。
○ C　僧帽弁狭窄症では左房の圧負荷が著明となり，心房細動への移行が顕著である。むしろ，CBT〜国家試験レベルでは「僧帽弁狭窄症はすべて心房細動である」ととらえておいてよいといっても過言ではない。
× D　動脈管開存症では肺動脈内の圧負荷と左心系の容量負荷がかかる。心房の過進展はなく，心房細動への移行は少ない。
× E　心室中隔欠損症では左室の容量負荷，右室の圧負荷がかかる。心電図では左室肥大・右室肥大・両室肥大と症例により様々であるが，心房細動には通常，至らない。

▶ポイント
弁膜症で心房細動を起こすのは僧帽弁狭窄症が最も多く，脳塞栓症の率も高い。
▶正解　　C

CBT-66　　　　　　　　　　　　　　　　　　　　　　　　　　　　　D-137
僧帽弁狭窄症の病態で誤っているのはどれか。

A　左室流入血流増加　　　B　肺動脈圧増加　　　C　心拍出量減少
D　左室流入速度増加　　　E　左房圧増加

▶選択肢考察
× A　僧帽弁狭窄は左房から左室への流入障害が本態である。したがって，左室への流入はむしろ減少する。左室流入血流増加は，僧帽弁閉鎖不全でみられる。
○ B　左房圧の上昇により肺静脈圧，肺動脈圧の上昇をきたす。
○ C　左室への充満障害により心拍出量が減少する。
○ D　僧帽弁狭窄は左房から左室への流入障害が本態であり，左房圧が上昇する。左房-左室間の圧較差が増大するので，血流速度としては増加する。
○ E　左房から左室への流入障害により左房圧が上昇する。

▶ポイント
僧帽弁狭窄は左房から左室への流入障害により，左房圧の上昇から肺静脈圧，肺動脈圧の上昇をきたし，左心不全，右心不全へと進行する。心拍出量は減少する。
▶正解　　A

CBT-67　　　　　　　　　　　　　　　　　　　　　　　　　　　　D-137

Austin Flint（オースチンフリント）雑音が聴取されるのはどれか．

A　大動脈弁閉鎖不全症　　　B　僧帽弁閉鎖不全症　　　C　大動脈弁狭窄症
D　僧帽弁狭窄症　　　　　　E　動脈管開存症

▶選択肢考察
○A，×B，×C，×D，×E

大動脈弁閉鎖不全症では，大動脈弁から逆流した血液が僧帽弁前尖を圧迫し，僧帽弁が相対的に狭窄することにより Austin Flint 雑音が生じる．

学生レベルで知っておくべき外国人名の付いた雑音には，そのほかに Graham Steell 雑音があるが，こちらは肺高血圧により，肺動脈の弁輪が拡大し，相対的に肺動脈弁閉鎖不全が起きることで生じるものである．

なお，Austin Flint，Graham Steell ともにそれぞれ1人の人名なので，Austin と Flint との間，Graham と Steell との間に「-」を入れてはならない．

▶正解　　A

Dr. 李's COMMENT

弁膜症の基礎疾患として，A群β溶連菌によるリウマチ熱が重要です．
大動脈弁閉鎖不全症では大脈・速脈，拡張期灌水様雑音のほか，相対的僧帽弁狭窄症（MS）による Austin Flint 雑音をきたします．前屈姿勢で聴取しやすくなります．
リウマチ熱の後遺症として僧帽弁狭窄症となると，Ⅰ音は亢進し，遠雷様雑音を聴取します．さらに相対的な肺動脈逆流症から，Graham Steell 雑音となります．また，僧帽弁狭窄症は心房細動を合併しやすく，脳梗塞のリスクが高いです．

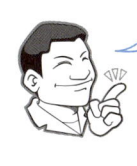

4 急性心筋梗塞，急性冠症候群，狭心症

この項目のポイント

◆ 近年では，不安定狭心症，急性心筋梗塞は，冠動脈プラーク病変の破綻により冠血流が突然減少，途絶する病態から，急性冠症候群として考えられています。

105C-10 機器の写真を別に示す。
この機器について**誤っている**のはどれか。
a 心停止患者に使用する。
b 通電時は患者から離れる。
c 医療関係者以外も使用できる。
d 意識のある患者にも使用できる。
e 自動解析によってアドバイスがなされる。

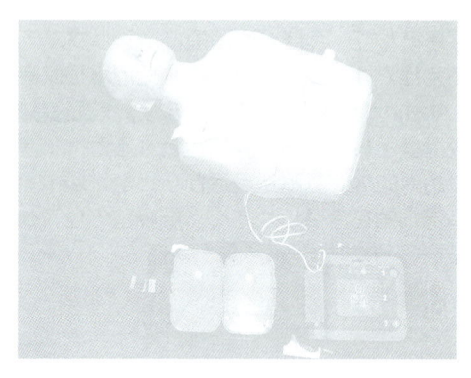

(☞ p. xv カラー写真 No. 25)

●選択肢考察
写真は，心肺蘇生用トレーナーに装着した自動体外式除細動器（automated external defibrillator：AED）である。
○a AED の適応となるのは心停止患者である。呼びかけや身体の接触に反応がなく，呼吸もない場合に心停止（全身の血流の停止）と判断する。
○b 通電時に患者に触れていると感電するので，患者から離れる。
○c 医療者でなくても安全に使用でき，違法行為とはならない。
×d AED は意識のない患者にのみ使用することを想定して作られている。
○e AED 内蔵の心電図解析機能で電気的除細動の要否を自動的に判定し，音声によるアドバイスをする。

●ポイント
AED は非医療従事者が無講習で使用しても医師法違反に問われない。また，使用の結果，救命できなかったり重篤な障害が残っても，故意などの重大な過失がない限り，法的責任は問われない。ただし，使用にあたっては意識がないこと，ペースメーカー植え込みや薬剤貼付がないこと，周囲に水などの伝導性物質がないことの確認が必要である。

●正解　　d

> 102F-21　53歳の男性。狭心症の精査目的で通院中である。外来の待合室で様子がおかしくなった。意識はなく，あえぐような不規則な呼吸をしている。
> 　　　　直ちに持参するよう依頼するのはどれか。
> 　　　a　自動体外式除細動器〈AED〉　　　b　心エコー装置
> 　　　c　人工呼吸器　　　　　　　　　　　d　心臓ペースメーカー
> 　　　e　胸腔ドレナージチューブ

●鑑別診断
　虚血性心疾患の患者が急変し，意識がないので心停止を疑う。「あえぐような不規則な呼吸」は死戦期呼吸（下顎呼吸）のことと思われる。これは突然の心停止直後にしばしば見られる異常呼吸で，ゆっくりした（1分間に5～10回程度），下顎を引き下げるような異常呼吸である。脳幹虚血による病態と考えられている。意識がなくとも正常な呼吸であれば心停止ではないが，意識がない患者で死戦期呼吸が見られれば心停止と判断する。JRC2010でも，死戦期呼吸は心停止の判断を遅らせる原因として注意が喚起されている。
　心停止が院内で起こった。成人の心停止だからAEDを確保する，という趣旨の問題である。しかし，本症例の設定では救助者は1人ではないはずである。医療従事者はそこらへんにたくさんいるわけだから，誰かが直ちに胸骨圧迫を開始しつつ，救急処置室に搬送して二次救命処置（ALS）に移行すればよい。わざわざ待合室の衆人環視の中でAEDを施行することはない。
　本問はAEDを選ばせるためには設定が非常識なので，正答率が低かった。

●確定診断　　狭心症患者の急変
●選択肢考察
○a　想定された答である。しかし，処置室でALSを開始した方が救命可能性が高い。
×b　まず行うのは心肺蘇生法（CPR）である。
×c　一次救命処置（BLS）では挿管はしない。ALSでも胸骨圧迫，除細動器装着が先になり，胸骨圧迫を中断しないように挿管を行う。
×d　心筋梗塞による完全房室ブロックから心停止になったのであれば考慮する。
×e　緊張性気胸による心停止では必須である。
●正解　　a

急性心筋梗塞、急性冠症候群、狭心症

次の文を読み，43，44の問いに答えよ。

75歳の女性。胸痛を主訴に来院した。

現病歴：5時間前から胸部圧迫感を自覚し，次第に増悪するため受診した。

既往歴：50歳代から高血圧と高コレステロール血症とで加療中である。72歳時に脳出血の既往があり，左半身に軽い麻痺が残っている。

現　症：意識清明だが苦悶様。身長 158 cm，体重 62 kg。脈拍 76/分，整。血圧 110/72 mmHg。胸部聴診で心雑音はなく，呼吸音の異常は認めない。腹部は平坦，軟。四肢は冷たい。

検査所見：血液所見：赤血球 380万，Hb 12.5 g/dl，白血球 9,800，血小板 16万。血清生化学所見：尿素窒素 20 mg/dl，クレアチニン 0.9 mg/dl，AST 34 IU/l，ALT 36 IU/l，LDH 320 IU/l（基準 176〜353），CK 122 IU/l（基準 10〜40）。来院時の12誘導心電図（A）を別に示す。

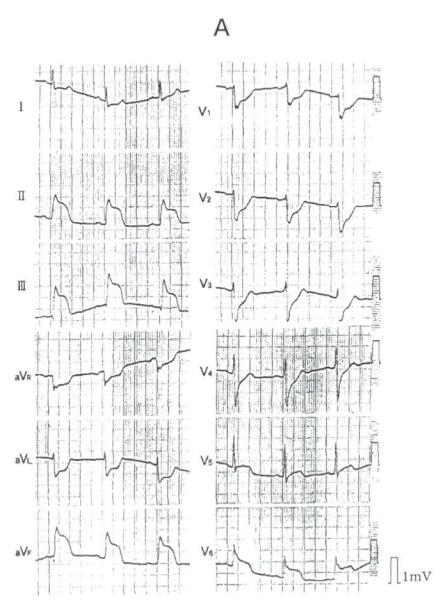

A

98F-43　最も重要な検査はどれか。

　　a　胸部エックス線撮影　　b　頭部 CT　　c　胸部 MRI
　　d　冠動脈造影　　　　　　e　運動負荷心電図

98F-44　検査中に，モニター心電図上の変化とともに意識低下を認めた。この時の心電図（B）を別に示す。

とるべき処置はどれか。

　　a　リドカイン投与　　b　アドレナリン投与　　c　硫酸アトロピン投与
　　d　心マッサージ　　　e　除細動

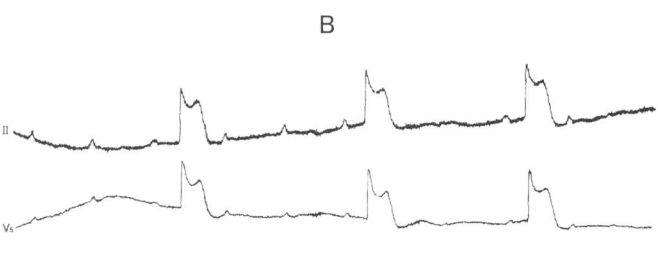

B

[43]

●鑑別診断

5時間持続している胸痛である。鑑別すべき重篤な疾患として虚血性心疾患, 急性大動脈解離, 肺梗塞などがある。心電図が決め手であり, Ⅱ, Ⅲ, aV_F 誘導でST上昇を認めるので急性下壁梗塞と診断がつく。冠攣縮性狭心症でもST上昇を認めるが, 持続時間が5時間であり, 既にCKも上昇し始めているから急性心筋梗塞と診断をつけてよい。白血球増加は急性心筋梗塞でしばしば認められる所見である。

●選択肢考察

× a　ルーチン検査としては行われるが, 本症の確定診断上, 決め手となる所見は得られない。
× b　脳出血の既往があるが, 今回の主訴から脳神経系の疾患は考えられない。
× c　大動脈疾患の診断には有用だが, 心電図上, 冠動脈疾患が最も疑われ, しかも血行動態の急変も起こり得るので, 撮像時間の長いMRIは不適当である。
○ d　心電図上, 下壁心筋梗塞症のごく初期であり, 治療法の選択のために緊急的冠動脈造影が最も重要である。
× e　心筋梗塞症急性期は絶対的安静が必要であり, 心筋酸素消費を高めるような検査は**禁忌**である。

●確定診断　　急性下壁心筋梗塞

[44]

●鑑別診断

右冠動脈は房室結節に枝を出しているため, 下壁梗塞の重大な合併症に房室ブロックがある。本症例もP波とQRS波が無関係に出現している。完全房室ブロックの所見である。

●選択肢考察

× a　心室性不整脈に使用する。
× b　心停止ではないので適応はない。
○ c　まず硫酸アトロピンで副交感神経系を遮断する。もちろん薬理効果は持続しないので, 一時的ペーシングを準備すべきである。
× d　心停止ではないので無意味である。
× e　心室細動ではないので無意味である。

●確定診断　　急性下壁心筋梗塞に伴った完全房室ブロック

●正解　　[43] d　[44] c

CBT-68 　　　　　　　　　　　　　　　　　　　　　　　　　　　　D-131

冠攣縮性狭心症について正しいのはどれか。

A 安静時に発作が起こることは少ない。
B 明け方よりも夕方に発作が起こることが多い。
C 発作の予防にはβ遮断薬が有効である。
D 発作の予防にはCa拮抗薬が有効である。
E 発作の持続時間は労作性狭心症よりも短い。

▶選択肢考察
×A 夜間あるいは明け方の睡眠中に，また，労作時ではなく安静時に起こることが多い。
×B 労作を行っている日中や夕方よりも，就寝中の明け方の方が多い。
×C 血管収縮が原因であり，酸素消費量低下を本態とするβ遮断薬での発作予防は期待し難い。
○D 血管平滑筋の過度の収縮が攣縮を引き起こすが，その収縮機転を抑制するカルシウム拮抗薬は予防効果がある。
×E 原則的に攣縮が終わるまで続く。労作性狭心症のように原因（運動，興奮など）の除去により発作が治まるわけではなく，持続時間はまちまちである。多くは労作性狭心症よりも長い傾向がある。

▶ポイント
　冠攣縮性狭心症とは，発作発現機転に冠動脈の攣縮が関与する狭心症を総称して呼ぶもので，安静時に発症し，発作時にST上昇を示す異型狭心症もその中に含まれる。運動によって誘発される冠攣縮も確認されていることから，冠攣縮性狭心症＝異型狭心症ではない。
　一般的に安静時に多く，夜間や明け方の就寝中に起こる。発作発生後にはニトログリセリンが効き，予防にはカルシウム拮抗薬が著効を呈する。

▶正解　　　D

CBT-69 　　　　　　　　　　　　　　　　　　　　　　　　　　　　D-131

異型狭心症について正しいのはどれか。

A 決まった時間に起こることが多い。
B 発作時には一過性のST低下がみられる。
C 発作後にクレアチンキナーゼが上昇する。
D 治療としてβ遮断薬を投与する。
E 血管内血栓による病態である。

▶選択肢考察
○A 異型狭心症は夜中から明け方にかけてのほぼ同じ時刻に発生することが多い。
×B 異型狭心症では冠攣縮（スパスム）により一時的血流途絶となるため，心電図ではST低下ではなくST上昇が特徴的である。
×C 発作時には一時的血流途絶となるが，心筋細胞の壊死に至ることはなく，心筋逸脱酵素のクレアチンキナーゼの上昇は通常みられない。
×D 異型狭心症の原因は冠動脈の攣縮であり，血管平滑筋弛緩のためのカルシウム拮抗薬が治療の第一選択となる。β遮断薬はあまり使用されない。
×E 異型狭心症は冠攣縮が原因であり，器質的病変である血栓形成は伴わない。

▶ポイント
　異型狭心症は1959年にPrinzmetalにより報告された。夜中から明け方に発生する安静時狭心症の中で，心電図上ST上昇を伴う狭心症を指す。その後の研究により，異型狭心症の発作時には，一過性の冠狭窄ないし冠閉塞が起こっていることが冠動脈造影検査で確認され，発生機序は冠攣縮であると考えられている。

▶正解　　　A

Dr. 李's COMMENT

　急性冠症候群では心室細動で来院前に死亡することが多く，自動体外式除細動器（AED）普及の果たす役割が大きいです。また，右冠動脈閉塞による下壁梗塞では房室ブロックを合併しやすいので，心電図でのⅡ，Ⅲ，aVFの異常Q波に注目しましょう。
　次に，日本人に多い異型狭心症です。冠攣縮が病態であり心筋梗塞ではないので，心筋逸脱酵素上昇はみられません。また，アセチルコリンやエルゴノビン投与で冠攣縮を誘発します。異型狭心症の治療として発作時はニトログリセリン舌下に，予防にカルシウム拮抗薬を使用します。β遮断薬は冠攣縮を誘発するので使用してはいけません。

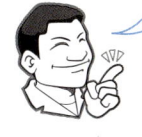

5 心筋症

この項目のポイント

◆ 拡張型心筋症による慢性心不全には，β遮断薬を使用します。ここはしっかりと記憶しておきましょう。

105I-21 肥大型心筋症で**誤っている**のはどれか。
a　β刺激薬が予後を改善する。
b　左室拡張末期圧が上昇する。
c　心電図でT波の陰転化を認める。
d　心筋細胞の錯綜配列が特徴的である。
e　サルコメア蛋白の遺伝子異常で発症する。

●選択肢考察
×a　β刺激薬は陽性変力作用で収縮力を増強するが，肥大型心筋症では左室内腔を狭窄し，心拍出量が減少する。また，陽性変時作用で心拍数が増加すると拡張期が短縮し，拡張期の左室充満が不十分となり，心拍出量が減少する。
○b　拡張不全があるので当然である。
○c　本症の心電図所見として有名である。
○d　本症の病理所見として有名である。
○e　本症の原因は既に判明して久しく，サルコメア蛋白の分子異常である。
●正解　　a

E 心臓・脈管疾患

103D-40 36歳の男性。息切れと疲労感とを主訴に来院した。2年前から労作時の息切れを自覚していた。意識は清明。脈拍84/分，整。血圧112/72 mmHg。胸部聴診でⅢ音を聴取するが，心雑音は聴取しない。呼吸音に異常を認めない。腹部は平坦，軟で，肝・脾を触知しない。浮腫を認めない。胸部エックス線写真での心胸郭比66%。心エコー図を別に示す。
この患者の予後を改善するのはどれか。**2つ選べ。**

a 強心薬
b α遮断薬
c β遮断薬
d カルシウム拮抗薬
e アンジオテンシン変換酵素阻害薬

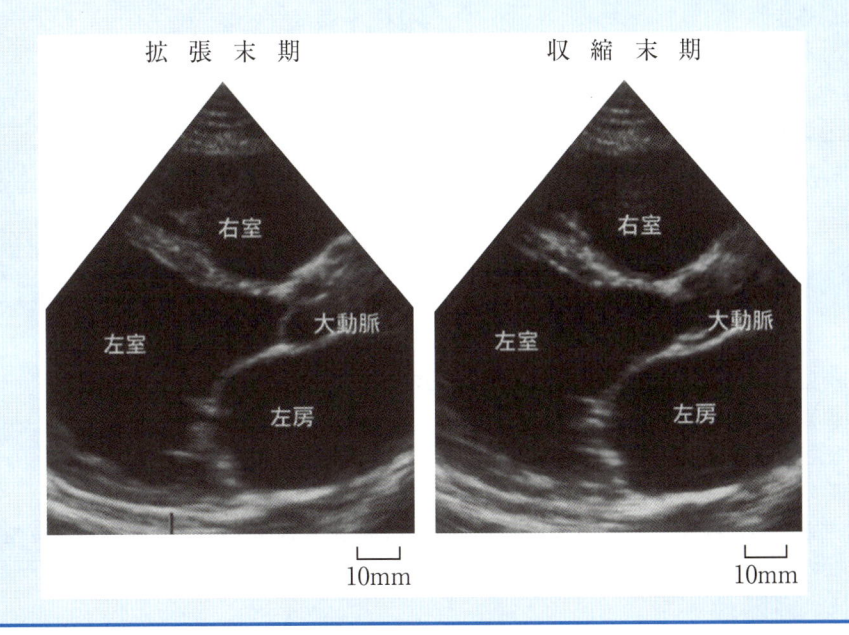

拡張末期　　収縮末期

● **画像診断**

左室，右室，左房いずれも拡大を示しているほか，左室径としては左室拡張期径（LVDd），左室収縮期径（LVDs）いずれもほとんど変化していない。つまり，左室がほとんど収縮していないわけで，駆出分画（EF）は10%を下回っている。典型的な拡張型心筋症（dilated cardiomyopathy：DCM）の所見である。

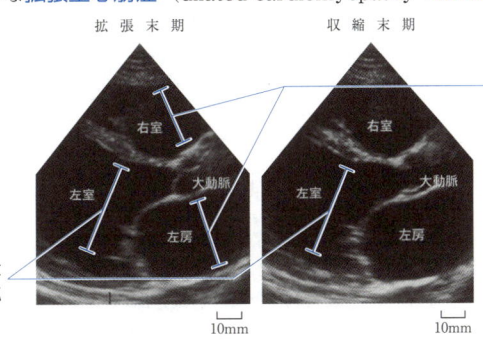

右室（≒30 mm：正常＜18 mm），左房（≒43 mm：正常＜40 mm）とも明らかな拡張を示している

LVDd≒60 mm（正常＜55 mm）と明らかに拡張しており，左室径は収縮期，拡張期でほとんど変化していない

● **確定診断**　拡張型心筋症（DCM）
● **選択肢考察**

× a ジギタリスなどの強心配糖体は，DCMの予後自体は改善しないと考えられている。
× b 血管拡張作用を有し，DCMに対して有効には働くが，予後改善作用は明らかでない。
○ c カルベジロール（アーチスト®など）は，β遮断薬の中でDCMの予後を改善することが示されている。

×d　カルシウム拮抗薬はDCMの予後自体を改善せず，心不全を悪化させることもある。
○e　ACE阻害薬は，エビデンス上，DCMの予後を改善させると考えられている。
●正解　　　c，e

CBT-70　　　　　　　　　　　　　　　　　　　　　　　　　　　　D-139

心筋の組織写真を示す。

考えられるのはどれか。

A　拘束型心筋症
B　拡張型心筋症
C　急性心筋炎
D　陳旧性心筋梗塞
E　肥大型心筋症

（☞ p. xv カラー写真 No. 26）

▶選択肢考察
×A　特異的所見はない。心筋間質の線維化，心筋細胞の肥大など。
×B　間質性線維化と心筋細胞の大小不同が特徴。
×C　著明な細胞浸潤と心筋壊死が特徴。
×D　心筋細胞の線維化。心筋細胞を認めない。
○E　写真は，左室から得られた心筋組織のH-E染色標本である。心筋細胞の肥大や錯綜配列が特徴的で，肥大型心筋症の特徴である。
▶正解　　　E

CBT-71　　　　　　　　　　　　　　　　　　　　　　　　　　　　C-188

Fabry（ファブリ）病の遺伝形式はどれか。

A　常染色体優性遺伝　　　B　常染色体劣性遺伝　　　C　性染色体優性遺伝
D　性染色体劣性遺伝　　　E　ミトコンドリア遺伝

▶選択肢考察
×A，×B，×C，○D，×E
Fabry病とは性染色体劣性遺伝する脂質蓄積症の1種で，α-ガラクトシダーゼの欠損により生じる。真皮小血管の拡張と角質過形成による皮疹が特徴である。

▶ポイント
脂質蓄積症についてまとめる。Fabry病以外はすべて常染色体劣性遺伝であることに注目する。
・Tay-Sachs病：重度の精神運動発達遅延を呈する。常染色体劣性遺伝である。15染色体（15q23-24）に存在するβ-ヘキソサミニダーゼαサブユニット遺伝子の異常によるβ-ヘキソサミニダーゼAの欠損症である。
・Niemann-Pick病：スフィンゴミエリンとコレステロールの臓器内蓄積をきたす。常染色体劣性遺伝である。
・Gaucher病：β-グルコシダーゼ（グルコシルセラミダーゼ）の欠損によって発症する。グルコシルセラミ

ドが細網内皮系を中心として広く蓄積し，肝脾腫をみる。常染色体劣性遺伝である。

▶正解　　D

> **Dr. 李's COMMENT**
>
> 　ここでは，拡張型心筋症と肥大型心筋症がポイントです。
> 　従来は，心不全にβ遮断薬は禁忌と考えられてきましたが，拡張型心筋症の慢性心不全には延命効果があるとして，少量からβ遮断薬が使用されるようになってきています。
> 　次に，肥大型心筋症です。左室肥大を主とした心障害を主徴とする病態は，心Fabry病と呼ばれています。原因不明の肥大型心筋症の中にこの心Fabry病があることが，鹿児島大学より報告されています。Fabry病は，リソソーム酵素の1つであるαガラクトシダーゼの活性低下により，全身の細胞のリソソームにスフィンゴ糖脂質が進行性に蓄積するX染色体性の先天代謝異常症です。これはトピックなので，ぜひ頭の片隅に入れておきましょう。

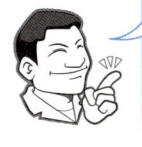

6 高血圧症

この項目のポイント

◆ 診察室血圧では 140/90 mmHg，家庭血圧では 125/80 mmHg までが正常範囲です。なお，メタボリックシンドロームでは 130/85 mmHg までです。しっかり記憶しましょう。

106I-8　高血圧症の若年女性の右腎動脈造影写真を別に示す。左腎動脈造影写真には異常を認めない。
この疾患に関する説明で正しいのはどれか。
a　高カリウム血症を認める。
b　粥状硬化症を原因として発症する。
c　治療として経皮経管血管形成術を行う。
d　成人の二次性高血圧症の原因疾患として最も多い。
e　アンジオテンシン変換酵素阻害薬の投与は禁忌である。

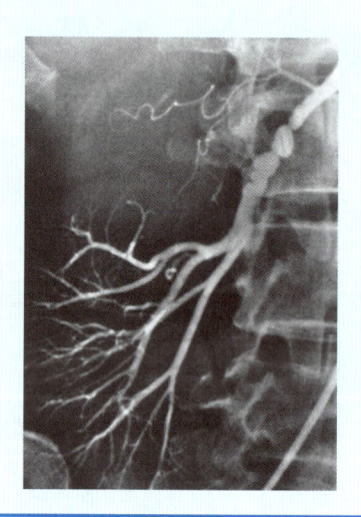

●画像診断

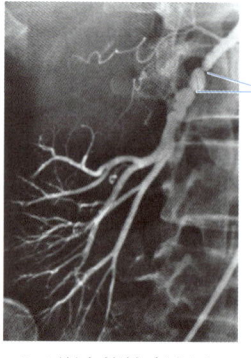

腎動脈主幹部の数珠状狭窄

●確定診断　　線維筋性異形成による腎血管性高血圧

●選択肢考察
×a　レニン-アンジオテンシン-アルドステロン系の亢進により，低カリウム血症となることが多い。
×b　粥状硬化による腎血管性高血圧は高齢男性に多い。
○c　腎動脈主幹部に狭窄があり，カテーテルインターベンションのよい適応である。
×d　腎機能障害による腎実質性高血圧が最も多い。
×e　腎動脈狭窄が両側性でなければ，アンジオテンシン変換酵素（ACE）阻害薬やアンジオテンシンⅡ受容体拮抗薬（ARB）は禁忌とはならない。

●正解　　c

> 102D-9　降圧薬の選択で**禁忌**はどれか。
> a　妊娠中の高血圧への ACE 阻害薬
> b　心不全を合併した高血圧への降圧利尿薬
> c　脂質代謝異常に合併した高血圧へのα遮断薬
> d　腎障害を合併した高血圧へのカルシウム拮抗薬
> e　糖尿病を合併した高血圧へのアンジオテンシン受容体拮抗薬

●選択肢考察
×a　ACE 阻害薬は，妊娠中の胎児への影響が強く，妊婦に対して投与するのは**禁忌**である。
○b　適応としては問題ない。
○c　β遮断薬より影響が少なく，問題ない。
○d　カルシウム拮抗薬は腎機能への影響がなく，問題ない。
○e　適応としては全く正しい。

●正解　　a

CBT-72 　　　　　　　　　　　　　　　　　　　　　　　　　　D-146

高血圧の原因と**ならない**のはどれか。

- A　腎動脈狭窄
- B　多発性嚢胞腎
- C　閉塞性動脈硬化症（ASO）
- D　Cushing（クッシング）症候群
- E　原発性アルドステロン症

▶選択肢考察

- ○A　腎血管性高血圧となる。
- ○B　遺伝性腎疾患で高血圧，腎不全をきたす。
- ×C　四肢動脈の粥状硬化症が原因で内腔狭窄が生じる。通常は間欠性跛行の症状を主とする。
- ○D　グルココルチコイドの慢性的過剰による。高血圧は特徴的ではないが，高率に合併する。コルチゾールの昇圧因子に対する血管反応性の増強作用，一酸化窒素やプロスタサイクリンなどの血管拡張因子の阻害が関係するとされる。
- ○E　副腎皮質の腺腫により過剰に分泌されたアルドステロンにより生じる。腎皮質部集合管での Na 再吸収の亢進，K^+とH^+の尿中への分泌増加が生じ，体内 Na 量と細胞外液量増大により高血圧，低カリウム血症をきたす。

▶ポイント

二次性高血圧症は高血圧全体の 5〜10％ を占める。原因があり，外科治療によって完治するものもある。治療法や予後が原発性高血圧とは異なるので，慎重に鑑別する必要がある。最も多いのが腎実質性高血圧，そのほかに腎血管性，褐色細胞腫，Cushing 症候群，レニン産生腫瘍，その他のホルモン産生異常（甲状腺機能亢進症，甲状腺機能低下症，副甲状腺機能亢進症，先端巨大症，アルドステロン症など）など，様々なものがある。

▶正解　　C

CBT-73 　　　　　　　　　　　　　　　　　　　　　　　　　　D-146

腎血管性高血圧症で**みられない**のはどれか。

- A　腎動脈の狭窄
- B　左右腎臓の大きさの差
- C　高 K 血症
- D　腹部血管雑音
- E　血漿レニン高値

▶選択肢考察

○A，○B，×C，○D，○E

腎血管性高血圧症は，一側または両側の腎動脈狭窄により生じる。腎血流量の低下によりレニン活性値が増加し，レニン-アンジオテンシン-アルドステロン系（RAA 系）が亢進する。その結果，高血圧，低カリウム血症が生じる。一側の腎動脈狭窄では病側腎臓の縮小がみられる。また，腹部の聴診により血管雑音を聴取する。

▶正解　　C

Dr. 李's COMMENT

ズバリ，降圧薬の適応と禁忌がポイントです。以下に列挙します。
- アンジオテンシン変換酵素（ACE）阻害薬やアンジオテンシンⅡ受容体拮抗薬（ARB）の禁忌は，妊婦，両側腎動脈狭窄と高カリウム血症です。
- つまり，妊娠高血圧症候群では塩酸ヒドララジン，メチルドパが主たる降圧薬であり，ACE 阻害薬や ARB を使用してはいけません。
- 利尿薬と β 遮断薬は新規糖尿病発症リスクが高く，メタボリックシンドロームで使用すべきではないとされています。
- 心臓や腎臓保護作用があるため，高血圧がなくても ARB を使用することがあります。

7 動脈硬化症

この項目のポイント

動脈硬化における危険因子としては，①高血圧，②糖尿病，③脂質異常症，④喫煙，⑤肥満の5つがきわめて重要であり，必ず記憶しましょう。これらのうち1つの危険因子があれば，虚血性心疾患（狭心症，心筋梗塞）発生率は危険因子の全くない人の約2倍といわれています。

CBT-74　　　　　　　　　　　　　　　　　　　　　　　　　　C-203

写真は冠動脈の組織標本（Azan（アザン）染色）である。

誤っているのはどれか。

A　血栓形成がみられる。
B　中膜石灰化がみられる。
C　粥腫がみられる。
D　コレステリン結晶がみられる。
E　内膜の肥厚がみられる。

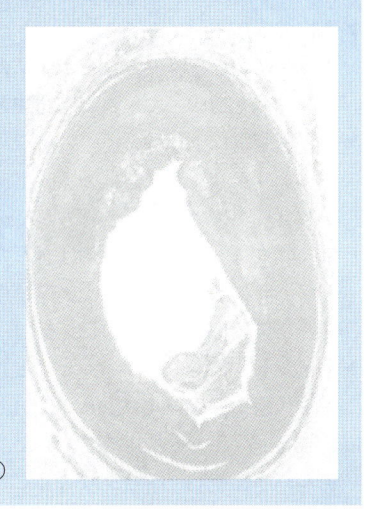

（☞ p. xvカラー写真 No. 27）

▶選択肢考察
○A，×B，○C，○D，○E
ヒト冠動脈の粥状硬化巣の Azan 染色標本で内膜（I）肥厚と膠原線維増生が青色で示され，内腔に血栓（T）形成がみられる。

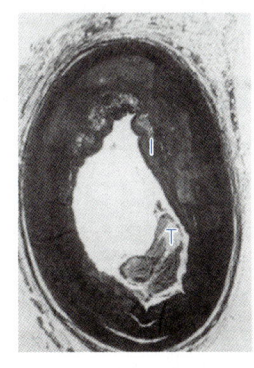

画像出典：病理学第二教室 亀山孝二先生ほか，日本医科大学雑誌第66巻5号（公開ウェブサイトよりダウンロード）

▶正解　　　B

CBT-75　　　　　　　　　　　　　　　　　　　　　　　　　　D-141

冠動脈における動脈硬化のリスク要因でないのはどれか。

A　アルコール　　B　喫　煙　　C　高血圧　　D　肥　満　　E　脂質異常症

▶選択肢考察
×A　アルコールは一見，動脈硬化の危険因子のようであるが，狭義には含まれない。生活習慣病の脂肪肝，肝障害の危険因子にはなるので，注意すること。

○B 喫煙は冠動脈のみならず，全動脈硬化の重要な危険因子である．近年は受動喫煙も問題とされ，公的施設はもとより，路上での喫煙も条例で禁止されている地区もある．
○C 高血圧は動脈硬化の重要な危険因子として相当古い時代から認識されている．
○D，○E 肥満，脂質異常症も動脈硬化の危険因子として重要である．
▶正解　　A

CBT-76　　　　　　　　　　　　　　　　　　　　　　　　　　　　　　D-141

動脈硬化巣に沈着する脂質はどれか．

A 脂肪酸　　　　　　B 糖脂質　　　　　　C トリグリセリド
D プロスタグランジン　　E コレステロールエステル

▶選択肢考察
× A 脂肪酸は，グリセロールに結合してトリグリセリド（中性脂肪）となったり，ステロイドに結合してエステルを構成している．脂肪酸として動脈硬化巣に集積しているわけではない．
× B 糖脂質は脳以外の多くの組織に分布しているが，動脈硬化巣に沈着してはいない．
× C トリグリセリド値は動脈硬化病変と相関が高いといわれる．病巣にトリグリセリドが沈着するという記載も専門書には散見されるが，選択肢 E のコレステロールに比べて少ない．
× D プロスタグランジン類は血管拡張作用を示し，動脈硬化に対して拮抗的である．同系統の物質でトロンボキサンという血小板凝集促進作用のものもある．
○ E エステル化されたコレステロールが動脈硬化の粥腫に多く沈着している．

▶ポイント
　脂質代謝には VLDL（very low density lipoprotein），LDL（low density lipoprotein），HDL（high density lipoprotein）といったリポ蛋白が大きく関与しており，そのリポ蛋白中に脂肪酸と結合したコレステロールエステルや中性脂肪（トリグリセリド）が含まれている．動脈硬化の進行と LDL/HDL 比との間に強い相関関係が認められている．つまり，LDL は動脈硬化を促進する方向へ，HDL は改善する方向へ関与している．

▶正解　　E

CBT-77　　　　　　　　　　　　　　　　　　　　　　　　　　　　　　D-141

動脈硬化と関連が<u>ない</u>のはどれか．

A 腎梗塞　　　　　　B 肺血栓塞栓症　　　　C 心筋梗塞
D 脳梗塞　　　　　　E 虚血性大腸炎

▶選択肢考察
○ A 腎梗塞は，胸部大動脈〜腹部大動脈壁の粥状硬化の粥腫の飛散や，腎動脈そのものの動脈硬化性狭窄・閉塞で発症する．
× B 肺血栓塞栓症は，下肢深部静脈炎などで下肢・骨盤の静脈にできた血栓が移動し，右心系を通過して肺動脈に塞栓を起こすものである．
○ C 心筋梗塞は，動脈硬化性疾患の代表的なもので，冠動脈の粥状硬化が原因となる．
○ D 脳梗塞も，動脈硬化の代表的疾患である．
○ E 虚血性大腸炎は，結腸・直腸を灌流する下腸間膜動脈や内腸骨動脈が動脈硬化となり，狭窄・閉塞して腸管の虚血・阻血をきたして起こるものである．

▶ポイント
　動脈硬化は全身の動脈に起こり得る病態であり，あらゆる臓器の灌流動脈が罹患し得る．頸動脈であれば脳

梗塞が，冠動脈であれば心筋梗塞が，腹部の動脈であれば腸管虚血（虚血性大腸炎，腸管壊死など）が，下肢血管であれば閉塞性動脈硬化症が，その代表である．動脈内皮にコレステロールや中性脂肪が蓄積し盛り上がってくること（プラーク形成）で，内腔の狭窄が進み，果ては内腔を閉塞してしまうことになる．

一方，肺動脈は名前は「動脈」であっても，動脈硬化が起こるような血管ではない．肺血栓塞栓症は，静脈にできた血栓が遊離して右心を通過し，肺動脈まで到達して起こる．

▶正解　　B

Dr. 李's COMMENT

動脈硬化症は，マクロファージやリンパ球が主体の慢性炎症から，動脈のリモデリングが起きた病態とされています．この慢性炎症を抑えるのは，脂肪細胞（肥満細胞ではありません）から放出されるアディポネクチンやレプチンといった善玉サイトカインなのですが，メタボリックシンドロームでこれらの産生が減少してしまうと，動脈硬化症の大きな原因となります．

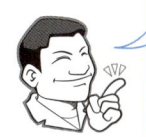

そして，動脈硬化症の予防には脂質管理が重要です．中でも，悪玉コレステロールのLDLコレステロールを求めるFriedwaldの式を記憶しておきましょう．空腹時の採血で，中性脂肪が400 mg/dL未満の場合に適応できます．

LDL-Cho ＝ 総Cho － HDL-Cho －（中性脂肪/5）（正常目安は140 mg/dL未満）

8 急性大動脈解離，大動脈瘤破裂

この項目のポイント

◆ 急性大動脈解離では，大動脈壁の解離による破裂および重要臓器への分枝閉塞による臓器虚血の2つの危険性があります。

103B-22 インターベンショナルラジオロジー〈IVR〉による心血管系治療の**適応でない**のはどれか。
- a 狭心症
- b WPW症候群
- c 急性心筋梗塞
- d 左心房内血栓
- e 腹部大動脈瘤

●選択肢考察
○a 狭心症では冠動脈に有意狭窄があり，その部位に対してカテーテルを用いてバルーンやステントを行うインターベンショナルラジオロジー（IVR）による治療の適応となる。
○b WPW症候群での発作性頻拍がクラスIa群やIc群の抗不整脈薬によってコントロールできなければ，カテーテルアブレーション（IVR治療）の適応となる。IVRが治療の第一選択ともいえる。
○c 急性心筋梗塞の超急性期にも経皮的冠動脈インターベンション（PCI）（IVR治療）の適応となる。
×d 左心房内血栓が存在することが心エコー図などによって観察されていれば，むしろ緊急カテーテルは回避するくらいである。そしてその血栓に対しては，除去などの対処は通常，行えない。つまり，IVRによる治療の適応でない。
○e 腹部大動脈瘤（AAA）に対しステント型人工血管留置術を経皮的に施行すること（IVR治療）が，今日，増加しつつある。従来の開腹人工血管置換術に比べ，低侵襲で患者に優しい治療として，今後ますます定着していくであろう。

●正解　d

97F-14 75歳の男性。2か月前から声がかすれるようになり来院した。来院時の血圧は180/100 mmHg。胸部エックス線写真で左第1号の突出がみられた。
まず行う検査はどれか。
- a 負荷心電図
- b 胸部造影CT
- c 肺動脈造影
- d 冠動脈造影
- e 呼吸機能

●選択肢考察
×a 狭心症の確定診断として行うことがある。本症例で運動負荷をかけるのは危険である。
○b 大動脈瘤の広がりなどが正確に把握できる。
×c 慢性の肺血栓塞栓症で肺高血圧をきたすことがあるが，この場合は左第2号が突出する。もちろん嗄声はきたさない。
×d 虚血性心疾患の確定診断である。
×e 慢性閉塞性肺疾患などでは有用であろう。

●確定診断　胸部大動脈瘤
●正解　b

CBT-78　　　　　　　　　　　　　　　　　　　　　　　　　　　　　D-142

急性大動脈解離で起こらない合併症はどれか。

A　腎不全　　　　　　B　肺動静脈瘻　　　　　　C　急性大動脈弁閉鎖不全症
D　急性下肢虚血　　　E　心タンポナーデ

▶選択肢考察

○A　腎動脈まで解離が及び，腹部大動脈から腎動脈が分枝する部位での狭窄が起こると，腎不全に陥ることがある。
×B　肺動静脈瘻は急性大動脈解離とは関連性がない。
○C　大動脈弁弁輪に解離が及び，弁の変形や弁尖接合面のずれが生じると，急性大動脈弁閉鎖不全症となる。
○D　腹部大動脈末端の総腸骨動脈開口部が偽腔により圧迫されたり，解離そのものが腸骨動脈に及ぶと，下肢虚血に陥る。
○E　大動脈基部で破裂したり，大動脈壁外膜の栄養血管が破綻すると，心嚢内に血液が貯留し，心タンポナーデとなる。

▶ポイント

急性大動脈解離による症状・所見は，①破裂・血腫によるものと，②血流障害によるものに分けられる。

①破裂・血腫
・大動脈基部：心嚢液貯留…心タンポナーデ
・大動脈弁輪部：大動脈弁閉鎖不全症
・上行大動脈：縦隔血腫
・下行大動脈：血胸，出血性ショック
・腹部大動脈：後腹膜血腫

②血流障害
・冠動脈：心筋梗塞
・弓部分枝：頸動脈…脳梗塞，脳虚血，失神発作
　　　　　　鎖骨下動脈…上肢虚血，手の冷感
・肋間動脈（前脊髄動脈）：前脊髄動脈症候群…下半身対麻痺
・腹部主要分枝：腹腔動脈…肝障害，脾梗塞
　　　　　　　　上腸間膜動脈…腸管虚血，腸管壊死
　　　　　　　　腎動脈…腎不全，腎機能障害
　　　　　　　　下腸間膜動脈…虚血性大腸炎
・腸骨動脈：下肢虚血

上記のように症状は多彩であるが，破裂による症状と，支配血管の血流障害による症状とに分けて考えると，おのずと症状・徴候は想起できるので，覚えるというよりも理解を深めておこう。

▶正解　　　B

CBT-79　　　　　　　　　　　　　　　　　　　　　　　　　　　D-142

68歳の男性。突然の胸背部痛で入院，降圧剤で寛解。右上肢圧150/90 mmHg，左上肢135/75 mmHg，右足関節収縮期圧40 mmHg。左80 mmHg。胸部造影CTと大動脈造影写真とを示す。

合併しにくいのはどれか。

A　肺梗塞　　　B　腎機能障害　　C　対麻痺　　　D　腸管壊死　　　E　下肢虚血

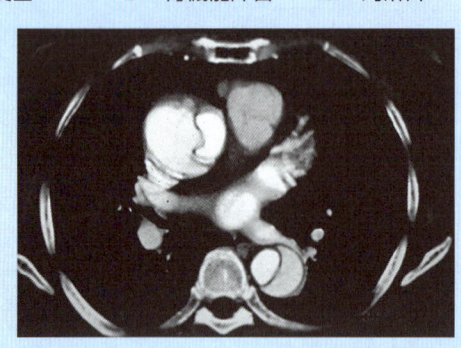

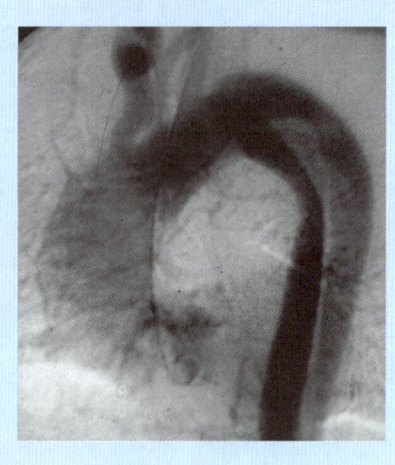

▶選択肢考察

造影CTでは，上行大動脈から胸部下行大動脈の内腔に隔壁があり，真腔と偽腔形成が認められ，大動脈解離（Stanford分類ではA型，DeBakey分類ではI型）であることがわかる。

大動脈造影では，下行大動脈は二連銃型を呈している。

×A　大動脈解離の直接関与する合併症ではない。
○B　大動脈解離に伴った分枝閉塞による臓器灌流障害として起こる。
○C　肋間動脈から分岐するAdamkiewicz根動脈が閉塞されると脊髄虚血をきたす。
○D　腸間膜動脈の閉塞をきたすと起こる。
○E　腹部大動脈あるいは腸骨動脈の真腔が偽腔によって圧迫されると下肢虚血をきたす。

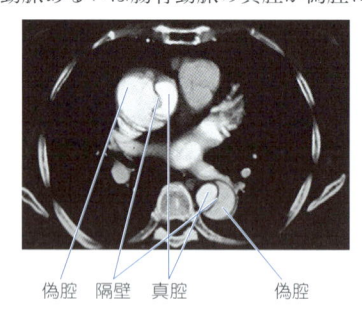

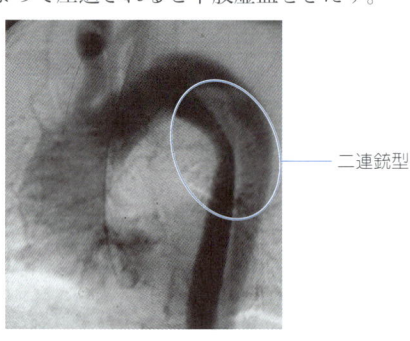

▶正解　　A

Dr. 李's COMMENT

　原因としてMarfan症候群が重要です。

　上行大動脈に解離があれば手術です。中でも，Marfan症候群で大動脈弁輪拡張症を合併した急性大動脈解離の場合には，人工血管に左右の冠動脈をつなぐBentall手術を選択します。

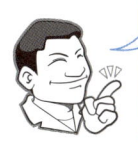

　大動脈解離が腹部に限局している場合には，ステント型人工血管留置術によるインターベンショナルラジオロジー（レントゲンTV室での内視鏡的治療をイメージしましょう）で低侵襲に治療できる技術が確立してきました。

9 末梢性動脈疾患

この項目のポイント

◆ ここでは，閉塞性動脈硬化症（ASO）および閉塞性血栓性血管炎（TAO，Buerger 病）の鑑別がポイントです。

次の文を読み，64～66 の問いに答えよ。

75 歳の男性。歩行時に右足が痛くなるため来院した。

現病歴：1 か月前から，200 m 歩くと右下肢の大腿部と腓腹部とが重い感じに痛くなった。少し休むと痛みは軽快した。

既往歴：高血圧で内服薬を服用中。

生活歴：喫煙は 20 本/日を 50 年間。

現　症：身長 170 cm，体重 78 kg。脈拍 72/分，整。血圧 160/86 mmHg。胸腹部に異常を認めない。右足背動脈拍動が減弱している。膝蓋腱反射とアキレス腱反射とは正常。

検査所見：尿所見：蛋白（−），糖（−）。血清生化学所見：空腹時血糖 108 mg/d*l*，HbA1c 5.0%，総蛋白 7.0 g/d*l*，総コレステロール 280 mg/d*l*。

102E-64　鑑別診断として考慮するのはどれか。**2 つ選べ。**
　a　多発神経炎　　　b　脊柱管狭窄症　　　c　変形性膝関節症
　d　深部静脈血栓症　e　閉塞性動脈硬化症

102E-65　さらに確認すべきものはどれか。
　a　残尿量　　　　　b　下肢血圧　　　　　c　下肢周囲径
　d　膝関節可動域　　e　大腿四頭筋筋力

102E-66　日常生活の指導として重要なのはどれか。
　a　安　静　　　　　b　禁　煙　　　　　　c　湿　布
　d　マッサージ　　　e　弾性ストッキング着用

●選択肢考察

[64]
× a　短期間に症状が変動することはない。腱反射の低下〜消失がみられる。
○ b　一側性の下肢の疼痛，間欠性跛行より，鑑別に挙げるべき疾患である。
× c　間欠性跛行，足背動脈拍動の減弱は生じない。
× d　閉塞静脈枝の疼痛・腫脹，うっ滞性皮膚炎，潰瘍，静脈怒張，また，肺塞栓，奇異性塞栓による脳塞栓症を生じる。
○ e　動脈硬化危険因子，足背動脈の拍動減弱や消失から，閉塞性動脈硬化症（arteriosclerosis obliterans：ASO）が最も疑われる。

[65]
× a　尿閉は生じない。
○ b　両側上腕と両側足関節部の血圧を測定し，足関節上腕血圧比（ankle brachial pressure index：ABPI）を測定することで，下肢の虚血を客観的に評価する。
× c　本症の徴候は疼痛，潰瘍，蒼白，皮膚温低下などであり，腫脹は生じない。
× d　関節症状は生じない。
× e　筋力低下は生じないが，長期化すると筋萎縮が進行する。

[66]
× a　むしろ適度な運動療法が推奨されている。
○ b　喫煙は主要な悪化因子であり，禁煙を勧める。
× c　関節痛には使用するが，本症では推奨されない。
× d　本症に対して改善効果はない。
× e　深部静脈血栓症の予防として行われる。

●確定診断　　閉塞性動脈硬化症（ASO）

●ポイント

　間欠性跛行のみならず，下肢の疼痛・しびれを訴える患者に対して，ABPIの測定は初期診断に有用であり，0.9未満で異常と判断する。Fontaine分類Ⅰ度（下肢の冷感・しびれ）の症例では禁煙，危険因子管理，下肢の清潔・保温，運動療法，薬物療法（抗血小板薬，血管拡張薬，抗凝固薬）が適応となる。Fontaine分類Ⅱ度以上ではこれらに加えて血管内治療や外科的血行再建術の適応を検討する。

●正解　　［64］b，e　［65］b　［66］b

CBT-80　　　　　　　　　　　　　　　　　　　　　　　　　　　　　　　　D-143

45歳の男性。下腿痛と治癒しない足趾の潰瘍のため来院した。3年前から運動するとふくらはぎがジンジンとしびれるようになり，1年前から100 m程度歩くと痛みで歩けなくなった。3か月前から足趾に潰瘍ができ，なかなか治らないという。喫煙歴は1日40本を20年。上肢血圧125/85 mmHg（左右同じ）。血清生化学所見：空腹時血糖88 mg/dL，総コレステロール201 mg/dL。
考えられるのはどれか。

A　Buerger（バージャー）病　　B　周期性四肢麻痺　　　　C　重症筋無力症
D　肺線維症　　　　　　　　　　E　閉塞性動脈硬化症

▶選択肢考察

○A，×B，×C，×D，×E

　下肢の間欠跛行および足趾潰瘍の原因疾患についての鑑別問題である。鑑別すべきはBuerger病（閉塞性血栓性血管炎：TAO）および閉塞性動脈硬化症（ASO）である。本症例は壮年男性で，ヘビースモーカーであり，糖尿病や脂質異常症もないことから，TAOが濃厚である。ASOはやはり男性に多いが，好発年齢は50歳以上で，本症の危険因子である糖尿病や脂質異常症を有することが多い。TAOでは四肢末梢の動脈から血栓性閉塞をきたすため，指趾潰瘍・壊死を起こしやすい。一方，ASOでは腸骨・大腿動脈の閉塞で側副血行路ができやすく，足趾潰瘍・壊死の発生はTAOよりは少ない。

　しかしながら，両疾患の診断を確定するには動脈造影が必要である。TAOでは四肢動脈の末梢から閉塞し，樹根状あるいはcork screw状の側副血行路がみられ，閉塞部より中枢側の血管壁は平滑である。ASOでは腸骨・大腿動脈の壁が不整で虫食い像を認め，閉塞は多発的で，側副血行路の発育が豊富である。

<TAOとASOの鑑別>

	TAO	ASO
好発年齢	若年〜壮年男性	中年（50歳）以降
危険因子	喫煙	動脈硬化
好発部位	中小動脈（四肢末梢）	大動脈分岐部
主な症状	血栓性閉塞→指趾潰瘍・壊死	腸骨・大腿動脈閉塞→側副血行路
確定診断は血管造影	・先細り ・樹根状あるいはcork screw状側副 ・閉塞部より中枢側の血管壁は平滑 ・石灰化は少ない	・虫食い像 ・動脈壁硬化 ・閉塞は多発的 ・側副血行路の発育は豊富 ・石灰化
治療	・プロスタグランジン ・禁煙	・プロスタグランジン ・人工血管

▶正解　　A

E 心臓・脈管疾患

CBT-81　　　　　　　　　　　　　　　　　　　　　　　　D-143

77歳の男性。間欠跛行を主訴に来院。骨盤下肢動脈造影を行った。造影図を示す。

最も考えられるのはどれか。

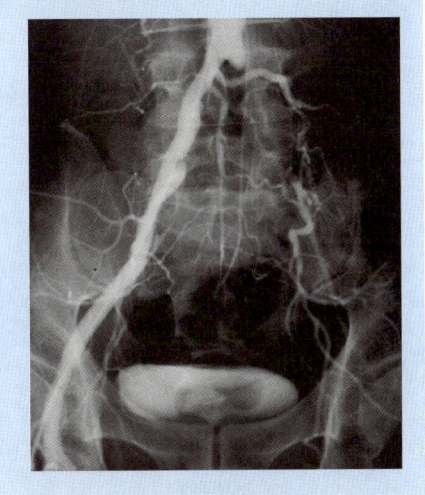

A 閉塞性血栓性血管炎（TAO）
B 閉塞性動脈硬化症（ASO）
C 深部静脈血栓症
D 下肢静脈瘤
E 総腸骨動脈瘤

9 末梢性動脈疾患

完全閉塞
壁不整
側副血行路
左外腸骨動脈

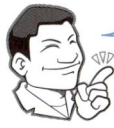

▶選択肢考察

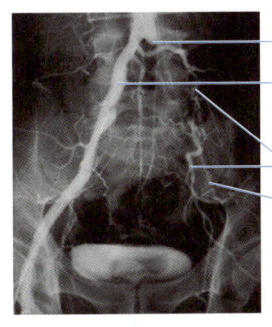

　画像は，腹部大動脈分岐部から鼠径部までの動脈造影像である。開存している動脈は壁不整で動脈硬化性病変を示す。左総腸骨動脈は起始部で完全閉塞している。左外腸骨動脈への側副血行路はよく発達し，内径は細いが，開存した左外腸骨動脈が認められる。

×A　20～30歳代の喫煙男性に発症する。動脈閉塞は四肢の末梢から起こり，動脈硬化像はない。
○B　閉塞の好発部位は腹部大動脈から腸骨大腿動脈であり，末梢の動脈は開存していることが多い。
×C　静脈病変については明らかではないが，主訴は下肢の浮腫である。
×D　間欠跛行の原因とはならない。
×E　動脈造影上，瘤病変は認めない。

▶ポイント

　動脈造影による慢性血管病変の鑑別診断上，挙げられる疾患は，閉塞性動脈硬化症（ASO）および閉塞性血栓性血管炎（TAO，Buerger病）である。ASOは骨盤腔内の腸骨動脈から大腿動脈系に好発し，血管内壁の硬化不整像が特徴的である。一方，TAOでは四肢末端の動脈から閉塞し，中枢側の開存動脈に硬化像は認めない。閉塞部位の特徴は先細りで，その末梢に樹根状あるいはcork screw状の側副血行路を認める。

▶正解　　　B

Dr. 李's COMMENT

　末梢性動脈疾患には閉塞性動脈硬化症（ASO），Buerger病（閉塞性血栓性血管炎：TAO）などが含まれますが，ASOの頻度が高く，重要です。
　ASOでは，大動脈のみならず，脳，冠動脈，腎動脈などの中動脈にも粥状硬化が生じます。そのため「全身の動脈硬化性血管病変の一部分症」として下肢と全身臓器の両者に対応する必要があります。したがって，禁煙，運動・食事療法，抗血小板薬やプロスタグランジン製剤などで積極的に治療します。
　それに対してTAOの病変は，前腕動脈より末梢，下腿動脈より末梢にあるので，虚血徴候は肢端で最も強くなります。ASOと違い原因不明の血管炎が病態であり，動脈硬化の危険因子には乏しいです。TAOの絶対的な危険因子は喫煙であり，禁煙が治療では重要になります。

10 深部静脈血栓症，下肢静脈瘤

> **この項目のポイント**
>
> ◆ 下肢静脈瘤には，大小伏在静脈のような表在静脈の弁機能障害による一次性静脈瘤と，深部静脈血栓症によるうっ滞を原因として弁不全が生じる二次性静脈瘤があります。

103D-53 44歳の女性。両下腿の静脈怒張と色素沈着とを主訴に来院した。7年前，第2子出産後から下肢の静脈怒張に気付いていた。2年前から色素沈着を伴うようになり疲れやすくなった。実家が美容院を経営し，週に3日手伝っている。身長150 cm，体重62 kg。脈拍72/分，整。血圧122/74 mmHg。両下腿の表在静脈の拡張と蛇行とを認め，茶褐色の色素沈着と硬結とを認める。仰臥位で下肢を挙上すると表在静脈は虚脱する。虚脱させた状態で大腿上部を圧迫し，起立させても静脈の拡張はない。
対応として**誤っている**のはどれか。

a 下肢挙上　　b 硬化療法　　c 静脈抜去術
d 抗凝固薬投与　　e 弾性ストッキング着用

● **アプローチ**

最初に，静脈瘤の病態生理をまとめておこう。

下肢の静脈には表在，深在があり，両者はあちこちで吻合している。さて，下肢の静脈還流は重力に逆らって上に流れなければならないので，元々，血行動態に無理がある。ではなぜ上に流れるのか。それは，筋のポンプ作用があること，および，静脈に逆流防止弁があることによる。

表在静脈の怒張が静脈瘤であるが，これが出現するメカニズムは3つある（逆にいえば，この3つしかない）ことが以上から理解できよう。

①表在静脈の弁の機能不全。
②下肢筋のポンプ作用の低下。麻痺患者でみられるが，実際問題としては浮腫になることの方が多い。
③深部静脈の閉塞。吻合を介して表在静脈の血流が増加する。

このうち，最も重大なのは③である。下肢の深部静脈血栓は肺塞栓を起こすからである。

● **鑑別診断**

本症例では，下肢を挙上すれば静脈瘤は消失する。重力の影響がなければ消失するのだから，深部静脈の閉塞はないことがわかる（静脈閉塞ならば下肢を挙上しても閉塞したままのはず）。

大腿上部を圧迫すれば，この部位の表在静脈は圧迫され，静脈血は吻合を介して深部静脈を流れることになるから，表在静脈の怒張は起こらない。この所見は吻合が正常に機能していることを示している。

結局，本症例の静脈瘤は①であり，dの抗凝固療法は不要である。不必要なワルファリンを投与すると余計な出血のリスクを上げるだけである。①の静脈瘤は極論すれば生命予後に影響はない。これに対して，③の静脈瘤は生命予後に影響が大いにある。

● **確定診断**　　下肢静脈瘤（弁不全による）

● **選択肢考察**

○a 最も簡単には，怒張がひどくなったとき，あるいは就寝時に下肢を挙げてもらえばよい。もちろん効果は一過性である。

○b，○c 根治的に静脈瘤を消滅させる治療である。

×d 深部静脈血栓ではないので不要である。

○e 表在静脈を圧迫すればよい。吻合が正常である限り，静脈血は深部静脈を流れるだけで，機能的に支障

はない。
● 正解　　d

CBT-82　　　　　　　　　　　　　　　　　　　　　　　　　　　　　D-144

下肢の血栓性静脈炎の合併症はどれか。

A 肝動脈塞栓　　B 心筋梗塞　　C 肺塞栓　　D 肺梗塞　　E 腎梗塞

▶選択肢考察
× A 肝動脈は腹腔動脈の分枝であり，静脈系異常の下肢血栓性静脈炎の合併症にはならない。
× B 心筋梗塞も冠動脈閉塞が原因であり，下肢血栓性静脈炎の合併症にはならない。
○ C 下肢血栓性静脈炎により発生した静脈血栓が遊離して，右心系を通過して肺動脈内に塞栓を発生することを肺塞栓という。
× D 肺梗塞は，肺塞栓により閉塞した肺動脈の末梢の肺組織が出血性壊死に陥ったものをいう。血栓性静脈炎が引き金になり得るので，広義には合併症に含まれるが，選択肢 C が正解とすれば D は除外される。
× E 腎梗塞も腹部大動脈から分枝する腎動脈閉塞が原因となり，下肢血栓性静脈炎の合併症にはならない。

▶ポイント
下肢血栓性静脈炎では静脈内に血栓を形成し，それが遊離して肺動脈に塞栓を起こす。肺動脈塞栓の原因の1つであるが，ほかに下肢深部静脈血栓症（炎症を伴わない）も肺塞栓の原因になる。静脈内血栓の遊離による塞栓で，あくまでも肺動脈に発生するものなので，全身の動脈系に達することはあり得ず，脳梗塞，心筋梗塞，肝動脈梗塞，腎梗塞などには至らない。

▶正解　　C

CBT-83　　　　　　　　　　　　　　　　　　　　　　　　　　　　　D-144

51 歳の女性。妊娠後より右下肢に軽度の浮腫があったが放置していた。しかし最近になって患肢に疼痛を感じたので来院した。右下腿の写真を示す。

診断はどれか。

A 閉塞性動脈硬化症
B Buerger（バージャー）病
C 下腿リンパ浮腫
D 静脈血栓症
E 下肢静脈瘤

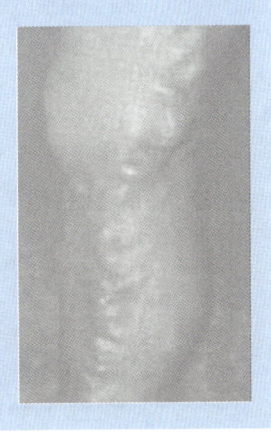

（☞ p. xv カラー写真 No. 28）

▶選択肢考察

写真は，右膝上部から下腿内側に瘤化した静脈を認め，下腿に色素沈着も伴っている，典型的な下肢静脈瘤である．

- ×A 本症例は静脈血のうっ滞による疼痛であり，虚血症状ではない．
- ×B 本症例は浮腫と静脈の怒張，瘤化であり，Buerger病は否定的．
- ×C 本症例は静脈の瘤化であり，下腿リンパ腫は否定的．
- ×D 静脈血栓症の存在は除外はできないが，下肢浮腫は軽度であり，高度の浮腫の既往はないことから，可能性は低い．
- ○E 大伏在静脈系の静脈瘤である．

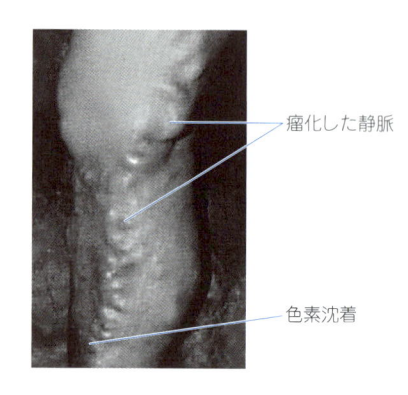

瘤化した静脈
色素沈着

▶ポイント

本症例は，病歴から判断して一次性静脈瘤と見なしてよい．Perthesテスト（大腿上部を縛っての足踏み運動）で静脈瘤が空虚にならなければ，交通枝不全あるいは静脈血栓症による深部静脈閉塞を考える．

▶正解　　E

CBT-84　　　　　　　　　　　　　　　　　　　　　　　D-144

下肢の静脈瘤の原因となるのはどれか．

A　膠質浸透圧の低下　　　B　血管透過性の亢進　　　C　門脈圧の亢進
D　静脈弁不全　　　　　　E　心不全

▶選択肢考察

- ×A，×B 浮腫の原因にはなるが，静脈瘤の原因となることはない．
- ×C 腹水，食道静脈瘤の原因となる．
- ○D 一次性静脈瘤の原因である．
- ×E 下肢浮腫の原因となるが，静脈瘤の原因にはなりにくい．

▶ポイント

一次性の下肢静脈瘤のほとんどは静脈弁機能不全に起因する．立ち仕事，妊娠などの下肢静脈うっ滞が誘因となる．二次性の静脈瘤は深部静脈の血栓閉塞による．

▶正解　　D

Dr. 李's COMMENT

　深部静脈血栓症は，肺血栓塞栓症の原因となります．また，下肢静脈瘤は静脈弁の機能不全が原因です．長時間立つ仕事（理容・美容師や教師など）に従事する場合は重症化しやすいです．
　たまたま，下肢静脈瘤の原因が血栓による血栓性静脈炎であるというような場合，深部静脈血栓症から肺血栓塞栓症となり，注意が必要です．しかし，深部静脈血栓症で下肢静脈瘤が形成される頻度は高くありません．
　また，下肢静脈瘤では理学的検査としてTrendelenburgテスト（大伏在静脈が大腿静脈に流入する部位の弁不全を調べる）やPerthesテスト（穿通枝の弁不全を調べる）があります．超音波検査が発達した現在では，あまり行われていません．

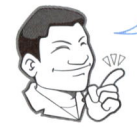

11 肺水腫，うっ血性心不全

この項目のポイント

◆ 左心不全では左房圧上昇により肺うっ血が生じ，結果として心原性の肺水腫となります。

106G-15 うっ血性心不全で認められる浮腫の特徴はどれか。
- a 圧痕を認める。
- b 顔面に初発する。
- c 体重減少を伴う。
- d 左右差を認める。
- e 頸静脈の虚脱を伴う。

●選択肢考察
- ○a 静脈圧の上昇や体液量の増加により間質の水分量が増加し，圧痕性の浮腫が生じる。
- ×b うっ血性心不全による浮腫の主な病態は水分・塩分の貯留なので，重力により下半身（下肢）に初発することが多い。
- ×c 体液量が増加するために体重は増加する。
- ×d 心不全による浮腫は両側性に出現する。左右差を認める場合には静脈，リンパ管の機械的閉塞を疑う。
- ×e 両心不全（右心不全）では静脈圧の上昇のために頸静脈は怒張する。

●ポイント
　心不全（左心不全，両心不全）では腎血流量の低下，神経液性因子（交感神経系，レニン-アンジオテンシン-アルドステロン系）の亢進などにより，全身に水分・塩分が貯留して浮腫が出現する。

●正解　　a

97E-22 頸静脈の怒張をきたすのはどれか。
- a 脳梗塞
- b 高血圧症
- c 狭心症
- d うっ血性心不全
- e 甲状腺機能亢進症

●選択肢考察
- ×a 頸静脈の怒張は静脈還流が障害されていることを示す。脳梗塞で静脈還流が障害されるわけがない。
- ×b 高血圧症単独ではほとんど無症状であるし，頸静脈の怒張はきたさない。
- ×c 狭心症の段階では静脈還流は障害されないと考えられる。重症の急性心筋梗塞からうっ血性心不全をきたせば，頸静脈が怒張する可能性はある。
- ○d 頸静脈の怒張は右心不全徴候である。
- ×e 甲状腺機能亢進症からうっ血性心不全をきたせば出現する可能性はなくはないが，そこまでは考えなくてよい。

●正解　　d

94A-35 泡沫状血性痰がみられるのはどれか。**2つ選べ。**（改）
- a 急性呼吸促〈窮〉迫症候群〈ARDS〉
- b 肺水腫
- c じん肺
- d 肺門型肺癌
- e 粟粒結核

●選択肢考察
　泡沫状血性痰が出現するのは，空気と血漿とが混合した場合である。それは肺胞でしか起こり得ないから，肺水腫を意味する。

○a 血管透過性の亢進によって起こる，心不全以外の原因による（非心原性の）肺水腫である。血管透過性亢進は炎症性サイトカインの過剰によって起こる。
○b 肺胞に血漿が滲出した状態を肺水腫という。通常，肺水腫といえば左心不全に伴う心原性肺水腫を指す。
×c，×d，×e いずれも，肺胞内に血漿が滲出するメカニズムがない。

● 正解　　a，b

CBT-85　　　　　　　　　　　　　　　　　　　　　　　　　　　　　D-129
右心不全でみられないのはどれか。

A　腹水　　　B　肝腫大　　　C　肺うっ血　　　D　下腿浮腫　　　E　頸静脈怒張

▶選択肢考察
○A 静脈圧上昇および門脈圧上昇による右心不全症状である。
○B 静脈圧上昇および肝静脈うっ血に伴って起こる。
×C 左心不全に基づく肺静脈圧上昇による。
○D 静脈圧上昇，静脈血還流障害による。
○E 静脈圧上昇による。

▶ポイント
　右心不全は，肺高血圧症を伴った僧帽弁膜症や，心房中隔欠損症（ASD），心室中隔欠損症（VSD）などの先天性心疾患，三尖弁閉鎖不全症，Ebstein 奇形，肺動脈血栓塞栓症などで起こる。右心系の圧あるいは量負荷により，右房圧，中心静脈圧は上昇し，静脈還流量は低下する。右心系のうっ血により，頸静脈は怒張し，肝腫大，下腿浮腫をきたす。門脈系の静脈圧上昇により腹水貯留を認めることがある。

▶正解　　C

CBT-86　　　　　　　　　　　　　　　　　　　　　　　　　　　　　D-129
右心不全をきたすのはどれか。

A　動脈管開存症　　　　　B　大動脈弁閉鎖不全症　　　　　C　原発性肺高血圧症
D　大動脈弁狭窄症　　　　E　僧帽弁閉鎖不全症

▶選択肢考察
×A 大動脈から肺動脈に動脈血が流入し，肺を通過する血流量が増加する。その結果，肺毛細血管→肺静脈→左房→左室と流れる高流量の血液により，左心系の容量負荷がかかり，左心不全になり得る。
×B 大動脈へ駆出した血液が拡張期に左室内へ逆流し，左心室の拡張終期容量が増大する。典型的な左室の容量負荷であり，長期にわたると左室の収縮障害に至り，左心不全となる。
○C 肺動脈の筋性血管レベルでの中膜肥厚，狭小化，閉塞が起こる原因不明の疾患で，肺血管床が極端に減少する。結果として，肺血管抵抗が上昇して右心系の高度の負荷となり，右心不全に陥る。
×D 大動脈弁の狭窄により高度の左心室の後負荷上昇をきたし，左心不全型の心不全をきたす。
×E 収縮期に左室から左房へ僧帽弁口を通して血液が逆流する疾患である。左心房は逆流血液を受け取るため，拡張する。また，左心室は大動脈弁から全身へ向かって駆出する血流に加えて，左心房へ逆流する血流もまかなう必要があるため，左心系の容量負荷がかかるが，右心に影響は直接は起こらない。

▶正解　　C

> **Dr. 李's COMMENT**
>
> 　ここでは，うっ血性心不全の理解が重要です。左心不全と右心不全に分けて考えると整理しやすいでしょう。以下にまとめます。
> ・左心不全…肺うっ血，肺水腫（ピンク色の泡沫状喀痰であり血痰ではない）
> ・右心不全…頸静脈怒張，肝腫大，腹水，下腿浮腫
> ・左心不全が進行すると右心不全もきたす（両心不全）

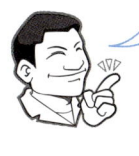

F 消化器・腹壁・腹膜疾患

1 胃食道逆流症〈GERD〉

この項目のポイント

◆ 嚥下が困難で誤嚥性肺炎などを頻回に起こす寝たきり患者では，胃食道逆流症の合併を積極的に疑います。

104C-11 重症心身障害児で頻度が高いのはどれか。
a 食道アカラシア　　b 胃食道逆流症　　c 胃潰瘍
d 蛋白漏出性胃腸症　　e 過敏性腸症候群

●選択肢考察

× a 食道アカラシアは，嚥下に伴う下部食道括約筋（LES）の弛緩が不完全なために起こる。多くは学童期から成人期にわたり発症するが，まれに家族内発生の先天性アカラシアの報告がある。

○ b 胃食道逆流症（gastroesophageal reflux disease：GERD）は，先天性食道裂孔ヘルニア，重症心身障害児，先天性心奇形などの患者に多い。最近では，基礎疾患のない難治性喘息の原因としても注目を集めている。臥床時間の長い重症心身障害児では，体重減少や反復する呼吸器感染などを認めることが多い。

× c 胃潰瘍は，新生児・乳幼児期では急性で誘因の明らかな二次性潰瘍が多く，学童期では成人と同じように一次性が多い。制酸剤などの薬物による保存療法が優先される。

× d 蛋白漏出性胃腸症は，腸リンパ管拡張症やリンパ管腫瘍などのリンパ系異常，炎症性腸疾患やアレルギー性胃腸症などの消化管粘膜異常により引き起こされる。

× e 過敏性腸症候群は，便通異常を伴う機能性消化器障害であるが，重症心身障害児との関連性は認めない。

●正解　　b

料金受取人払郵便

新宿北支店承認

6252

差出有効期間
平成26年10月
29日まで
（切手不要）

郵 便 は が き

1 6 9 - 8 7 9 0

1 2 1

東京都新宿区百人町 1-22-23
新宿ノモスビル 2 F

株式会社 **医 学 評 論 社** 行

ふりがな		男・女
氏　名		
住　所	〒　　　　　　tel： e-mail：	
大　学　名	購入書店名	
（　　年在学・卒）		

初版第1刷

愛読者カード

『CBTからみえる国試必修疾患108―国が定めた病気リスト』をご購入いただき，誠にありがとうございます。

お手数ですが，ご意見・ご希望をお寄せいただければ幸いです。

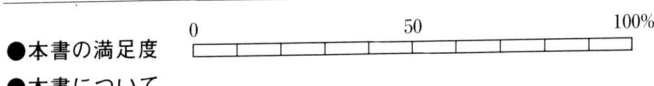

● **本書の満足度** 　0 　　　　　　50　　　　　　100%

● **本書について**

・問題数　　　　　　　1) 多い　2) ちょうどよい　3) 少ない

・問題解説内容　　　　1) 役に立つ　　　2) 改善の余地あり*

・Dr.李's COMMENT　1) 役に立つ　　　2) 改善の余地あり*

・本書では『医師国家試験出題基準』の「必修の基本的事項」のうち，「主要疾患・症候群」について解説しています。出題基準の他の項目についてもこのような書籍は必要でしょうか。

　　　　　　1) あった方がよい　2) 特に必要ない

*の場合，下欄にコメントをお願いいたします。

● その他，本書に対するご感想・お気づきになった点などをお聞かせください。

---

* ご提供いただいた個人情報は，新刊案内や企画立案のために利用し，漏洩防止などの厳正な管理を行います。
* ご質問・ご意見は http://www.igakuhyoronsha.co.jp/ でも受け付けておりますので，個人情報の保護を強く希望される方はそちらをご利用ください。

ご協力ありがとうございました。

1 胃食道逆流症〈GERD〉

101A-25
54歳の男性。胸やけを主訴に来院した。1年前から食後に胸やけの症状がある。食道内視鏡写真を別に示す。
診断はどれか。
a　逆流性食道炎　　　b　食道癌　　　c　食道裂孔ヘルニア
d　食道静脈瘤　　　　e　Barrett食道

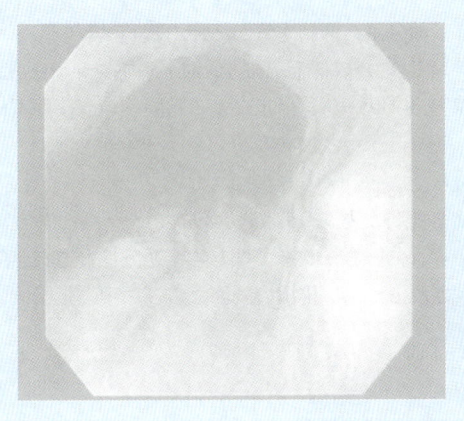

（☞ p. xv カラー写真 No. 29）

●**画像診断**

　食道胃接合部より口側の食道粘膜に，食道長軸に沿って線状の発赤・びらんを数条認める。ロサンゼルス分類グレードBの典型的な逆流性食道炎（reflux esophagitis）の所見である。軽度の食道裂孔ヘルニアの存在を疑うが，この写真では明瞭ではない。

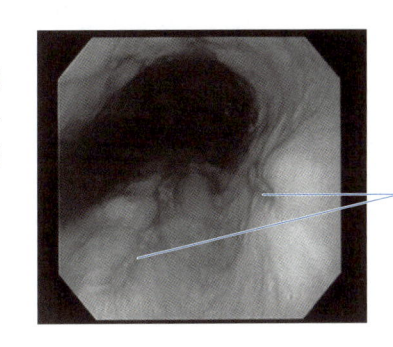

線状の発赤・びらん

●**選択肢考察**

○ a　胸やけ症状があり，食道胃接合部から口側に線状の発赤・びらんが数条認められることから，逆流性食道炎を第一選択とする。
× b　食道癌（早期，表在型）の内視鏡所見は辺縁不整な地図状発赤や浅い陥凹が多く，本症例の内視鏡所見と一致しない。
× c　食道裂孔ヘルニアは胃食道逆流症の一因となるが，内視鏡写真からはヘルニアの存在は明瞭ではない。
× d　食道静脈瘤そのものによる症状は少ないが，突然の大量出血（吐血）をきたすことがある。内視鏡所見は食道静脈の拡張による所見（直線状，連珠状，結節状など）が特徴的である。
× e　Barrett食道は下部食道の重層扁平上皮が円柱上皮に置き換わった状態（円柱上皮化生）である。逆流性食道炎に合併する頻度が高い。内視鏡所見で食道下端柵状血管網より口側に赤色調粘膜を認め，生検で円柱上皮化生を認める。

●**確定診断**　　逆流性食道炎
●**正解**　　a

142　F　消化器・腹壁・腹膜疾患

1　胃食道逆流症〈GERD〉

99E-29　逆流性食道炎の治療に最も有用なのはどれか。
　　a　抗コリン薬　　　　　　　　b　非ステロイド性抗炎症薬
　　c　プロトンポンプ阻害薬　　　d　*Helicobacter pylori* 除菌治療
　　e　迷走神経切断術

●選択肢考察
×a　副交感神経抑制作用があり，酸分泌を抑制するが，作用時間は短い。
×b　胃粘膜内プロスタグランジン E_2 の合成低下があり，酸・ペプシン分泌亢進，重炭酸イオン分泌低下，胃運動亢進，胃粘膜微小循環障害，フリーラジカルによる粘膜への直接傷害作用などの要因が指摘されている。
○c　酸分泌抑制作用が強力である。
×d　除菌後，逆流性食道炎発症の報告がある。*Helicobacter pylori* 陰性者で胃内分泌環境が保たれ，比較的高酸度状態にあるためと考えられている。欧米では有意に逆流性食道炎発症の報告がある。
×e　胃酸・ペプシン分泌は抑制されるが，胃排出の調節ならびに十二指腸液の胃内逆流や，胃食道逆流防止機構が障害される。

●正解　　　c

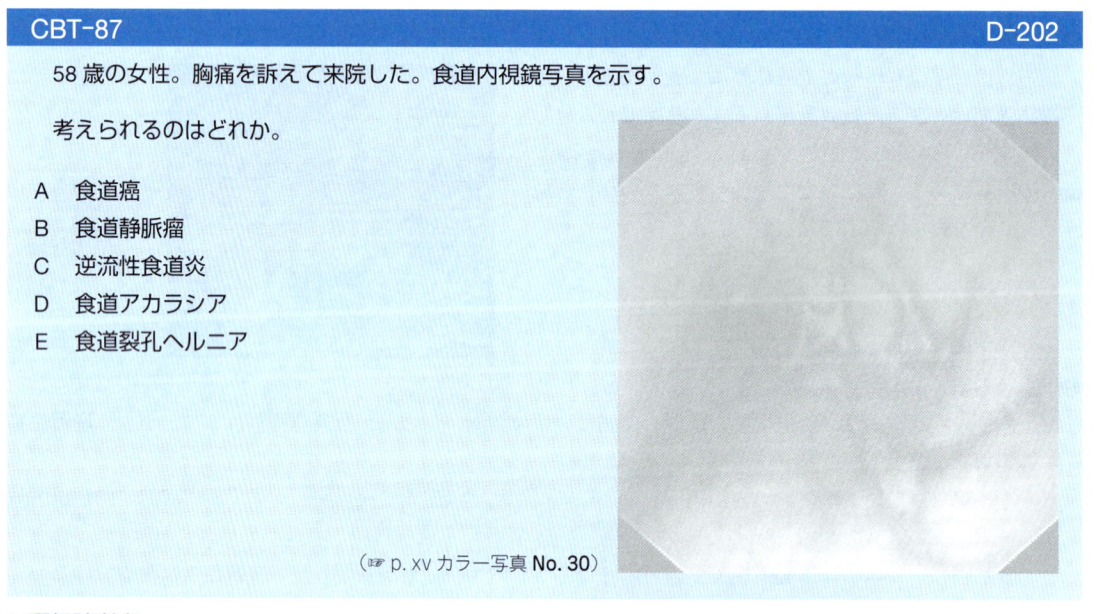

CBT-87　　　　　　　　　　　　　　　　　　　　　　　　　　　　　　　　　　D-202

58歳の女性。胸痛を訴えて来院した。食道内視鏡写真を示す。

考えられるのはどれか。

A　食道癌
B　食道静脈瘤
C　逆流性食道炎
D　食道アカラシア
E　食道裂孔ヘルニア

（☞ p. xv カラー写真 No. 30）

▶選択肢考察
　画像は下部食道に白苔を有する地図状の浅い潰瘍を示しており，胃酸逆流による逆流性食道炎の所見である。
×A　食道表在癌・早期癌は，内視鏡所見でのLugol色素不染域が特徴的だが，自覚症状に乏しい。食道進行癌は潰瘍限局型（2型）が多く，嚥下困難や胸痛などの自覚症状が主となる。ともに内視鏡所見から明らかに除外される。
×B　食道静脈瘤は，主に門脈圧亢進に伴う門脈側副

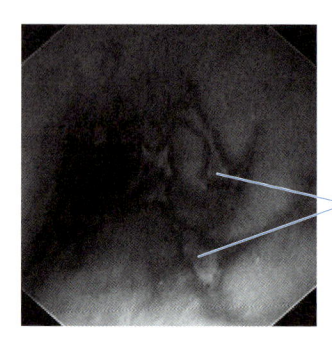

長軸方向に配列する，
白苔を伴った浅い
地図状潰瘍

血行路であり，破裂による大量吐血がみられるが，通常は胸痛などの自覚症状に乏しい．内視鏡所見は連珠状の縦走する隆起が特徴的であり，提示画像とは異なる．
- ○C　胃酸逆流による胸やけ症状が主で，狭心痛との鑑別が必要な胸痛が起きることもある．内視鏡で，下部食道に長軸方向に配列する線状あるいは地図状のびらんや浅い潰瘍が特徴的である．提示画像に合致する．
- ×D　食道アカラシアは，Auerbach神経叢の欠落により生じる下部食道拡張不良で，嚥下した食物をそのまま吐出することが特徴である．内視鏡所見に異常を認めないことが多く，提示画像とは異なる．
- ×E　食道裂孔ヘルニアは，食道胃接合部が横隔膜の食道裂孔を通じて胸部縦隔内に挙上脱出したものである．酸逆流による胸やけや胸痛が主症状である．内視鏡で食道胃接合部が食道裂孔より口側に認められる．提示画像では食道胃接合部が明らかでない．

▶正解　　C

Dr. 李's COMMENT

　小児でも成人でも，寝たきりになると胃内容物が食道へ逆流しやすくなり，逆流性食道炎を発症します．下部食道括約筋（LES）圧の低下も関与しています．なお，LES圧の上昇する疾患は食道アカラシアです．

　症状としては，食後の胸やけです．さらに進行するとBarret上皮から腺癌が発生しやすくなります．なお，通常の食道癌では扁平上皮癌です．

　ピロリ菌除菌によって，一時的に抑えられていた胃酸分泌が回復し，逆流性食道炎を発症することもあります．

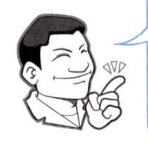

1　胃食道逆流症〈GERD〉

2 胃静脈瘤，食道静脈瘤

この項目のポイント

◆ 食道静脈瘤の大部分は門脈圧亢進症を呈する種々の疾患に起因し，頻度が高いのは肝硬変，次いで肝細胞癌，特発性門脈圧亢進症の順とされています。

104D-23 65歳の男性。吐血のため搬入された。起床時から悪心があり，朝食前に洗面器いっぱいの吐血があった。肝硬変で通院中である。意識は清明。身長167 cm，体重42 kg。体温36.8℃。脈拍108/分，整。血圧96/60 mmHg。腹部は膨隆。血液所見：赤血球340万，Hb 8.5 g/dl，Ht 26％，白血球3,800，血小板7.2万。血清生化学所見：総蛋白5.5 g/dl，アルブミン2.9 g/dl，尿素窒素45 mg/dl，クレアチニン1.4 mg/dl，総ビリルビン1.3 mg/dl，直接ビリルビン0.8 mg/dl，AST 55 IU/l，ALT 30 IU/l。

血管確保後にまず行うのはどれか。

a 腹腔穿刺
b 抗菌薬点滴静注
c カルシウム拮抗薬静注
d 上部消化管内視鏡検査
e トロンビン末溶解液静注

● **選択肢考察**

× a 腹腔穿刺による腹水排出は緊急性のある処置ではなく，血圧低下をきたす可能性があるため不適切である。

× b 細菌感染症でないため不適切である。ただし，経口抗菌薬と乳酸菌製剤内服により腸内細菌叢を好気性乳酸菌に置換させ，アンモニア吸収を抑制することは肝性脳症予防に有効である。

× c カルシウム拮抗薬は下部食道括約筋（LES）圧を低下させ，逆流性食道炎などの食道粘膜障害を惹起する可能性があるため不適切である。

○ d 内視鏡検査は出血部位確認と内視鏡的止血のために，全身状態安定後，直ちに行うべきである。

× e トロンビンは凝固反応を促進するため，直接血管内に注入すると流血を凝固させるので，禁忌である。ただし，内視鏡的に出血部表面に溶解液を散布する補助的止血法として用いられることがあるが，静脈瘤破裂や露出血管からの多量出血時には無効である。

● **確定診断** 食道静脈瘤破裂（疑い）

● **正解** d

F 消化器・腹壁・腹膜疾患

2 胃静脈瘤、食道静脈瘤

100H-23 61歳の男性。黒色便を主訴に来院した。1年前に肝細胞癌と診断され、ラジオ波焼灼を受けた。血液所見：赤血球220万、Hb 7.5 g/dl、白血球2,800、血小板7万、プロトロンビン時間65％（基準80〜120）。血清生化学所見：アルブミン3.3 g/dl、総ビリルビン1.8 mg/dl、AST 72 IU/l、ALT 65 IU/l。腹部造影CTを別に示す。
　治療として適切なのはどれか。
- a 病変の穿刺ドレナージ
- b 肝動脈塞栓術
- c バルーン閉塞下経静脈的静脈瘤閉塞〈BRTO〉
- d 胃瘻造設
- e 胃切除

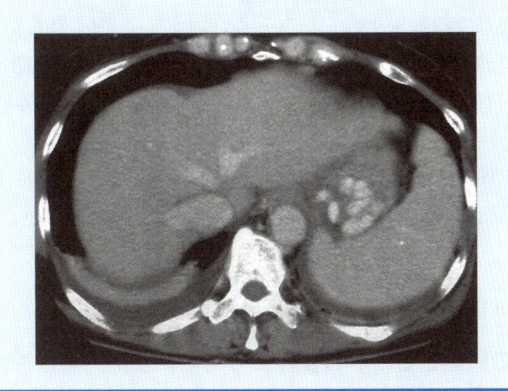

● **画像診断**
　脾腫、左葉拡大があり肝硬変が示唆され、胸水が少量あり、胃噴門部後壁の静脈の怒張（静脈瘤）が造影されている。

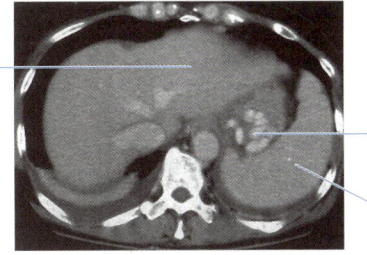

（左葉拡大、噴門部後壁静脈瘤、脾腫）

● **確定診断**　　肝硬変、静脈瘤
● **選択肢考察**
- ×a 病変部の穿刺などは、出血などが起こり得るため**禁忌**。
- ×b 側副路の出血であり、肝動脈塞栓術は適応外。
- ○c 肝細胞癌は多くが肝硬変合併であり、出血傾向、食道・胃静脈瘤、痔などの側副血行路からの出血が問題になりやすい。止血にはBRTOなどが施行されている。
- ×d 胃瘻造設では、出血を止めることにはならない。
- ×e 食道下部が関係しており、胃切除では止血は難しい。

● **正解**　　c

CBT-88　　　　　　　　　　　　　　　　　　　　　　　　　　　　　　　　　　　　D-207

食道静脈瘤の原因として最も多いのはどれか。

- A　特発性門脈圧亢進症
- B　肝外門脈閉塞症
- C　肝硬変
- D　日本住血吸虫症
- E　Budd-Chiari（バッド・キアリ）症候群

▶選択肢考察

×A　特発性門脈圧亢進症は，肝硬変などの明らかな原因がなく，門脈圧亢進症や脾腫，貧血を呈し，従来，Banti症候群と呼ばれていた。食道静脈瘤の原因疾患の5〜15％を占める。

×B　肝外門脈閉塞症は，肝門部を含めた肝外門脈の閉塞により，食道静脈瘤，脾腫などを呈する。肝硬変，腫瘍，血液疾患などによる二次的な血栓性閉塞により生じるが，食道静脈瘤の原因疾患としての頻度は低い。

○C　肝硬変は，肝小葉のびまん性線維増生などによって肝内血管系変化（肝静脈細枝狭窄）により，門脈圧亢進症を引き起こす。食道静脈瘤の原因疾患として最も頻度が高く，60〜80％とされる。

×D　日本住血吸虫は，東南アジア，北九州，広島県，山梨県に分布し，皮膚から侵入し，門脈末梢枝に寄生し，慢性感染者が多い。肝硬変への移行率は約10％とされる。

×E　Budd-Chiari症候群は，肝臓を出た静脈（肝部下大静脈）の狭窄・閉塞により，門脈圧亢進症状をきたす。我が国における推定有病率は人口100万に対し2.4人とされている。病因不明のまれな疾患である。

▶正解　　　C

Dr. 李's COMMENT

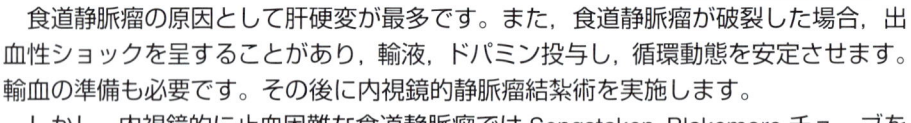

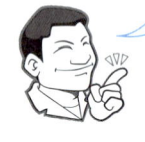

　食道静脈瘤の原因として肝硬変が最多です。また，食道静脈瘤が破裂した場合，出血性ショックを呈することがあり，輸液，ドパミン投与し，循環動態を安定させます。輸血の準備も必要です。その後に内視鏡的静脈瘤結紮術を実施します。
　しかし，内視鏡的に止血困難な食道静脈瘤ではSengstaken-Blakemoreチューブを挿入し，バルーン閉塞下経静脈的静脈瘤閉塞（BRTO）を行うこともあります。

3 食道癌

> **この項目のポイント**
>
> ◆ 日本では扁平上皮癌が90%を超えていますが，欧米では胃食道逆流症の増加とともに，Barret食道由来の腺癌が増加しています。

次の文を読み，56〜58の問いに答えよ。

76歳の男性。発熱と呼吸困難とを主訴に来院した。

現病歴：2か月前から嚥下障害を自覚していたが放置していた。5日前から水分摂取時にむせるようになった。昨日から熱感と呼吸困難とを自覚している。6か月間に8kgの体重減少を認めた。

既往歴・家族歴：特記すべきことはない。

現　症：意識は清明。身長170cm，体重52kg。体温38.9℃。脈拍104/分，整。血圧150/88mmHg。左下肺野にcoarse cracklesを聴取する。腹部は平坦，軟で，肝・脾を触知しない。下肢に浮腫を認めない。

検査所見：尿所見：蛋白（−），糖（−）。血液所見：赤血球325万，Hb 10.1 g/dl，Ht 30%，白血球9,800，血小板37万。血清生化学所見：血糖88 mg/dl，総蛋白5.6 g/dl，アルブミン2.6 g/dl，クレアチニン0.9 mg/dl，総ビリルビン1.0 mg/dl，AST 30 IU/l，ALT 22 IU/l，ALP 198 IU/l（基準115〜359），アミラーゼ138 IU/l（基準37〜160）。胸部造影CT（A，B，C）を別に示す。

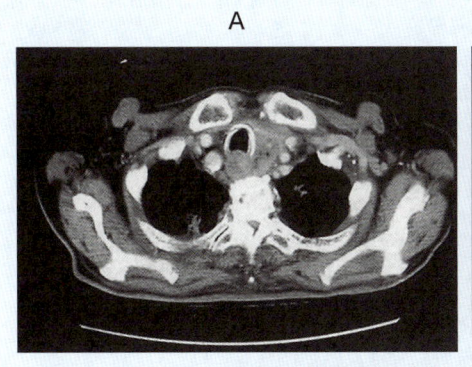

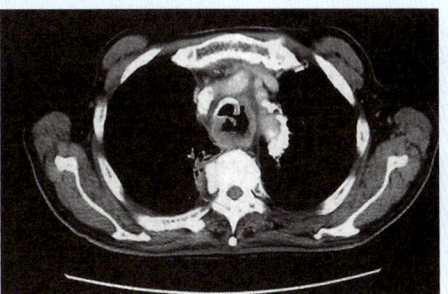

A

B

C

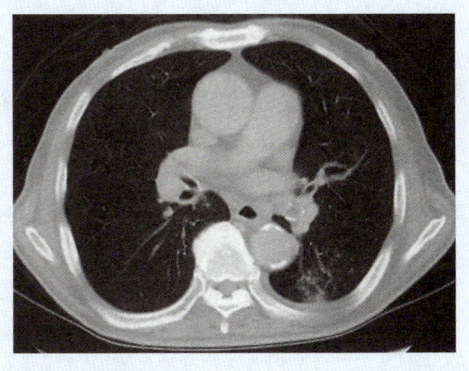

104B-56　この病態に伴う症状はどれか。**2つ選べ**。

a　黄疸　　　　b　咳嗽　　　　c　下痢
d　嗄声　　　　e　腹部膨満

148　F　消化器・腹壁・腹膜疾患

104B-57　診断法として**適切でない**のはどれか。
　　a　上部消化管バリウム造影
　　b　上部消化管内視鏡検査
　　c　超音波内視鏡検査
　　d　頸部超音波検査
　　e　気管支鏡検査

104B-58　治療として**適切でない**のはどれか。
　　a　気管内ステント留置
　　b　内視鏡的粘膜切除術
　　c　中心静脈栄養
　　d　抗癌化学療法
　　e　胃瘻造設術

●画像診断
食道進行癌による食道狭窄・閉塞および食道気管瘻から，嚥下唾液などが気管から肺胞内に流入して発症したものと考えられる。

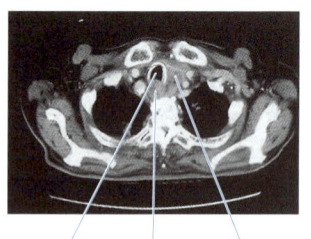

（左画像ラベル）気管　食道癌　左縦隔へ浸潤
食道壁は全周性に肥厚し，内腔は確認できない。気管はやや左側へ圧排され，左縦隔にlow density massを認める。食道進行癌と気管後壁・左縦隔への癌浸潤と考える。

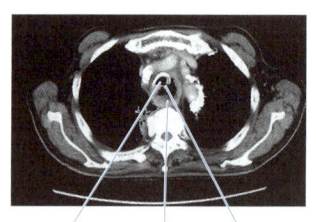

（中画像ラベル）気管　食道壁肥厚・腫瘤（食道癌）　食道気管交通路
食道壁は全周性に肥厚し，気管と交通路を形成している。食道進行癌の気管浸潤による食道気管瘻と考える。

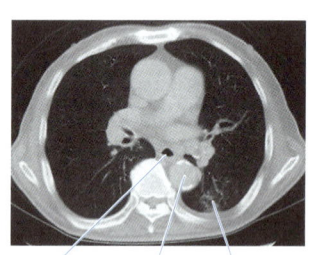

（右画像ラベル）食道　大動脈　左肺野背側浸潤影
左肺野背側に浸潤影がみられる。誤嚥性肺炎の所見と考える。

●確定診断
食道進行癌，食道気管瘻，誤嚥性肺炎

●選択肢考察
[56]
×a　総ビリルビン，肝・胆道系酵素が正常であり，現時点では黄疸を伴うことはない。
○b　食道気管瘻からの誤嚥による気道内異物除去のための神経反射により，咳嗽を生じる。
×c　食道狭窄・閉塞では下痢は生じない。
○d　食道進行癌の左縦隔浸潤による反回神経麻痺のため，嗄声の出現が予想される。
×e　肝機能正常，腹壁平坦，体重減少から腹水の存在は否定的であり，食道狭窄・閉塞では腹部膨満は生じない。

[57]
×a　バリウムは非吸収性造影剤であるので，誤嚥の可能性が高いときは注意が必要であり，CT画像（B）にみられるような食道気管交通路があるときは使用禁忌である。造影が必要な場合は，水溶性・吸収性造影剤であるガストログラフィンなどを用いるが，鮮明な画像は得られない。
○b　食道内腔の観察および病変部からの生検のために必要な検査である。
○c　食道壁浸潤や壁外リンパ節腫脹など，食道癌の深達度や食道周囲の転移巣の検索に有用な検査である。
○d　頸部リンパ節や頸部腫瘍などの転移・浸潤病巣を体表面から調べるのに有用な検査である。
○e　気管・気管支内の病変（癌浸潤や炎症など）の観察や生検のために有用な検査である。

[58]
○a 腫瘍の浸潤・圧迫による気管狭窄部を拡張したり瘻孔を閉鎖する効果が期待できる。
×b 周囲臓器に浸潤した進行癌であるので，内視鏡的粘膜切除術の適応はない。
○c 食道狭窄・閉塞や食道気管瘻からの誤嚥により経口摂取が困難と考えられるため，有用な手段である。
○d 食道癌（扁平上皮癌が大部分）は放射線・化学療法に感受性が高いため，手術不能例には積極的に抗癌化学療法が用いられる。
○e 経口摂取困難で誤嚥を繰り返す場合には，経腸栄養のための胃瘻造設は有用な手段である。

●ポイント
内視鏡的粘膜切除術の一般的な絶対適応病変はリンパ節転移のない粘膜内癌で，2cm 以内の分化型癌である。

●正解　　[56] b, d　[57] a　[58] b

102B-40　漿膜がないのはどれか。
　　　a 食道　　b 胃　　c 十二指腸　　d 空腸　　e 横行結腸

●選択肢考察
×a 食道は，縦隔内を下行し，体腔（胸膜腔）内には露出しないので，漿膜はもたない。
○b 胃は，腹腔内に露出するため，漿膜（腹膜）によって包まれ，肝臓や脾臓とは間膜によって連結する。
○c 十二指腸は，後腹壁に密着する後腹膜臓器（腹膜後器官）であるが，その前面は腹膜で覆われている。
○d 空腸は，回腸と同様に腹膜に覆われ，腸間膜をもつ。このため，両者を合わせて腸間膜小腸という。
○e 横行結腸は，盲腸やS状結腸と同様に間膜をもつ結腸であり，全体を腹膜に覆われる。

●正解　　a

102D-30　55歳の男性。嚥下困難と嘔吐とを主訴に来院した。2か月前から食物のつかえ感を自覚した。5日前から固形物をとると嘔吐し，水分のみが摂取可能となった。喫煙は30本/日を35年間。身長168 cm，体重55 kg。眼瞼結膜に貧血を認める。食道内視鏡写真を別に示す。
　診断はどれか。
　　a 食道癌　　b 食道異物　　c 食道静脈瘤
　　d 逆流性食道炎　　e 食道アカラシア

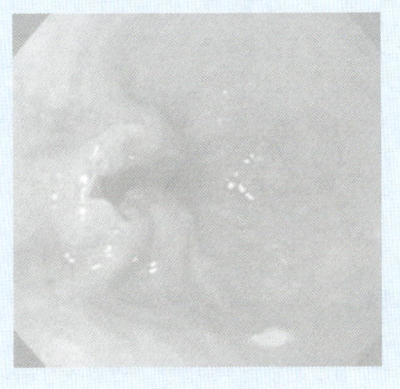

（☞ p. xvii カラー写真 No. 31）

● 画像診断
　管腔の左側約半周を占める潰瘍限局型（2型）あるいは潰瘍浸潤型（3型）の食道進行癌である。肛側が確認できないため，この写真からは2型と3型の鑑別は不能である。

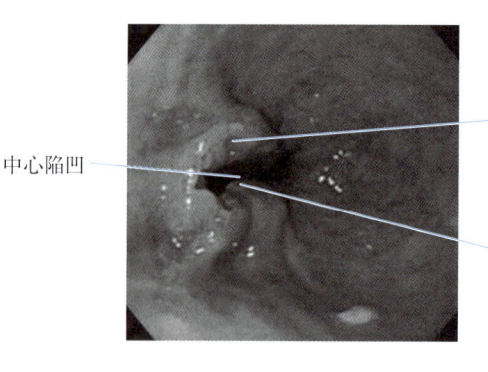

境界明瞭な周堤隆起
中心陥凹
出血

● 選択肢考察
○a　固形物の嚥下困難と嘔吐症状から，上部消化管の器質的狭窄を推測し，食道内視鏡所見で境界明瞭な周堤隆起と中心陥凹を有する病変を認めることから，食道進行癌と考える。
×b　食道異物は食道の生理的狭窄部に停滞することが多く，つかえ感や胸痛を訴えることが多い。小児では硬貨やボタン電池，高齢者では錠剤などの PTP 包装や義歯が多く，内視鏡的に摘出される。
×c　食道静脈瘤の内視鏡所見は数条の直線状・連珠状・結節状の静脈拡張であり，青色調を呈することが多く，嚥下困難や嘔吐などの症状はあまりみられない。
×d　逆流性食道炎では食物が胸につかえる感じは多くみられるが，主症状は胸やけである。内視鏡所見は食道胃接合部に接する線状・地図状の発赤・びらん・潰瘍である。
×e　食道アカラシアの特徴的症状は，固形物・水分ともに嚥下困難を示し，摂取物をそのまま嘔吐することである。内視鏡所見は積極的な診断とならないが，内腔拡張，食物残渣貯留，粘膜面正常な下部食道狭窄などがみられる。

● 確定診断　　食道癌（進行癌，潰瘍限局型（2型）あるいは潰瘍浸潤型（3型））
● 正解　　　　a

CBT-89　　　　　　　　　　　　　　　　　　　　　　　　　　　　D-205

日本人の食道癌について正しいのはどれか。

A　嗄声は症状の 1 つである。
B　食道頸部に好発する。
C　組織型は腺癌である。
D　早期発見にはインジゴカルミン染色が有効である。
E　再建する際に用いるのは主に小腸である。

▶ 選択肢考察
○A　嗄声は「声の音質の障害」であり，喉頭疾患（癌や声帯ポリープなど），反回神経麻痺（腫瘍による圧迫や癌細胞浸潤など）により生じる。
×B　発生部位は胸部食道が最も多い。
×C　日本では扁平上皮癌が 95% 以上を占め，腺癌は 3〜4% と少なく，未分化癌や腺扁平上皮癌などもまれにみられる。
×D　インジゴカルミンは青色色素で，コントラスト法により胃癌や Barrett 食道癌（食道腺癌）の診断に用いられる。早期発見（粘膜癌発見）には，ヨード色素散布による色素内視鏡が有効である。
×E　最も頻度の高い胸部食道癌の術後再建は胃が第一選択臓器で，胃切除後などでは結腸が用いられる。頸部食道癌術後再建には遊離空腸を用いる。

▶ 正解　　　A

Dr. 李's COMMENT

　日本の食道癌は，50歳以上（特に60歳代）の男性に好発し，9割以上が扁平上皮癌です。食道への慢性の刺激（喫煙，アルコールや熱い食事など）が原因で，胸部中部食道に発生するものが最多です。
　初期症状は，無症状〜わずかにしみる感じがする程度です。しかし，食道には漿膜がないため進行しやすく，反回神経麻痺や気管食道瘻も合併します。転移は血行性よりリンパ行性が多いです。

4 胃潰瘍，十二指腸潰瘍〈消化性潰瘍〉

この項目のポイント

◆ 十二指腸は胃に比べて壁が薄く，十二指腸潰瘍の方が胃潰瘍に比べて穿孔しやすいです。前壁の場合は穿孔となり，後壁の場合は膵臓への穿通となります。

次の文を読み，37，38 の問に答えよ。

45 歳の男性。今朝起床時に右上腹部の激痛が突然出現したため救急車で来院した。

現病歴：約 1 か月前から空腹時に右上腹部痛を時々自覚するようになったが放置していた。

既往歴：1 年前に十二指腸潰瘍で薬物療法を受けた。

嗜　好：喫煙歴は 20 本/日を 20 年間。飲酒歴はビール 1 本/日を 20 年間。

現　症：身長 170 cm，体重 60 kg。体温 38.5℃。脈拍 180/分，整。血圧 120/80 mmHg。

検査所見：血液所見：赤血球 380 万，Hb 11.0 g/dl，白血球 11,000，血小板 38 万。血清生化学所見：総蛋白 6.8 g/dl，アルブミン 3.8 g/dl，尿素窒素 38 mg/dl，クレアチニン 1.3 mg/dl，AST 40 IU/l，ALT 45 IU/l，アミラーゼ 150 IU/l（基準 37〜160）。CRP 3.0 mg/dl。来院時の胸部エックス線写真を別に示す。

95F-37 この患者の腹部身体所見で**みられない**のはどれか。

  a 圧痛   b 筋性防御   c 腸雑音亢進
  d Blumberg 徴候   e 肝濁音界消失

95F-38 この患者で最も適切な処置はどれか。

  a 経過観察   b 浣腸   c 輸血
  d 副腎皮質ステロイド薬投与   e 手術

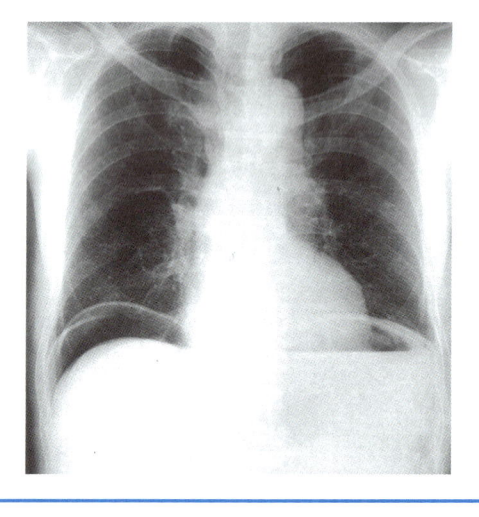

●画像診断

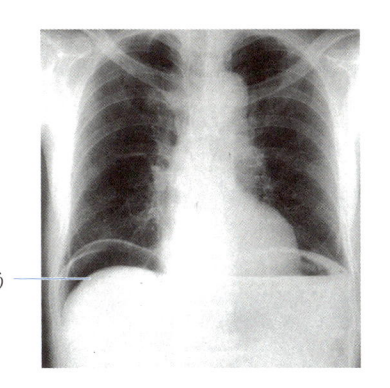

free air を疑う

●選択肢考察
[37]
○a, ○b, ○e　消化管穿孔に伴う汎発性腹膜炎では, 腹部の広範な圧痛所見, 筋性防御, 肝濁音界の消失がみられる。
×c　消化管穿孔に伴う汎発性腹膜炎では, 炎症が腸管にも及ぶことで運動が低下し, 腸雑音は低下する。
○d　Blumberg徴候の存在は, 炎症の腹膜への波及および汎発性腹膜炎への進展を意味する。

[38]
×a　汎発性腹膜炎は経過観察によって改善することは少なく, 症状の急変は致死的な結果をもたらす。
×b　汎発性腹膜炎による腸運動低下は炎症の腸管への波及によるもので, 浣腸によって改善するものではない。
×c　貧血の存在は明らかでなく, 現在, 多量消化管出血の証拠もないので, 輸血の必要はない。
×d　敗血症性ショックではステロイドの投与が必要となることがあるが, 本症例の場合, 感染を増悪させる可能性があるため, 投与するべきでない。
○e　消化管穿孔による汎発性腹膜炎の存在が明らかになった段階で, 可及的速やかな開腹手術が必要となる。

●確定診断　　十二指腸潰瘍穿孔, 汎発性腹膜炎
●正解　　[37] c　[38] e

CBT-90　　　　　　　　　　　　　　　　　　　　　　　　　　　　　　　D-212

胃潰瘍の患者に投与してはならないのはどれか。

A　非ステロイド性抗炎症薬　　B　プロトンポンプ阻害薬　　C　プロスタグランジン製剤
D　H₂受容体拮抗薬　　　　　　E　抗菌薬

▶選択肢考察
×A　シクロオキシゲナーゼ阻害によりプロスタグランジン合成が抑制され, 粘膜防御機能が低下するため, 禁忌である。
○B　胃底腺壁細胞中のプロトンポンプを阻害することにより胃酸分泌が抑制され, 潰瘍治癒を促進する。
○C　胃粘膜防御作用を増強して潰瘍の予防や治癒を促進する。
○D　胃底腺壁細胞壁のH₂受容体を阻害することにより胃酸分泌が抑制され, 潰瘍治癒を促進する。
○E　*Helicobacter pylori*除菌目的でプロトンポンプ阻害薬と抗菌薬を使用する。

▶ポイント
　消化性潰瘍（胃・十二指腸潰瘍）の2大成因は*Helicobacter pylori*感染と非ステロイド性抗炎症薬（NSAID）といわれている。
　NSAIDは, アラキドン酸からプロスタグランジンを合成する酵素であるシクロオキシゲナーゼ（COX）を阻

害し，プロスタグランジン合成を減少させる。その結果，胃粘液合成・分泌の抑制や胃粘膜血流の減少により胃粘膜防御作用が低下するため，消化性潰瘍患者への NSAID 投与は禁忌である。

消化性潰瘍には酸分泌抑制薬（プロトンポンプ阻害薬，H_2 受容体拮抗薬）が第一選択薬となる。関節リウマチなどの鎮痛目的で NSAID 使用中止が困難な消化性潰瘍患者に対しては，プロスタグランジン補充目的でプロスタグランジン製剤が用いられる。*Helicobacter pylori* 感染による潰瘍再発予防のためには，プロトンポンプ阻害薬と抗菌薬（アモキシシリン＋クラリスロマイシン）を用いた除菌治療を行う。

▶正解　　A

CBT-91　　　　　　　　　　　　　　　　　　　　　　　　　　　　　　　　　　D-213

Helicobacter pylori（ヘリコバクター・ピロリ）の除菌が予防に有効でないのはどれか。

A　逆流性食道炎　　　B　胃　癌　　　C　十二指腸潰瘍
D　リンパ腫　　　　　E　特発性血小板減少性紫斑病

▶選択肢考察

× A　*Helicobacter pylori* 感染により酸分泌は抑制されているが，除菌により改善する。このため，逆流性食道炎はむしろ悪化する。

　　日本人は特に 50 歳代以降において *Helicobacter pylori* 感染率が高く，このため，欧米に比べて逆流性食道炎は少なかったが，食生活の欧米化などで，近年，急増している。

　　欧米では *Helicobacter pylori* 感染が少ないこともあり，逆流性食道炎症はきわめて多い疾患である。

○B，○C，○D，○E　*Helicobacter pylori* 関連疾患と呼ばれるものであり，除菌により改善する。

▶ポイント

このほか，萎縮性胃炎や特発性血小板減少症，MALT リンパ腫も *Helicobacter pylori* 関連疾患に含まれる。胃癌以外はピロリ菌の除菌で改善する。なお，胃食道逆流症（GERD）は除菌により増悪するので注意！

▶正解　　A

Dr. 李's COMMENT

　消化性潰瘍のピロリ菌陽性例では除菌を実施します。抗菌薬 2 剤（ペニシリン系とマクロライド系）にプロトンポンプ阻害薬を加えて除菌していましたが，近年はマクロライド系であるクラリスロマイシンに耐性が増えています。耐性菌の場合，クラリスロマイシンの代わりにメトロニダゾールを併用し，二次除菌療法とします。

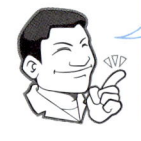

　また，十二指腸潰瘍は穿孔しやすく，汎発性腹膜炎をきたした場合には手術が必要となります。汎発性腹膜炎は診断が遅れ，発症後 1 日以上経過すると末梢循環不全から不穏状態，頻脈，血圧低下，乏尿が現れ，顔面蒼白・冷汗，四肢冷感などの循環血液量減少性ショック（hypovolemic shock）となります。

5 胃癌

この項目のポイント

早期胃癌の定義は，癌浸潤が粘膜下層までであることであり，リンパ節転移の有無は問われていません。この，リンパ節転移の有無は問わないという部分は，2007年より早期食道癌にも該当することになりましたので注意しましょう。

106I-30 胃全摘術後にきたしやすいのはどれか。**2つ選べ**。
- a 胆石症
- b ペラグラ
- c 高尿酸血症
- d 門脈圧亢進症
- e 巨赤芽球性貧血

●選択肢考察
○a 胃全摘の対象となる疾患はほとんど胃癌であり，手術ではリンパ節郭清の目的で，胆嚢に分布する迷走神経（分枝）は切離することが多い。このため，胆嚢の収縮能，胆汁の組成などが変化し，術後胆嚢結石症が発生することがあるとされる。
×b ペラグラはニコチン酸（ビタミンB複合体）欠乏が原因とされ，日光照射が誘因とされるが，胃全摘後に特に起こりやすいことはない。
×c 高尿酸血症は，むしろ栄養過剰の状態で起こりやすい。胃全摘後では経口摂取が十分ではなくなり，むしろ起こりにくい病態である。
×d 胃全摘術では，門脈系に直接関係する手技はないので，門脈圧亢進状態になることはない。
○e 胃全摘によって胃から分泌される内因子が欠如するため，ビタミンB_{12}の吸収障害が起こり，巨赤芽球性貧血が発症する。発症は胃全摘後まもなくではなく，2〜10年後で，多くは5年前後に起こるとされる。

●ポイント
胃全摘後に発生する術後障害では，摂食障害，ダンピング症候群，逆流性食道炎，貧血，骨代謝障害，逆流性食道炎，胆石症などが重要である。

●正解　a，e

105G-15 早期胃癌の内視鏡治療の適応決定に**影響しない**のはどれか。
- a 部位
- b 深達度
- c 組織型
- d 潰瘍形成
- e リンパ節転移

●選択肢考察
×a 内視鏡治療の際，噴門部，幽門部など，術後の狭窄をきたしやすい部位では慎重に行う必要があるが，適応決定には影響しない。
○b 深達度は転移とも関連するので，原則として肉眼的粘膜内癌が適応となる。
○c 組織型は粘膜切除術では分化型癌が適応となる。
○d 潰瘍形成に関してはUL（−），すなわち，潰瘍や瘢痕は適応外となる。
○e 当然，リンパ節転移の有無は重要であり，リンパ節転移がないものが適応となる。

●ポイント
絶対適応病変は，20 mm以下の肉眼的粘膜内癌と診断される分化型癌。肉眼型は問わないが，UL（−）に限る。このため，超音波内視鏡による術前診断が必要になることも多い。

●正解　a

CBT-92　　　　　　　　　　　　　　　　　　　　　　　　　　D-209

胃の早期癌と進行癌について正しいのはどれか。

A　直径1cm以上は進行癌である。
B　静脈に浸潤すると進行癌である。
C　粘膜内にとどまると早期癌である。
D　リンパ節転移すると進行癌である。
E　粘膜下層まで達すると進行癌である。

▶選択肢考察
×A，×B，×D　病巣の大きさ，静脈浸潤，リンパ節転移は早期胃癌と進行胃癌の分類因子とならない。
○C　癌浸潤が粘膜・粘膜筋板・粘膜下層までにとどまる場合を早期胃癌という。
×E　進行胃癌は癌浸潤が固有筋層以深に及んだ場合をいう。

▶ポイント
胃癌では「早期」と「進行」は癌細胞の深達度により区別され，静脈・リンパ管浸潤やリンパ節・遠隔転移などは問わないことに注意する。

▶正解　　C

CBT-93　　　　　　　　　　　　　　　　　　　　　　　　　　D-211

70歳の男性。上部消化管造影で胃大彎部の潰瘍を指摘され来院した。腹部症状なし。腹部CTでは異常なし。上部消化管内視鏡写真を示す。

適切な治療はどれか。

A　抗腫瘍薬
B　抗潰瘍薬
C　経過観察
D　外科的治療
E　内視鏡的治療

(☞ p.xvii カラー写真 No.32)

▶選択肢考察
×A，○D　進行胃癌の治療は，年齢や既往症や進行度などで手術のできない理由がなければ外科的治療が第一選択となる。抗腫瘍薬の治療はS1が主流である。
×B　胃潰瘍にしては辺縁が不整である。また，これだけの大きさでは痛みを伴うことが多い。
×C　本人が治療を希望しないとき以外，経過観察はあり得ない。
×E　内視鏡的治療の適応は早期癌であり，特に粘膜癌，リンパ節転移（−），分化型癌，2cm以内，潰瘍（−）である。

（注釈：不整形の潰瘍／一部周堤のくずれ／ヒダの棍棒状肥大）

▶ポイント
癌と大きな良性潰瘍の鑑別は難しい場合があるが，潰瘍底の性状や辺縁の不整の状態で鑑別する。また，良性潰瘍の多くでは痛みを伴うことが多い。進行癌の治療は適応があれば外科的治療が第一選択で，早期癌の一部では内視鏡的治療の適応がある。

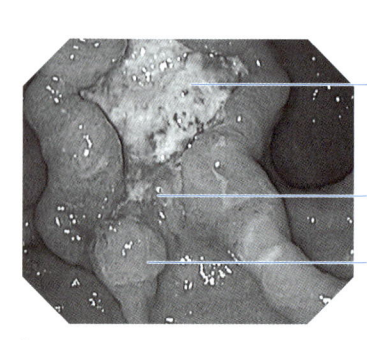

▶正解　　D

Dr. 李's COMMENT

　胃癌の原因もピロリ菌が最多です。早期胃癌のうちに発見し，早期治療することが重要です。

　リンパ節転移がなく，一括切除できる大きさの胃癌であれば，内視鏡的胃粘膜切除術や内視鏡的粘膜下層剥離術（endoscopic submucosal dissection：ESD）で治療できる時代になってきました。もちろん，大きくて不整形の潰瘍がある進行胃癌では，胃全摘が第一選択となります。

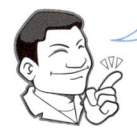

　また，胃全摘後には内因子が欠乏し，回腸末端からビタミン B_{12} が吸収不足となり，巨赤芽球性貧血を呈します。さらに，迷走神経肝枝の切断により胆嚢機能障害が起こり，胆石形成が助長されることもポイントです。

6 急性胃腸炎

この項目のポイント

- 抗菌薬は起炎菌により投与を検討しますが，止痢薬と解熱薬は胃腸症状を悪化させる可能性があり，投与は極力控えます。

100H-13 2歳の男児。2日前からの下痢と嘔吐とを主訴に来院した。傾眠傾向である。便は灰白色水様である。
この患児で予測される身体所見はどれか。
a　徐脈　　　　　b　陥没呼吸　　　　　c　血圧上昇
d　四肢の冷感　　e　皮膚緊張度の亢進

●選択肢考察
× a　脱水の場合は，末梢循環不全からむしろ頻脈となる。
× b　陥没呼吸などの呼吸障害は通常，示さない。
× c，○ d　末梢循環不全などのため，血圧は低下し，四肢が冷たくなる。
× e　皮膚緊張度（ツルゴール）は低下する。
●正解　　d

CBT-94　　　　　　　　　　　　　　　　　　　　　　　　　　　　　　E-72

24歳の男性。夕食にカキを食べた後，頻回の嘔吐と下痢を認めた。
まず行うべき処置はどれか。

A　輸液　　　　　　B　胃洗浄　　　　　　C　止痢薬の投与
D　抗菌薬の投与　　E　非ステロイド系抗炎症薬の投与

▶選択肢考察
○ A　嘔吐と下痢による脱水を改善する。
× B　薬物中毒には有効であるが，食中毒では行わない。
× C　急性腸炎の下痢にはなるべく止痢薬を投与しない。
× D　抗菌薬の適応は起炎菌により検討する。
× E　解熱薬は胃腸に負担をかけるため，なるべく投与しない。

▶ポイント
夕食後に急性に発症した消化器症状であり，食中毒が疑われる。患者は頻回に嘔吐と下痢をきたしており，脱水になっている可能性が示唆されるため，まず行うべきは輸液である。脱水があると全身状態は悪化し，逆に脱水を改善することで消化器症状が軽減することもある。

▶正解　　A

CBT-95　　　　　　　　　　　　　　　　　　　　　　　　　　　　　　F-65

6歳の男児。嘔吐，水様性下痢および発熱とを主訴に来院した。
必要性の低い検査はどれか。

A　口腔視診　　B　腹部触診　　C　直腸診　　D　項部硬直　　E　皮膚の緊張度

▶選択肢考察
- ○A　口腔の視診により口腔粘膜の乾燥，咽頭の発赤，アセトン臭の所見をみる。
- ○B　腹部の触診により上腹部の軽度圧痛，腸音の亢進を，右下腹部の圧痛がないことを確認する。
- ×C　直腸診をすれば下痢を誘発し，ウイルス性の胃腸炎の感染を拡大する危険があり，本人からの情報も期待できない。
- ○D　項部硬直は髄膜刺激症状の有無の確認で，発熱と嘔吐があり，ぐったりする場合は必ず髄膜炎を否定する意味で行う必要がある。
- ○E　嘔吐・下痢による脱水症の判定には，皮膚の緊張度の評価は不可欠である。

▶ポイント
＜脱水症＞
　電解質液の摂取と喪失の平衡が喪失へ傾いた病態。水の欠乏の方が電解質の欠乏よりも大きい場合には，血漿は高浸透圧性（高張性）となり，高張性脱水症と呼ばれる。水や低電解質液のみの摂取，尿崩症，過度の発汗などでみられ，高ナトリウム血症，口渇や発熱，興奮，けいれん，昏睡などの症状を呈する。
　逆に，水よりも電解質の欠乏の方が大きい場合には，低張性脱水症と呼ばれる。嘔吐，下痢，利尿薬使用の乱用，Addison病，先天性副腎過形成，腎不全などでみられ，低ナトリウム血症，低血圧，頻脈，皮膚乾燥，けいれん，傾眠，無尿などを呈する。

▶正解　　　C

Dr. 李's COMMENT
　ウイルス性の感染性胃腸炎が多く，一部に細菌性もあります。一般的に，食中毒や急性腹症などの疾患は急性胃腸炎から移行することが多いです。
　脱水の評価や診断が最も大切です。脱水症は，血清Na濃度で等張性（130〜150 mEq/L），高張性（＞150 mEq/L），低張性（＜130 mEq/L）に分類されます。等張性と低張性脱水症は細胞外液の脱水です。しかし，高張性脱水症は細胞内液の脱水で皮膚緊張度低下が著明に現れず，軽症と誤診されることがあります。進行すると重篤な神経症状やけいれんが起こるため，注意が必要です。

7 便秘症

この項目のポイント

◆ 会社でのトラブル（対人関係苦），失業，再就職のストレスなど，精神的誘因でも便秘症となります。

104I-39 新生児期のクレチン症にみられるのはどれか。**2つ選べ**。
　a　便　秘　　　b　低身長　　　c　低体温
　d　低血糖　　　e　代謝性アシドーシス

●選択肢考察
○a　腸管運動の低下や哺乳不良のために，便秘になる。
×b　骨成熟の遅延のために，発育とともに低身長となる。出生時体重は正常かやや重い。
○c　全身的な代謝が低下するために，低体温，徐脈となる。
×d　糖代謝への影響はみられない。
×e　酸塩基平衡への影響はみられない。副甲状腺機能亢進症では代謝性アシドーシスがみられる。
●正解　　a，c

100E-37　便秘症の原因として考えられるのはどれか。
　a　胆石症　　　b　慢性肝炎　　　c　慢性膵炎
　d　高尿酸血症　　　e　甲状腺機能低下症

●選択肢考察
×a　胆石が消化管内に落下して胆石イレウスを引き起こすことはあるが，慢性の便秘の原因となることはない。
×b　慢性肝炎による消化器症状は，一般的ではない。
×c　慢性膵炎の消化器症状は，消化不良であって便秘ではない。
×d　高尿酸血症の症状としては，尿路結石や痛風などが一般的であり，消化器症状ではない。
○e　甲状腺機能低下症では，甲状腺ホルモン低下に伴う便秘症状がみられる。
●正解　　e

98I-14　31歳の男性。便秘と腹痛とを主訴に来院した。職場の同僚との対人関係に負担を感じ，半年前に勤務していた会社を辞めた。そのころから便秘がひどくなり，腹部膨満感と腹痛とが出現し，徐々に増悪している。腹痛は排便で軽減する。既往歴に特記すべきことはない。意識は清明。身長170 cm，体重58 kg。脈拍84/分，整。糞便検査，血液検査，腹部エックス線単純撮影および下部消化管造影に異常を認めない。
この疾患の発症と**関連がない**のはどれか。
　a　性　格　　　b　労働適応　　　c　アレルギー
　d　自律神経機能　　　e　ライフスタイル

●選択肢考察
○a　過敏性腸症候群（irritable bowel syndrome：IBS）は，不安・緊張が症状と関連していることが多い。

○b しばしば労働に適応できないストレスとの関連を認める。
×c アレルギーは関与しない。
○d 中枢性の自律神経調節異常が関与する。
○e 規則正しい食事のリズムを確立することや十分な睡眠など，生活習慣に気をつけることが重要である。

●確定診断　　過敏性腸症候群（IBS）
●正解　　c

86A-32　乳児で便秘の原因と**考えにくい**のはどれか。
　　a　哺乳量不足　　　b　Hirschsprung 病　　　c　乳糖不耐症
　　d　甲状腺機能低下症　　e　肛門裂傷

●選択肢考察
○a 糞便の量が少量で水分排泄が少なければさらに著明となる。便秘は母乳不足の1つのサインである。
○b 無神経節が短いものでは乳児期まで便秘症状で経過するものがある。（図ビタミンD欠乏症→Hirsch-sprung 病）
×c 乳糖不耐症では下痢，嘔吐，脱水，低血糖などがみられる。
○d 新生児期から乳児期にかけてのクレチン症の症状は，非特異的で症状だけから疑うのは難しいが，不活発，便秘，食欲低下，巨舌，臍ヘルニア，黄疸遷延などの頻度が高い。
○e 肛門裂傷では疼痛により腹圧をかけないため，便秘となる。
●正解　　c

CBT-96　　　　　　　　　　　　　　　　　　　　　　　　　　　　　F-132
廃用症候群の症状でないのはどれか。
　A　褥瘡　　　B　膀胱結石　　　C　高血圧　　　D　骨粗鬆症　　　E　便秘

▶選択肢考察
○A，○B，×C，○D，○E
　CBT-23 の解説を参照。
▶正解　　C

Dr. 李's COMMENT

便秘に厳格な定義はありません。通常は，3〜4日以上便通がなくて，腹痛や腹部膨満があれば便秘と診断します。また，排便の回数が少なくても，特に症状を訴えなければ便秘とはしません。
新生児期であればクレチン症（甲状腺ホルモン低下）やHirschsprung病（腸管壁在神経節細胞の欠如），思春期〜成人なら過敏性腸症候群，高齢者では弛緩性便秘がポイントです。

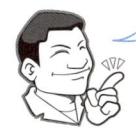

8 乳児下痢症

> **この項目のポイント**
>
> 乳児下痢症の病因はロタウイルスが多く，晩秋から冬季にかけて，多くは4か月～2歳の乳児で，突然の嘔吐とともに発症し，下痢は水様で白色性で，血液は認めません。

103B-44 生後8か月の乳児。嘔吐を主訴に来院した。昨日の午後から夜までに3回嘔吐した。本日は嘔吐はない。水様性下痢を4回認める。水分を欲しがっている。意識は清明。あやすと笑う。体温37.1℃。心拍数80/分，整。心音と呼吸音とに異常を認めない。腹部は軽度陥凹し，腸雑音は軽度亢進している。

食事療法として適切なのはどれか。

- a 母乳をやめる。
- b 人工乳を2分の1に薄める。
- c 人工乳に砂糖を5%添加する。
- d 食塩を添加した粥食とする。
- e 下痢が消失するまで糖水のみとする。

● **選択肢考察**

原因ウイルスの同定ではなく，軽症の胃腸炎の際の食事指導に関する問題である。

- ×a 母乳をやめる必要はない。まず乳児用イオン飲料を飲ませて，脱水がなくなり次第，母乳を飲ませてよい。
- ×b，×c カロリー比で脂質が多い人工乳を飲むよりも，炭水化物の方が胃腸への負担が少ないので，粥や乳児用のせんべいを勧める。糖を添加しても人工乳の脂質は多い。
- ○d 嘔吐・下痢では電解質も失われるので，薄い塩味の粥食とする。
- ×e 長期間の絶食・禁食は腸管の働きを弱める。**禁忌**である。

● **確定診断** ウイルス性の感染性胃腸炎

● **ポイント**

＜急性胃腸炎の食事療法＞

脱水が改善されたら，可能な限り早期に年（月）齢相応の固形食（離乳食）を再開する。下痢が続いている場合には経口補液を継続し，喪失水分を補充する。母乳は，基本的にどのような場合においても継続してよい。また，人工乳の希釈や無乳糖乳は基本的に不要とする考えが浸透しつつある。

● **正解** d

89E-15　9か月の乳児。昨日から機嫌が悪くなり，下痢が2回あった。今朝から水様下痢便が6回に増え，授乳のたびに嘔吐するようになったので夕刻来院した。来院時の便の写真を別に示す。下痢の原因として最も考えられるのはどれか。

a　腸管アデノウイルス
b　ロタウイルス
c　カンピロバクター
d　エルシニア
e　サルモネラ

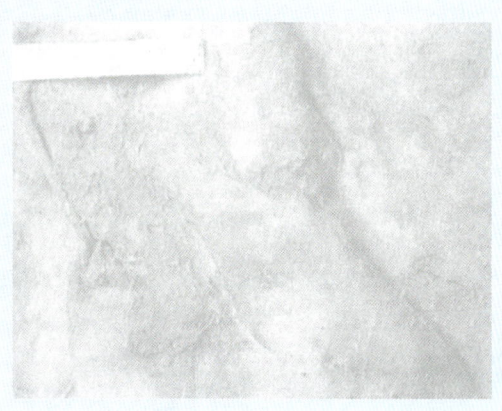

（☞ p. xvii カラー写真 No. 33）

●画像診断
やや淡い黄色，右1/3はやや白っぽい，おむつに浸み込んだようにみえる下痢便と考え，白色便性下痢と考えられる。

●選択肢考察
×a　アデノウイルスも乳児下痢症（infantile diarrhea）の代表ウイルスの1つである。しかし，ロタウイルスより頻度が低い。嘔吐は軽いが白色便のこともある。

○b　ロタウイルス感染症には，白色便性下痢症，冬季下痢症，古くは仮性小児コレラの別名がある。白色水様下痢が特徴。

×c　細菌性下痢の代表的病原菌。成人では軽症であるが乳幼児では発熱，嘔吐，粘血便が著明。

×d　*Yersinia enterocolitica*，*Y. pseudotuberculosis*による腸炎は，まれであるが，最近は増加している。下痢，腸間膜リンパ節炎，関節炎，肝炎，骨髄炎，心筋炎，髄膜炎，皮疹などを伴う。

×e　サルモネラ胃腸炎は悪心，嘔吐，下痢で発症。水様下痢で粘液，血液を混じる。

●確定診断
乳児下痢症（ロタウイルスによる）

●正解
b

CBT-97　　　　　　　　　　　　　　　　　　　　　　　　　　　　　　　　F-65

乳児に白色水様便の下痢をきたすのはどれか。

A　アデノウイルス　　　　B　EBウイルス　　　　C　RSウイルス
D　ロタウイルス　　　　　E　麻疹ウイルス

▶選択肢考察
×A　プール熱などを起こし、下痢をきたすことも多いが、白色にはならない。
×B　伝染性単核症の原因であり、下痢は認めない。
×C　細気管支炎の原因ウイルスであり、下痢は認めない。
○D　ポイント参照。
×E　カタル症状と発熱、発疹が主症状である。

▶ポイント
　下痢をきたすものとして細菌性腸炎とウイルス性腸炎に分けられ、前者の代表としてO157などの病原性大腸菌、カンピロバクター、サルモネラが原因となる腸炎があり、血便をきたす疾患として出題される。後者として、ロタウイルスとノロウイルス、アデノウイルなどが原因となる腸炎がある。白色便で冬季に乳児に流行する代表がロタウイルスである。ノロウイルスでは嘔吐を主症状とする。

▶正解　　　D

CBT-98　　　　　　　　　　　　　　　　　　　　　　　　　　　　　　　　E-5

乳幼児の冬季下痢症の原因として最も多いのはどれか。

A　ノロウイルス　　　　　B　ロタウイルス　　　　C　インフルエンザウイルス
D　アデノウイルス　　　　E　麻疹ウイルス

▶選択肢考察
○A　ノロウイルスは表面が平滑な球状ウイルスで、カリシウイルスに属する。食物汚染（生ガキなど）による下痢、嘔吐、腹痛などのウイルス性急性胃腸炎の主要原因で、ヒトからヒトに感染し、冬季に毎年流行する。小児に多く、小型球形ウイルスという名称が用いられていたが、2003年にノロウイルスという名称が採用された。乳幼児の場合はウイルス性の胃腸炎の原因ではノロウイルスが最も多い。なお、乳児のみではロタウイルスが優位である。
×B　ロタウイルスはRNAウイルスで、乳幼児を中心とした冬季の嘔吐下痢症の原因となる。嘔吐と発熱に続く白色の水様性下痢が特徴である。重篤な脱水症状から入院することがある。糞口感染や汚染食物や水を介しての感染とされる。類義語：（冬季）乳児下痢症、白痢、仮性小児コレラ。
×C　インフルエンザの典型的な症状は、突然の高熱・咽頭痛・頭痛・倦怠感・関節痛などであり、冬季の下痢の原因ウイルスではない。
×D　アデノウイルスは結膜、呼吸器、腸管に感染を起こすウイルスで、A～Gの亜群と1～49の血清型に分類される。夏季に発症することが多い。
×E　麻疹ウイルスは空気感染（飛沫核感染）し、上気道の局所リンパ節で増殖し、約10～12日の潜伏期間後、発熱およびカタル症状が始まり、2～3日発熱が続き、頬粘膜にKoplik斑が確認できる頃に高熱とともに発疹が出現する。発疹は、3～4日で色素沈着を残して消退する。

▶正解　　　A

> **Dr. 李's COMMENT**
>
> 　ロタウイルスによる乳児下痢症が重要です。ノロウイルスや他の乳児下痢症に比べて脱水が重症化しやすく，無熱性けいれんを伴うことが知られており，ロタウイルス感染症には要注意です。
> 　軽症であれば，食欲のない当初は水分や電解質の補給に努め，摂取可能になればお粥やうどんなどの炭水化物を主体とした固形食や野菜スープなどを開始します。なお，スポーツ飲料は電解質が少ないため，経口補水液（oral rehydration solution：ORS）を使用します。母乳やミルクはそのまま与えてよいです。また，固形食の早期導入は腸管粘膜の修復にも有利であるとされています。重症ならば絶食にして輸液します。
> 　最近では，生後6か月までの乳児ロタウイルス感染症の予防に，経口生ワクチンが普及してきました。

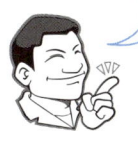

9 急性虫垂炎

この項目のポイント

最初に心窩部痛や上腹部痛があり，悪心を伴い，数時間後に痛みが右下腹部に移行するのが典型的な虫垂炎の症状です．発熱は37℃台のことが多く，腹部所見では右下腹部の圧痛と反跳痛を含めた腹膜刺激症状があり，白血球数増多を認めればほぼ診断できます．

102F-19 42歳の男性．腹痛を主訴に来院した．昨日から悪心とともに腹痛が上腹部に出現し，次第に増強しながら右下腹部に限局してきた．身長172 cm，体重67 kg．体温37.6℃．脈拍76/分，整．血圧136/72 mmHg．血液所見：赤血球452万，白血球11,800．
腹部所見で**認めない**のはどれか．

- a 圧痛
- b 反跳痛
- c 筋性防御
- d 腹部膨隆
- e 腸雑音低下

●選択肢考察
- ○ a 現段階ではMcBurney点に圧痛が存在するだろう．
- ○ b 反跳痛は腹膜刺激症状であり，虫垂の炎症が腹膜に波及して出現する．
- ○ c 虫垂の炎症が広範囲の腹膜に波及すれば出現する．本症例で広範囲の腹膜炎があるか，といわれると，症例文中に情報がないので困るところであるが，素直に考えて○としておく．
- × d eで述べるように麻痺性イレウスをきたすのであるが，いきなり「腹部膨隆」と表現すべきほどの状態にはならない．なお，閉塞性イレウスでは腹部膨隆はよく出現する．
- ○ e 急性虫垂炎で炎症による麻痺性イレウスをきたすことは過去にもよく出題されている．麻痺性イレウスであるから腸雑音は低下する．

●確定診断 急性虫垂炎
●正解 d

91B-31 急性虫垂炎でのBlumberg徴候について正しいのはどれか．

- a 初期に陽性となる．
- b 最初に臍周囲が陽性となる．
- c 高齢者では陽性となりやすい．
- d 右側臥位で圧痛が増強する．
- e 炎症が前腹壁腹膜に及ぶと陽性となる．

●選択肢考察
- × a 初発症状として多いのは，上腹部不快感，心窩部痛などである．小児では，嘔吐・下痢であることも多い．
- × b Blumberg徴候は，右下腹部において陽性となることが多い．
- × c 逆である．高齢者などでは，理学的所見，白血球増多の所見と炎症の度合いが必ずしも一致しないため，診断が困難であり，重篤化しやすい点が問題である．特に高齢者や小児では腹痛や筋性防御などが出にくく，白血球増多なども症状を敏感に表すことに乏しいので救急などの際には総合的判断能力が求められる．
- × d 右側臥位でなく，左側臥位で圧痛が増強するということであれば，Rosenstein徴候のことを指す．
- ○ e 腹壁から，圧痛を訴える部位を徐々に手指で圧迫し，その後，急にそれを解除した際に局所に疼痛を訴える所見のこと．手指を離した瞬間の腹筋の反動により局所の壁側腹膜が刺激されることによる．炎症が前腹壁腹膜に及んだことを示す所見である．

●正解 e

CBT-99　　　　　　　　　　　　　　　　　　　　　　　　　　　　　　　　　D-218

急性虫垂炎の症状で誤っているのはどれか。

A　発　熱　　　　B　心窩部痛　　　C　反跳痛　　　　D　圧　痛　　　　E　血　便

▶選択肢考察
- ○A　細菌性の炎症であるので，発熱がある。成人では穿孔して汎発性腹膜炎になっていない限り，37℃台が多い。小児では高熱のこともある。
- ○B　虫垂炎発症初期には心窩部痛あるいは上腹部痛があることが典型的である。
- ○C　限局性の腹膜炎を起こすので，腹膜刺激症状を示し，筋性防御を示すことは少なく，反跳痛程度のことが多い。
- ○D　右下腹部に圧痛を認める。典型的にはMcBurney点を中心とすることが多い。
- ×E　血便を呈することはない。

▶正解　　　E

CBT-100　　　　　　　　　　　　　　　　　　　　　　　　　　　　　　　　　D-218

虫垂炎について正しいのはどれか。

A　小児では腹膜緊張が明瞭である。　　　B　妊娠では炎症が限局する。
C　高齢者では穿孔例が多い。　　　　　　D　穿孔例では腸蠕動音が減弱する。
E　虫垂炎の穿孔例ではニボーを認める。

▶選択肢考察
- ×A　診断が困難で穿孔の頻度が高く，重症例は多いが，所見はとりにくい。
- ×B　子宮による圧排で圧痛点が上方に移動するが，限局はしない。
- ×C　症状や炎症所見，腹部所見に乏しい。憩室炎との鑑別が重要である。
- ○D　腸運動は減弱するため，腸蠕動音は低下する。
- ×E　穿孔で認めるのはfree airである。

▶ポイント
小児，高齢者，妊娠時の虫垂炎は特殊であり，注意を要する。

▶正解　　　D

Dr. 李's COMMENT

身体的所見が重要です。
心窩部の腹痛が次第に右下腹部のMcBurney圧痛点やLanz圧痛点に移動してきます。圧痛点以外にも，下記の症状をしっかりと理解しておきましょう。
- Blumberg徴候…圧痛部位を押している手を急に離すと痛みが増強する。これは，筋性防御と並び，腹膜に炎症が及んだことを示す腹膜刺激症状です。
- Rosenstein徴候…McBurney圧痛点を左側臥位で押すと痛みが増悪する。
- Rovsing徴候…下行結腸を下から上へ圧迫すると右下腹部痛が増悪する。

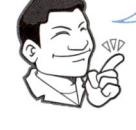

10 炎症性腸疾患（潰瘍性大腸炎, Crohn 病）

この項目のポイント

◆ 潰瘍性大腸炎は粘膜下層までの浅い病変が直腸から連続性にあるのが一般的です。浅い病変であれば瘻孔を作ることはほとんどありません。

89D-15　61 歳の男性。下痢と粘血便とを主訴として近医を受診した。止痢薬，抗菌薬の投与を受けたが症状が改善しないため紹介され来院した。腹部は膨隆しているが軟らかく，腫瘤は触知しない。体温 37.6℃。赤血球 336 万，Hb 8.9 g/dl，白血球 11,800，血小板 6 万。血清生化学所見：総蛋白 5.8 g/dl，アルブミン 3.0 g/dl，尿素窒素 25 mg/dl，クレアチニン 1.3 mg/dl。赤沈 6 mm/1 時間，CRP 12 mg/dl。腹部エックス線単純写真（A）と直腸鏡写真（B）とを別に示す。
この患者の診断はどれか。

a　S 状結腸軸捻症　　b　Crohn 病　　c　偽膜性大腸炎
d　虚血性大腸炎　　　e　潰瘍性大腸炎

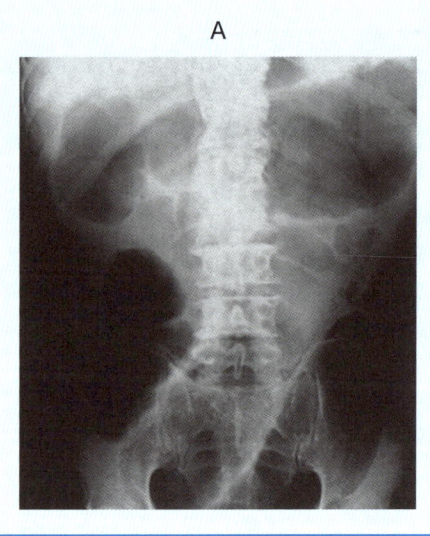

（☞ p. xvii カラー写真 No. 34）

● **画像診断**

単純エックス線写真：**結腸の拡張**がみられる。S 状結腸軸捻症では coffee beans sign が特徴的である。潰瘍性大腸炎にみられる**中毒性巨大結腸症**の所見である。

内視鏡所見：小ポリープが多発しているようにみえる。ポリープの間の大腸粘膜に強い炎症がみられる。**偽ポリポーシス**で，**潰瘍性大腸炎**である。偽膜性大腸炎でもポリポーシス状にみえることがあるが，隆起部分は黄色苔または白色苔に覆われている。

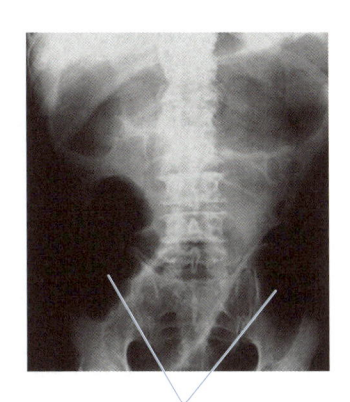

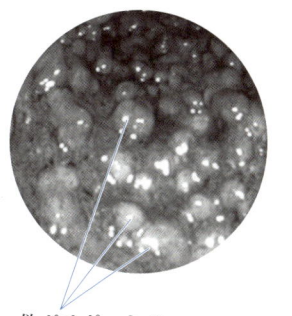

偽ポリポーシス

拡張した結腸（**中毒性巨大結腸症**の所見）

●選択肢考察
× a　S状結腸軸捻症では単純エックス線写真で coffee beans sign が特徴的である。
× b　Crohn病は非連続性の病変を呈する。偽ポリポーシスは特徴的でない。
× c　偽膜性大腸炎では内視鏡で白苔に覆われた凹凸のある粘膜がみられる。
× d　虚血性大腸炎では虚血に起因する腹痛がみられる。内視鏡所見はびらんや潰瘍である。
○ e　偽ポリポーシスのみられる潰瘍性大腸炎である。

●確定診断　　潰瘍性大腸炎
●正解　　　　e

89E-16　19歳の男性。1年前から時々右下腹部痛があったが放置していた。最近，腹痛が強くなり，下痢と体重減少とを伴ってきたので来院した。注腸造影写真を別に示す。
この疾患で**みられない**のはどれか。

　　a　難治性痔瘻　　　　b　蛋白漏出性腸症　　　c　関節炎
　　d　不釣り合い炎症　　e　乾酪性肉芽腫

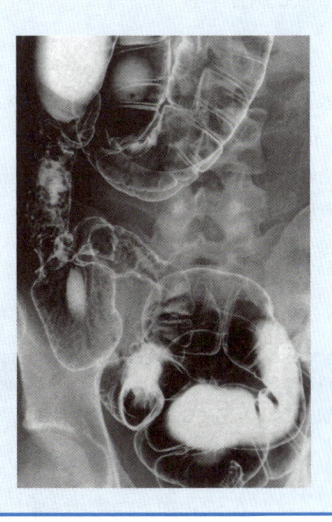

●画像診断
　回腸末端と上行結腸に狭窄がみられる。上行結腸の狭窄部に cobble stone appearance がみられる。回腸に縦走潰瘍，回盲弁の硬化がみられる。いずれも Crohn 病に特徴的な病変である。

cobble stone appearance
深い縦走潰瘍
狭窄部

●確定診断　　　Crohn 病
●選択肢考察
○a　肛門部病変は肛門周囲の難治性潰瘍，痔瘻，裂肛，暗赤色の隆起で，Crohn 病の特徴的所見の1つである。
○b　腸粘膜の炎症から蛋白が漏出する。二次性の蛋白漏出性腸症の原因疾患の1つである。
○c　腸管外病変として，関節炎や口内炎の頻度が高い。
○d　炎症は一般に粘膜表面よりも粘膜下層に広がり，いわゆる不釣り合い炎症（disproportional inflammation）がみられる。
×e　乾酪性肉芽腫は腸結核。Crohn 病では非乾酪性肉芽腫である。
●正解　　　e

CBT-101　　　　　　　　　　　　　　　　　　　　　　　　D-220

潰瘍性大腸炎でみられるのはどれか。

A　肛門周囲膿瘍　　　B　腸管膀胱瘻　　　C　連続性病変
D　縦走潰瘍　　　　　E　敷石病変

▶選択肢考察
×A　Crohn 病の特徴である。潰瘍性大腸炎では直腸病変をきたす率がきわめて高い。
×B　瘻孔形成は，内瘻，外瘻とも Crohn 病の特徴である。
○C　直腸からの連続性病変である。Crohn 病では回盲部に好発し，skip する。
×D　Crohn 病の特徴である。潰瘍性大腸炎では浅いびらんが連続する。
×E　Crohn 病でみられ，縦走潰瘍を伴う。
▶正解　　　C

CBT-102　　　　　　　　　　　　　　　　　　　　　　　　D-220

Crohn（クローン）病について正しいのはどれか。

A　高齢者に多い。　　　　　　B　最近減少している。
C　欧米より我が国に多い。　　D　小腸に限局した病変である。
E　非乾酪性肉芽腫がみられる。

▶選択肢考察
×A　若年者に多い。
×B　食事の欧米化に伴い，近年，増加している。

×C　欧米の方が多く，我が国でも増加している。
×D　全消化管に病変をきたすのがCrohn病の特徴であり，潰瘍性大腸炎が大腸に限局するのと異なるところである。
○E　非乾酪性肉芽腫がみられる。乾酪性肉芽腫は腸結核でみられる。

▶ポイント

潰瘍性大腸炎，Crohn病，腸結核の鑑別は頻出である。Crohn病は全消化管に病変をきたすが，とりわけ回盲部に好発し，縦走潰瘍を呈する。腸結核も回盲部に好発するが，輪状ないし帯状潰瘍をきたす。

▶正解　　E

Dr. 李's COMMENT

はじめに，Crohn病の診断基準を理解しておきましょう。
・縦走潰瘍もしくは敷石像がある。
・非乾酪性類上皮細胞肉芽腫と消化管広範囲のアフタまたは不整形潰瘍がある。
・非乾酪性類上皮細胞肉芽腫と特徴的肛門病変がある。
・消化管広範囲のアフタまたは不整形潰瘍，特徴的肛門病変，特徴的胃・十二指腸病変（竹の節状外観）のすべてがある。

次に，潰瘍性大腸炎では生検組織所見で粘膜固有層を中心としたびまん性炎症細胞浸潤や陰窩膿瘍などが特徴です。

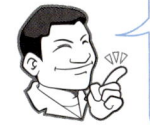

最後に，Crhon病と潰瘍性大腸炎に共通した合併症として，関節炎や強直性脊椎炎などの関節病変，結節性紅斑や壊疽性膿皮症などの皮膚病変，ぶどう膜炎といった眼病変があります。

11 機能性消化管障害（機能性ディスペプシア〈FD〉，過敏性腸症候群）

この項目のポイント

◆ 下痢，便秘，腹痛をきたし，他の疾患が否定されれば，過敏性腸症候群を考慮します。腹痛が排便により消失するのは特徴的です。炎症所見，発熱，血便，体重減少などは伴いません。

104H-30 32歳の女性。主婦。腹痛を主訴に来院した。1年前に第一子を出産後，腹痛を訴えて救急外来を頻回に受診するようになった。夜泣きに耐えられず不眠が続いている。救急外来では抗コリン薬筋注が著効する。上部消化管内視鏡検査で異常を認めない。夫と子どもとの3人暮らしである。食事は不規則。運動習慣はない。喫煙は5本/日を7年間。飲酒はビール350ml/日を10年間。体重は2か月で3kg減少している。夫は深夜に帰宅し話をする時間がない。意識は清明。身長155cm，体重40kg。体温36.5℃。脈拍80/分，整。血圧104/68mmHg。心音と呼吸音とに異常を認めない。腹部は平坦，軟で，肝・脾を触知しない。尿所見，血液所見および血清生化学所見に異常を認めない。

聴取した患者情報で最も有用なのはどれか。

a 食生活　　　b 運動量　　　c 喫煙歴
d 体重減少　　e 家庭環境

● **鑑別診断**

上腹部の愁訴があり，器質的疾患が否定された場合に機能性ディスペプシアと診断することになる。うるさくいえば本症例では「腹痛」としか表現されていない。これが「下腹部痛」や「右季肋部痛」であれば鑑別診断は異なってくるし，肝・胆・膵や下部消化管の検索が必要である。しかし，その場合でも，器質的疾患による腹痛であれば，頻回に発作を起こしてかつそのたびに抗コリン薬が著効するということは考え難い。

● **確定診断**　機能性ディスペプシア

● **選択肢考察**

×a 食事が不規則だから腹痛をきたすというものでもない。
×b 運動習慣がないから腹痛をきたすというものでもない。
×c 本症例では喫煙より生活環境が大きな誘因のようである。
×d 体重減少は機能性ディスペプシアよりも器質的疾患を考えさせる所見である。なお，体重減少があれば器質的疾患を考えるのが常識であり，本症例は機能性ディスペプシアを想定させる問題なので×としたが，疑義が残る出題である。
○e 赤ちゃんの夜泣き，夫との対話の欠如などが誘因のようである。

● **正解**　　e

101D-17 26歳の男性。下痢を主訴に来院した。3年前から通勤途上の電車の中で便意が突然に出現するようになり，我慢をすると徐々に下腹部を中心とした腹痛が出現するようになった。駅のトイレに駆け込むと一気に排便があり，腹痛も便意も改善する。

この患者でみられるのはどれか。

a 未消化便　　b 灰白色便　　c 脂肪便
d 粘血便　　　e 水様便

●選択肢考察
×a 過敏性腸症候群では副交感神経の緊張のため腸管運動が亢進するが，便の性状としては下痢または兎糞状便であり，消化不良による体重減少などはみられない。
×b 成人では胆管の閉塞を疑う便の性状である。
×c 腸管からの脂肪の吸収障害のほか，膵臓の外分泌機能低下などでもみられる症状である。
×d 過敏性腸症候群では腸管の器質的な異常はなく，出血などは伴わない。
○e 過敏性腸症候群における下痢は，しばしば水様性と表現される。

●確定診断　過敏性腸症候群

●ポイント
＜過敏性腸症候群＞
腸の運動に関わる自律神経の異常および精神的不安や過度の緊張などによるストレスなどが原因となって起こり，器質的な異常を伴わないのが原則である。排便習慣の変化や腹痛などの症状を呈する。50歳以下に発症することが多く，腹痛は下腹部が多い。腹痛は排便後軽快することが多く，血便や発熱や体重変化はない。

●正解　e

CBT-103　　　　　　　　　　　　　　　　　　　　　　　　D-222

過敏性腸症候群について正しいのはどれか。

A 高熱　　B 粘血便　　C 体重減少　　D 排便で軽快　　E 反跳痛

▶選択肢考察
×A 発熱することはない。炎症反応は陰性である。
×B 下痢，便秘はあるが，粘血便はない。
×C 体重減少は原則としてない。
○D 腹痛は排便により軽快する。
×E 反跳痛は腹膜炎の所見である。

▶ポイント
過敏性腸症候群は炎症ではなく機能性の疾患。自然寛解する。

▶正解　D

Dr. 李's COMMENT

はじめに，過敏性腸症候群では便通異常が便秘型，下痢型，両者の混合型とあり，便秘でも下痢でも当てはまることがポイントです。
次に，機能性ディスペプシアという疾患に注意しましょう。内視鏡検査などで明らかな潰瘍や癌がないにもかかわらず，食後の上腹部不快感を訴える症状の呼称です。近年はピロリ菌感染率が減少している一方，栄養過多，ストレス増加などにより機能性ディスペプシアの患者数は減少していないと考えられています。社会心理的要素の関与が大きい疾患として注目されています。

12 大腸癌

この項目のポイント

大腸癌のスクリーニング検査には便潜血検査が有用で，血便の症状があれば必ず直腸診を行います。胃癌に比べ分化型腺癌が多く，肉眼型は2型が多いです。肺や肝に転移があっても，切除可能であれば手術の適応があります。

104H-23 60歳の男性。大腸がん検診で便潜血陽性を指摘されたため来院した。検診結果は2回の検査のうち1回は陽性で，1回は陰性であった。自覚症状はない。10年前の胃がん検診で胃潰瘍瘢痕の疑いを指摘されている。
対応として適切なのはどれか。

a 経過観察
b 便潜血の再検査
c 腹部造影CT
d 上部消化管内視鏡検査
e 下部消化管内視鏡検査

●アプローチ
大腸癌検診は便潜血2回法である。1回でも陽性ならば大腸癌の精査に進む。すなわち，下部消化管内視鏡を行うが，注腸造影で代用してもよいことになっている。

●選択肢考察
×a　それでは検診の意味がない。
×b　それでは便潜血2回法の意味がない。
×c　大腸癌であればよほど進行するまでCTでは把握できない。
×d，○e　大腸癌検診を行ったのであるから，下部消化管の検索に進むことになる。

●正解　　e

103D-33 61歳の男性。血便を主訴に来院した。3日前，便に少量の血液が混じることに気付いた。眼瞼結膜に貧血を認める。腹部は平坦，軟で，左下腹部に圧痛を認める。血液所見：赤血球345万，Hb 10.2 g/dl。血清生化学所見：総蛋白7.8 g/dl，クレアチニン0.8 mg/dl，総コレステロール216 mg/dl，総ビリルビン1.0 mg/dl，AST 22 IU/l，ALT 28 IU/l。免疫学所見：CRP 0.6 mg/dl，CEA 1.1 ng/ml（基準5以下）。腹部CTではS状結腸に限局的な壁の肥厚のみを認める。下部消化管内視鏡写真を別に示す。
治療として適切なのはどれか。

a 手術
b 放射線療法
c 抗癌化学療法
d 内視鏡的粘膜切除術
e 副腎皮質ステロイド投与

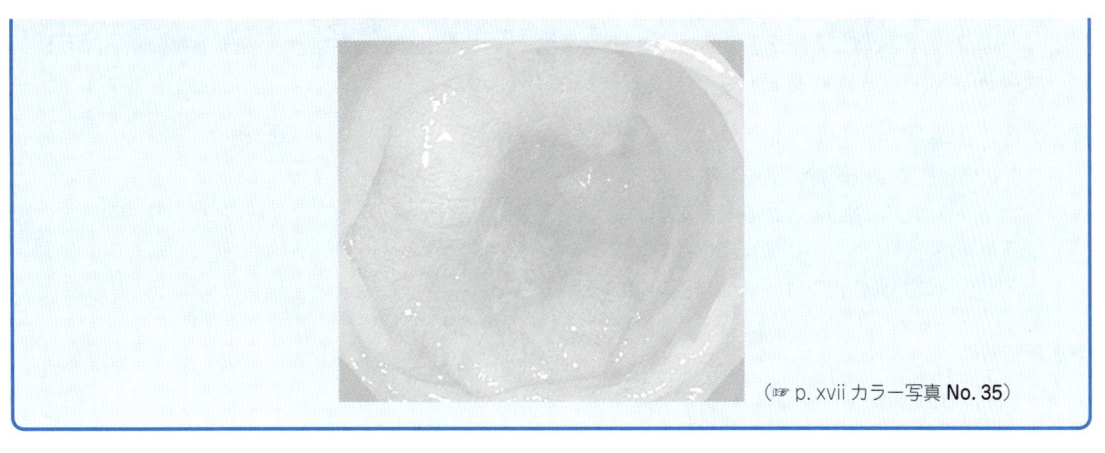

(☞ p. xvii カラー写真 No. 35)

●画像診断

　腹部 CT で S 状結腸に限局的な壁の肥厚を認めるとあるので，この内視鏡写真は S 状結腸と思われる。ほぼ 2/3 周に及ぶ潰瘍とその周囲の周堤を認める。この所見から，2 型の結腸癌と考えられる。

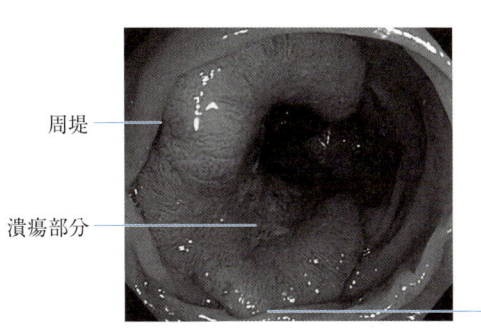

周堤
潰瘍部分
周堤

●確定診断　　S 状結腸癌
●選択肢考察
○ a　手術が第一選択。
× b　放射線療法は，直腸癌の場合に術前施行することもあるが，S 状結腸癌では行うことはない。
× c　抗癌化学療法は，進行結腸癌に対しては術後補助的に施行することもあるが，治療の基本は手術的切除である。
× d　明らかな進行癌であり，適応外である。
× e　全く投与の意味がない。
●正解　　　a

F 消化器・腹壁・腹膜疾患

12 大腸癌

CBT-104　　　　　　　　　　　　　　　　　　　　　　　　　　　　D-216

大腸癌について正しいのはどれか。

A　転移臓器は肝より肺が多い。
B　S状結腸癌では直腸診で腫瘤を触れる。
C　早期癌ではリンパ節転移はみられない。
D　肝転移があれば外科手術の適応はない。
E　スクリーニング検査では便潜血検査を用いる。

▶選択肢考察

×A　大腸癌の転移は肝が最も多い。ほかに肺，脳，骨などがある。
×B　直腸診で腫瘤を触れるのは直腸癌である。
×C　胃癌と同様に早期癌は癌の浸潤が粘膜下層までにとどまる癌をいい，リンパ節転移の有無は関係ない。
×D　肝転移があっても切除可能であれば肝切除，切除不可能であれば肝動注療法，全身化学療法，熱凝固療法などを行う。
○E　便潜血検査は，現在は糞便中のヒト由来のヘモグロビンに特異的な反応を示す免疫学的方法が主流である。

▶正解　　E

CBT-105　　　　　　　　　　　　　　　　　　　　　　　　　　　　D-216

63歳の男性。6か月前に下血があったが放置していた。最近また下血があり，昨日から排便もない。注腸造影写真を示す。

適切な治療法はどれか。

A　高圧浣腸
B　サラゾピリン投与
C　小腸ロングチューブ
D　副腎皮質ステロイド薬投与
E　結腸切除

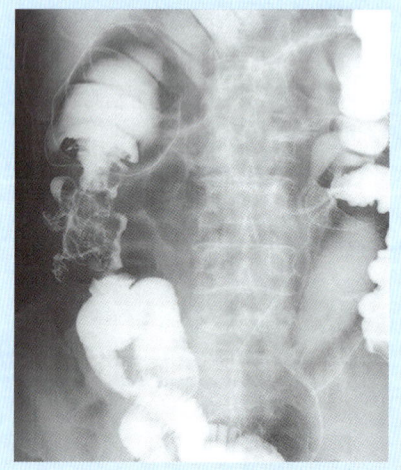

▶選択肢考察

×A　容器を高所に吊り下げ，水圧を使って薬剤を注入する方法である。腸重積の診断と治療で行うことがある。通常の浣腸では，S字結腸付近までの便を排泄させるが，高圧浣腸では，さらに奥の横行結腸付近までを洗浄できる。狭窄の強い病変では，穿孔の可能性があり，注意が必要である。
×B　潰瘍性大腸炎やCrohn病の治療薬である。
×C　小腸の腸閉塞の治療に使用する。
×D　大腸疾患では，潰瘍性大腸炎やCrohn病の治療薬

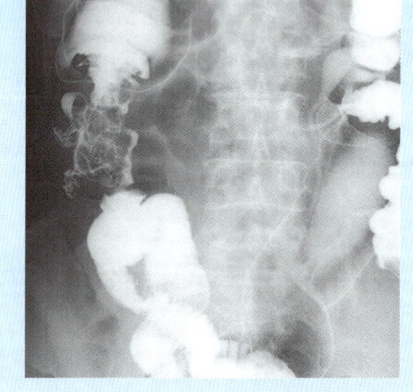

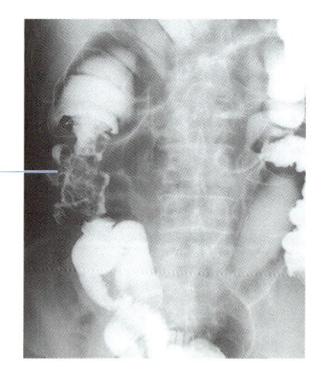

上行結腸に
apple core sign
→大腸癌を示唆

である。
○E　一般的には，癌に対する治療である。良性疾患では，穿孔や狭窄で行うことがある。

▶ポイント

　現病歴からは判断は難しいが，潰瘍性大腸炎や Crohn 病は比較的若年成人に多い。大腸癌は 60 歳代が好発年齢で，男性に多い。大腸疾患の特徴的な注腸造影所見として，潰瘍性大腸炎のハウストラの消失（鉛管状腸管）など，Crohn 病の敷石像（cobblestone appearance）や縦走潰瘍など，大腸癌の apple core sign などを覚える必要がある。

▶正解　　　E

Dr. 李's COMMENT

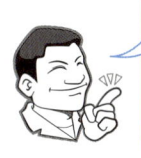

　女性の癌の死因で第 1 位であり，早期発見が重要です。そのためには，免疫学的便潜血反応（ヒトヘモグロビンとのみ反応）が無症状者に対するスクリーニング検査となっています。ちなみに，CEA などの腫瘍マーカーは感度・特異度ともに高くないため，スクリーニング検査としてではなく，転移や再発のチェックに用いています。精密検査として，直腸指診，下部消化管内視鏡や注腸造影などを実施しています。

13 痔瘻，痔核

この項目のポイント

- 痔核の分類は，下記のとおりです。
  - Ⅰ度：軽い腫大はあるが，脱出がない。
  - Ⅱ度：腫大あり，時に脱出あるも，自然に還納する。
  - Ⅲ度：排便時に脱出し，用手還納を必要とする。
  - Ⅳ度：常時脱出し，還納不可能。

105I-18 若年者の難治性痔瘻の原因で最も可能性が高いのはどれか。

a 直腸癌　　　　　　b Crohn 病　　　　　c アメーバ赤痢
d 潰瘍性大腸炎　　　e 過敏性腸症候群

●選択肢考察
× a 若年者に少なく，若年者では遺伝的な疾患である colon polyposis などの合併か。痔瘻は関連なし。
○ b 正しい。
× c 粘血便と赤痢アメーバの芽胞が赤血球に取り込まれているのが特徴。痔瘻は関連なし。
× d 大腸癌発生との関連はあるが，痔瘻との関連は少ない。
× e 過敏性腸症候群（IBS）は機能的な疾患と考えられており，器質的な疾患があれば IBS とは診断されない。関連なし。

●正解　　b

103I-32 内痔核で**誤っている**のはどれか。

a 直腸静脈叢に発生する。
b 歯状線の口側に発生する。
c 好発部位は3時，7時および11時方向である。
d 排便時に疼痛を訴える。
e 肛門外に脱出する。

●選択肢考察
○ a 肛門にある静脈叢が腫脹したもの。
○ b 歯状線より上部にできる内痔核（動脈の流入が豊富なため，赤色を呈し，出血しやすい）。
○ c 好発部位は3時，7時，11時の方向。
× d 一般的に誤解されているが，特殊な場合（強いいきみなどで，Ⅲ，Ⅳ度の内痔核が急性の血栓を形成し，肛門の循環障害のため強い痛みをもたらすことがある（痔核嵌頓））を除いて，疼痛がないのが特徴的。
○ e 痔核の分類では，Ⅱ度以上で肛門外に脱出がある。

●正解　　d

> **96A-27** 32歳の男性。肛門周囲からの膿排出を主訴に来院した。排便時の疼痛，出血および発熱はない。1か月前に肛門周囲膿瘍で切開術を受けている。
> この疾患で正しいのはどれか。**3つ選べ。**
> a 3，7および11時の位置に好発する。
> b Crohn病に伴うものは難治性である。
> c 肛門陰窩〈anal crypt〉からの感染に起因する。
> d 見張りいぼ〈sentinel skin tag〉を伴う。
> e 乳幼児では保存的治療で治癒することが多い。

●鑑別診断

痔核，裂肛も考えられるが，疼痛，出血のないことから否定される。肛門陰窩に細菌が進入し，肛門腺に感染を起こしたものを肛門周囲膿瘍といい，その術後に発生する膿汁漏出として考えられるのは痔瘻（anal fistula）である。

●確定診断　　痔　瘻

●選択肢考察

× a 3時，7時，11時の方向に好発するのは内痔核である。
○ b Crohn病は原因不明の慢性非特異性肉芽腫性炎症であり，全層性に炎症を引き起こすため，Crohn病にみられる痔瘻は難治性である。
○ c 痔瘻から膿汁の漏出がみられることから，肛門陰窩に膿瘍を併発しているものと推察される。
× d 見張りいぼは，裂肛の際に肛門側の粘膜の炎症や浮腫が生じ，次第に線維化して膨隆を形成してできる。
○ e 乳幼児は成人の場合と異なり，肛門小窩に形成された膿瘍から発生するとされており，1歳までに大半が自然治癒する。

●正解　　b，c，e

Dr. 李's COMMENT

ここでは，内痔核と外痔核の違いが重要です。

はじめに，内痔核は歯状線より口側に生じる静脈瘤が病態であり，3時，7時，11時の方向に好発します。嵌頓でもしない限り痛みはありません。

それに対して，外痔核は歯状線より肛門側の皮下静脈叢に血栓ができやすく，痛みを伴う腫脹を認めます。痛みが激しい場合には，外科手術も選択されます。

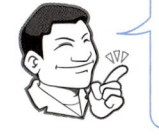

最後に，肛門周囲膿瘍では基礎疾患にCrohn病があります。対症療法として局所麻酔下に切開排膿し，鎮痛薬と抗菌薬を投与します。しかし，治療を受けていない場合や10年以上の保存的治療では，痔瘻を複雑化させ，発癌の危険性も高まります。したがって，成人の肛門周囲膿瘍では手術療法が原則となります。

14 急性肝炎，慢性肝炎，脂肪肝

この項目のポイント

◆ C型肝炎ウイルス（HCV）は感染・発症後もALTが高値を保ち，慢性肝炎に移行する例が多いです。なお，初感染で劇症化する例はまれです。HCV抗体の検査を行い，抗体が陽性の場合，HCV-RNAの検査を行います。

104I-6　慢性肝炎の原因となる肝炎ウイルスはどれか。**2つ選べ**。
　　　　a A 型　　b B 型　　c C 型　　d D 型　　e E 型

●選択肢考察
× a　A型肝炎は通常，一過性感染で，慢性化しない。
◯ b　B型肝炎の慢性化率は20～30％である。
◯ c　C型肝炎は慢性化することが多く，その率は60～70％である。
× d　D型肝炎はB型ウイルスと同時に感染するか，B型ウイルス持続感染者に重感染する。同時感染よりD型ウイルス複製は強く起こり，高率に慢性化する。しかし，D型ウイルス単独で慢性肝炎とはならない。
× e　E型肝炎は通常，慢性化しない。
●正解　　b，c

101G-28　40歳の女性。軽度の全身倦怠感と易疲労感とを主訴に来院した。5年前から1日3合の冷酒を飲むようになった。身長152 cm，体重44 kg。右肋骨弓下に表面平滑の肝を3 cm触知し，圧痛を認めない。血清生化学所見：総ビリルビン1.0 mg/dl，AST 80 IU/l，ALT 50 IU/l，γ-GTP 580 IU/l（基準8～50）。肝生検組織H-E染色標本を別に示す。
　　　　この疾患で正しいのはどれか。**2つ選べ**。
　　　　a　同一飲酒量では男性の方が罹患しやすい。
　　　　b　飲酒を続けても肝硬変には進展しない。
　　　　c　γ-GTPは禁酒により速やかに改善する。
　　　　d　肝に蓄積しているのは中性脂肪である。
　　　　e　肝の組織学的変化は不可逆性である。

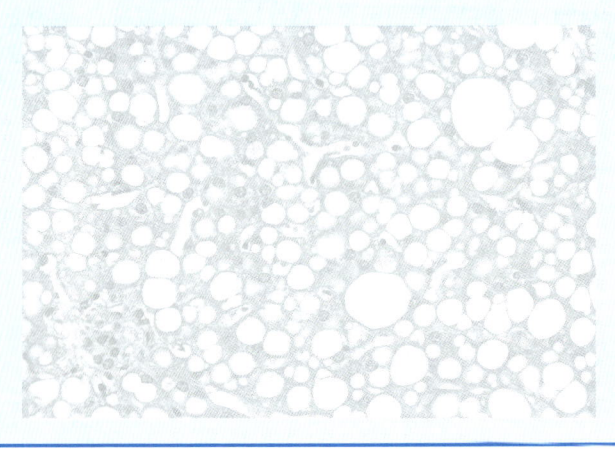

（☞ p. xvii カラー写真 No. 36）

●鑑別診断

症例文から，長期間の飲酒歴があり，血液検査で AST, ALT の軽度上昇，γ-GTP の著明な上昇を認めることから，アルコール性肝障害と診断するのは容易である。

次に，アルコール性肝障害の重症度を鑑別しなければならない。アルコール性肝障害は通常，無症状である脂肪肝からアルコール性肝炎，終末期像であるアルコール性肝硬変へと至るが，全身倦怠感，易疲労感を認めることからは，脂肪肝より肝炎か肝硬変と考えやすい。

最終診断は肝生検によるが，肝生検組織像をみると，肝小葉 1/3 以上を占める脂肪滴が明瞭である。肝細胞の風船様膨化や線維化の所見は乏しい。したがって，アルコール性脂肪肝（alcoholic fatty liver）と診断される。ちなみに，過栄養性脂肪肝では AST/ALT<1 となる。

●画像診断

肝小葉 1/3 以上を占める多数の脂肪滴がみられる。肝細胞の風船様膨化や Mallory 体形成は乏しく，線維化はみられない。

●確定診断　　アルコール性脂肪肝

●選択肢考察

×a　女性の方が罹患しやすい。
×b　飲酒を続けるとアルコール性肝硬変になる。
○c　正しい。
○d　肝生検組織像で多くの脂肪滴がみられ，これは中性脂肪の蓄積に伴って生じる。
×e　肝硬変にまで進行していなければ可逆性である。

●正解　　c, d

CBT-106　　　　　　　　　　　　　　　　　　　　　　　　　　　D-226

肝炎ウイルスについて正しいのはどれか。

A　A 型肝炎ウイルスは DNA ウイルスである。
B　成人が A 型肝炎ウイルスに感染するとキャリアになる。
C　B 型肝炎はしばしば劇症化する。
D　C 型肝炎は慢性化しにくい。
E　肝細胞癌の原因としては，C 型肝炎ウイルスが最も多い。

▶選択肢考察

×A　A 型肝炎ウイルスはピコルナウイルス科ヘパトウイルス属に属する RNA ウイルスで，経口感染する。
×B　A 型肝炎の経過はほとんどが急性肝炎の形をとり，ある時期を過ぎると治癒へ向かう。B 型，C 型は血液感染であり，母子垂直感染などによりキャリアとなる。
×C　B 型肝炎は一過性感染の場合，70〜80％は不顕性感染で終わる。20〜30％は急性肝炎を発症する。このうち約 2％が劇症肝炎となるので，「しばしば劇症化する」は間違い。
×D　C 型肝炎ウイルスの約 70％，B 型肝炎ウイルスの 10％が慢性化する。
○E　我が国では肝細胞癌の 80％近くは C 型肝炎が原因とされる。

▶ポイント

B 型，C 型肝炎は経血液感染し，慢性化する。その中に肝癌の発症例がある。

▶正解　　E

CBT-107　　　　　　　　　　　　　　　　　　　　　　　　　　　　　D-226

C型肝炎について正しいのはどれか。

A　RNAウイルスである。
B　母子感染が主である。
C　ワクチンで予防できる。
D　C型肝炎ウイルス抗体は中間抗体である。
E　成人の初感染では慢性化しない。

▶選択肢考察

○A　C型肝炎ウイルス（HCV）はRNAウイルスである。
×B　輸血後の感染が主であったが，近年は針刺し事故や覚醒剤の針の使い回しなどによる。
×C　ワクチンはない。予防法は，感染を疑った際に水で洗い流すこと。
×D　C型肝炎の抗体は陽性と非陽性の2つしかない。
×E　B型肝炎では，成人初感染での慢性化はない。C型では慢性化しやすい。

▶正解　　A

Dr. 李's COMMENT

肝炎ウイルスが重要です。以下にポイントを列挙します。
・D型はB型との同時感染か，HBVキャリアへの重複感染しか起こりません。
・A型，E型は経口感染で，通常は持続感染へ移行することはありません。
・A型は生ガキなどの魚介類の生食が原因となることが多く，E型はシカやイノシシなどの生肉を食することで感染することが多いです。
・B型，C型は血液や体液を介して感染します。B型は小児で慢性化しやすく，成人で慢性化することはまれです。ただ，最近ではB型急性肝炎の中でも，慢性化しやすい遺伝子型が増えていることが報告されています。
・C型は約7割が持続感染へ移行し，慢性化します。
・A型，B型はワクチンで予防することができます。

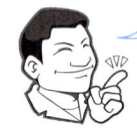

15 肝硬変，肝不全，肝性脳症

> **この項目のポイント**
>
> 肝硬変では，大部分の代謝は負になります。例えば，コリンエステラーゼ低下は蛋白合成能低下を意味します。ただし，窒素の代謝障害でアンモニア値は上昇します。

105B-42 50歳の男性。皮疹を主訴に来院した。3か月前から両肩と胸部とに赤い皮疹が多発しているのに気付いていた。25年の飲酒歴があり，肝機能障害を指摘されているが自覚症状はない。左肩の写真を別に示す。
この皮膚症状に関連するのはどれか。
 a アンドロゲン　　　b エストロゲン　　　c コルチゾール
 d アルドステロン　　e プロゲステロン

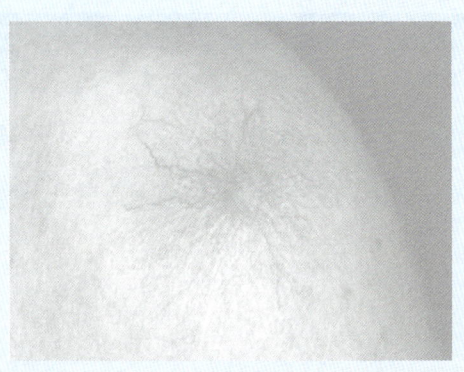

(☞ p. xix カラー写真 No. 37)

● **画像診断**

クモが脚を広げたように血管が拡張している。くも状血管腫（vascular spider）と呼ばれる。

毛細血管拡張

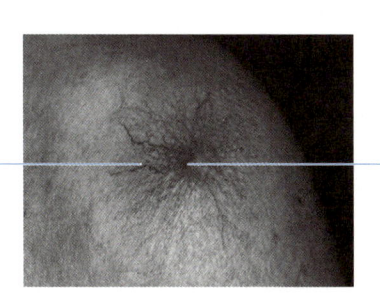

中心部は拍動を伴うことがある。押さえると血管が退色することがある

● **確定診断**　　くも状血管腫

● **選択肢考察**

× a アンドロゲンはステロイドの一種，男性ホルモンであり，皮膚には男性型脱毛を招来することがある。
○ b エストロゲンは女性ホルモンではあるが，男性にも微量存在し，肝臓で代謝される。肝硬変など肝臓の障害があるとエストロゲンが体内に蓄積し，くも状血管腫を生じる。
× c コルチゾールは副腎皮質ホルモンであり，皮膚を薄くして出血斑を作りやすくする作用がある。
× d アルドステロンは副腎皮質から作られるステロイドで，血圧上昇，K排泄作用がある。
× e プロゲステロンは卵巣の黄体で合成されるステロイドの一種である。

● **ポイント**

男性でもエストロゲン（女性ホルモン）は合成されているが，肝臓で代謝分解される。肝硬変などで肝臓の処理能力が低下するとエストロゲンが体内に蓄積し，女性化乳房やくも状血管腫などを認めることがある。

●正解　　b

> 101C-36　肝硬変の検査所見で正しいのはどれか。
> a　血小板増加
> b　プロトロンビン時間延長
> c　アルブミン増加
> d　γ-グロブリン減少
> e　コリンエステラーゼ増加

●選択肢考察
×a　肝臓，脾臓などでの消費が亢進するため，低下する。
○b　多くの凝固因子が肝臓で生成されるため，凝固能が低下する。
×c　アルブミンの合成低下が生じるため，減少する。
×d　多クローン性のγ-グロブリンの上昇を認める。
×e　蛋白合成能を反映する酵素であり，減少する。

●正解　　b

CBT-108　　　　　　　　　　　　　　　　　　　　　　　　D-228

肝硬変でみられる所見はどれか。

A　中心性肥満　　B　満月様顔貌　　C　手掌紅斑
D　皮下結節　　　E　表在リンパ節腫脹

▶選択肢考察
×A，×B，○C，×D，×E

＜肝硬変でみられる症状＞
1）肝機能低下に伴う症状
　①全身倦怠感
　②低アルブミン血症→浮腫，腹水
　③貧血
　④黄疸→皮膚瘙痒感（ビリルビン上昇）
　⑤ステロイド代謝障害→くも状血管腫，手掌紅斑，女性化乳房（エストロゲンが肝で分解されないため）
　⑥アンモニア上昇→肝性昏睡，口臭，羽ばたき振戦
2）門脈圧亢進に伴う症状
　①食道静脈瘤，腹壁静脈怒張（Medusaの頭），痔，腹水
　②脾腫→汎血球減少
　③胃・十二指腸潰瘍
　④蛋白漏出性胃腸症
3）その他
　①易感染症
　②ばち指

▶正解　　C

CBT-109　　　　　　　　　　　　　　　　　　　　　　　　　　　　D-228

肝硬変において上昇するのはどれか。

A　アルブミン　　　　　B　コリンエステラーゼ　　　C　コレステロール
D　γ-グロブリン　　　　E　分枝鎖アミノ酸

▶選択肢考察
×A　アルブミンを含め，蛋白合成能は低下する。
×B，×E　コリンエステラーゼ値，分枝鎖アミノ酸は低下する。
×C　コレステロール合成能は低下する。
○D　グロブリンが多クローン性に上昇する。γ-グロブリン値も上昇する。
▶正解　　　D

Dr. 李's COMMENT

　慢性肝炎から肝硬変に移行します。ズバリ，肝硬変の血液検査所見が重要です。以下，ポイントを列挙します。
・脾機能亢進のため，汎血球減少となります。
・トランスアミナーゼは AST＞ALT のパターンです。ただし，正常のこともあり，重症度を反映しません。ちなみに，肥満性脂肪肝が AST＜ALT のパターンです。
・肝での合成能低下によるアルブミン低下・総コレステロール低下・コリンエステラーゼ低下があります。
・肝での凝固因子合成能低下によるプロトロンビン時間延長（活性低下）・ヘパプラスチンテスト低下があります。
・肝での尿素サイクル機能低下による高アンモニア血症により，肝性脳症に移行します。
・炎症により多クローン性にγ-グロブリンが上昇し，肝の線維化を反映してヒアルロン酸上昇・IV型コラーゲン上昇となります。

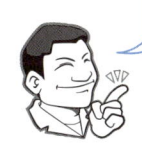

16 肝癌

> **この項目のポイント**
>
> ◆ C型肝炎ウイルス（HCV）による慢性肝炎→肝硬変の経過中に発癌する頻度は，B型肝炎ウイルス（HBV）の場合の2倍程度あります。また，HBVによる肝炎では，肝硬変に至らなくても発癌する症例（*de novo* 発癌）があり，要注意です。

105A-26 32歳の女性。健康診断の腹部超音波検査で肝右葉背面の腫瘤性病変を指摘され来院した。既往歴に特記すべきことはない。身長159 cm，体重57 kg。腹部は平坦，軟で，肝・脾を触知しない。血液所見：赤血球426万，Hb 13.1 g/dl，Ht 39％，白血球7,400，血小板18万。血清生化学所見：血糖98 mg/dl，総蛋白7.9 g/dl，アルブミン4.4 g/dl，尿素窒素9 mg/dl，総コレステロール125 mg/dl，総ビリルビン0.8 mg/dl，AST 12 IU/l，ALT 15 IU/l，ALP 250 IU/l（基準115〜359）。免疫学所見：AFP 5 ng/ml（基準20以下），CEA 1.4 ng/ml（基準5以下），CA19-9 22 U/ml（基準37以下）。腹部ダイナミックCTの動脈相（A）と門脈相（B）とを別に示す。
最も考えられる疾患はどれか。

　a　肝嚢胞　　　　b　肝細胞癌　　　　c　肝血管腫
　d　肝内胆管癌　　e　転移性肝癌

A　　　　　　　　　B

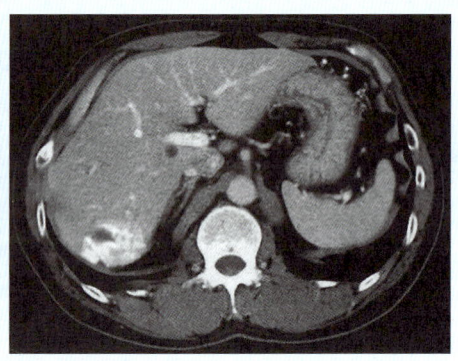

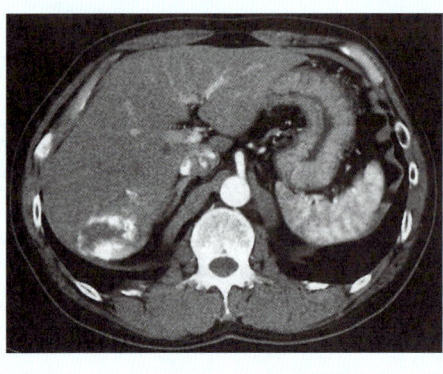

●画像診断

動脈相では肝右葉後区域に腫瘤性病変が描出され，その辺縁が造影されてきている。
それよりタイミングの遅い門脈相では中心部に向かい造影剤が充満していく遅発性濃染像がみられる。

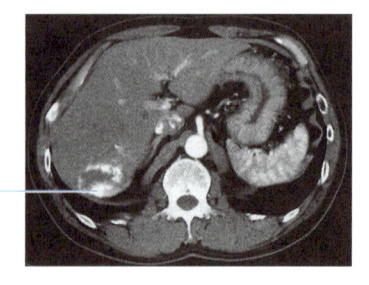

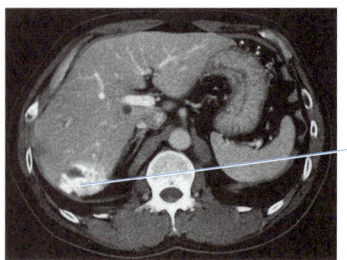

動脈相：血管腫の周囲からの造影剤濃染

門脈相（動脈相の後遅れて）：血管腫周囲から中心へ向けて充満していく遅発性濃染像

●鑑別診断

肝の腫瘤性病変は，良性としては，**肝血管腫**（hemangioma of the liver）（その多くは海綿状血管腫）が最も頻度が高い。肝細胞腺腫は，経口避妊薬を服用する若い女性に発症する。肝嚢胞は内腔が上皮で覆われた液体

貯留がみられる。悪性としては，肝細胞癌が多く，慢性C型肝炎やB型肝炎から肝硬変，原発性肝癌と進展するのが一般的である。ほかに，大腸癌などからの転移性肝癌，胆管細胞癌などがある。これらはそれぞれの腫瘍マーカーが上昇する場合も認められる。

●選択肢考察
×a　肝嚢胞では液体貯留がみられ，これは造影されていかない。
×b　肝細胞癌は一般に血流に乏しい腫瘍である。背景に肝硬変や慢性肝炎を伴うことが一般的である。
○c　腫瘍性病変は辺縁から造影剤に染まり，次第に中心部に向かい充満していく。海綿状血管腫と考えられる。
×d　胆管細胞癌は胆管壁に沿って進展する。本症例は孤立した腫瘤を形成している。
×e　転移性肝癌では一般に血流に乏しく，造影CTでは低濃度に描出されることが多い。

●確定診断　　肝血管腫
●正解　　c

104A-30　50歳の男性。B型慢性肝炎で通院中に，腹部超音波検査で肝に単発の占拠性病変を指摘された。血液所見：赤血球440万，Hb 12.8 g/dl，Ht 36％，白血球3,100，血小板13万。血清生化学所見：総ビリルビン1.1 mg/dl，AST 49 IU/l，ALT 47 IU/l。腹部ダイナミックCT（A，B，C）を別に示す。
　　治療方針の決定に最も有用なのはどれか。
　　a　α₁-アンチトリプシン法　　　b　グルカゴン負荷試験
　　c　線維化マーカー　　　　　　　d　BT-PABA試験
　　e　ICG試験

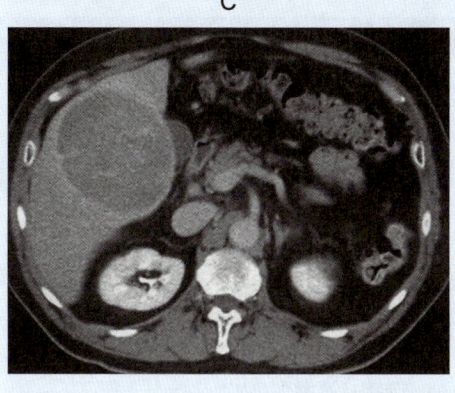

●**画像診断**
　腹部単純CT（A），腹部ダイナミックCTの動脈相（B），門脈相（C）が提示してある。肝右葉に動脈相で造影され，門脈相で造影されない巨大肝腫瘍を認める。

●**鑑別診断**
　B型慢性肝炎で，腹部超音波検査で肝腫瘍を認めることから，まず肝細胞癌の可能性を考える必要がある。肝腫瘍の鑑別として，転移性肝癌，胆管細胞癌，肝血管腫などが挙げられるが，鑑別にはダイナミックCTが有用である。本症例は，腫瘍が動脈相で造影され，門脈相で造影されないことから，肝細胞癌と診断される。

●**確定診断**　　肝細胞癌

●**選択肢考察**
× a　α$_1$-アンチトリプシン法は，肝予備能検査にならない。
× b　グルカゴン負荷試験は，糖尿病（1型，2型），インスリノーマの診断に用いる。
× c　線維化マーカーは，肝硬変の程度を示すマーカーであり，肝予備能とは関係しない。
× d　BT-PABA試験は，膵外分泌機能を調べる検査。
○ e　ICG試験は，肝予備能検査として最も重要な検査の1つであり，術後肝不全を防止するための切除範囲を決定する際に重要である。

●**正解**　　e

86B-45　原発性肝癌と転移性肝癌との鑑別診断に最も有用な検査はどれか。
　　　a　超音波検査　　　b　エックス線単純CT　　　c　肝シンチグラフィ
　　　d　胆道造影　　　　e　選択的動脈造影

●**選択肢考察**
× a　肝細胞癌（halo，モザイク所見），転移性肝癌（bull's eye sign）それぞれに特徴的所見が知られているが，必ずしも全例に認められるものではない。
× b　ともに低吸収域として描出され，さらに造影を施す必要がある。
× c　ともにRI集積像として病巣が描出される。しかも膿瘍などの炎症部でも同様の像が得られ，その点からしても鑑別の意義は乏しい。
× d　ともに肝実質病変であり，鑑別はおろか局在診断においてさえ診断的意義に乏しい。
○ e　悪性腫瘍の診断には生検が最も確実な方法である。しかし，肝細胞癌は血管に富む病巣を形成し，生検診断がきわめて困難である。このことが，肝細胞癌の診断の上で選択的肝動脈造影が重要視される理由となっている。一方で，転移性肝癌は乏血管病巣を呈することが多く，本造影法が原発および転移性肝癌の鑑別に最も役立つと考えられる。

●**正解**　　e

CBT-110　　　　　　　　　　　　　　　　　　　　　　　　　　　　　　D-230
原発性肝癌の原因となる疾患のうち最も多いのはどれか。

A　B型肝炎　　　　　B　C型肝炎　　　　　C　脂肪肝
D　アルコール性肝炎　E　自己免疫性肝炎

▶**選択肢考察**
× A　B型肝炎ウイルス持続感染により，慢性肝炎→肝硬変→原発性肝癌と進展する。また，肝硬変にまで進展しなくても発癌する場合がある。頻度はC型肝炎の方が高い。
○ B　C型肝炎ウイルス持続感染により慢性肝炎→肝硬変→原発性肝癌と進展する。1990年代にC型肝炎ウイルス検査が確立されてからは，発症は高齢化している。

×C　肝癌の発生母地は慢性肝炎，肝硬変などの慢性肝病変ではあるが，C型，B型肝炎ウイルスによる慢性肝炎→肝硬変→原発性肝癌というパターンが多い。

×D　アルコール性肝炎（慢性肝炎）も肝癌の発生母地であるが，ウイルス性肝炎，肝硬変に比べれば発生頻度は低い。

×E　ルポイド肝炎などの自己免疫性肝炎（慢性肝炎）も発生母地となり得るが，頻度はウイルス性，アルコール性などに比べ低い。

▶正解　　　B

CBT-111　　　　　　　　　　　　　　　　　　　　　　　　　　　　　　D-230

病理解剖による肝臓の断面図を示す。

考えられるのはどれか。

A　肝血管腫
B　肝細胞癌
C　肝芽腫
D　転移性肝癌
E　胆嚢癌

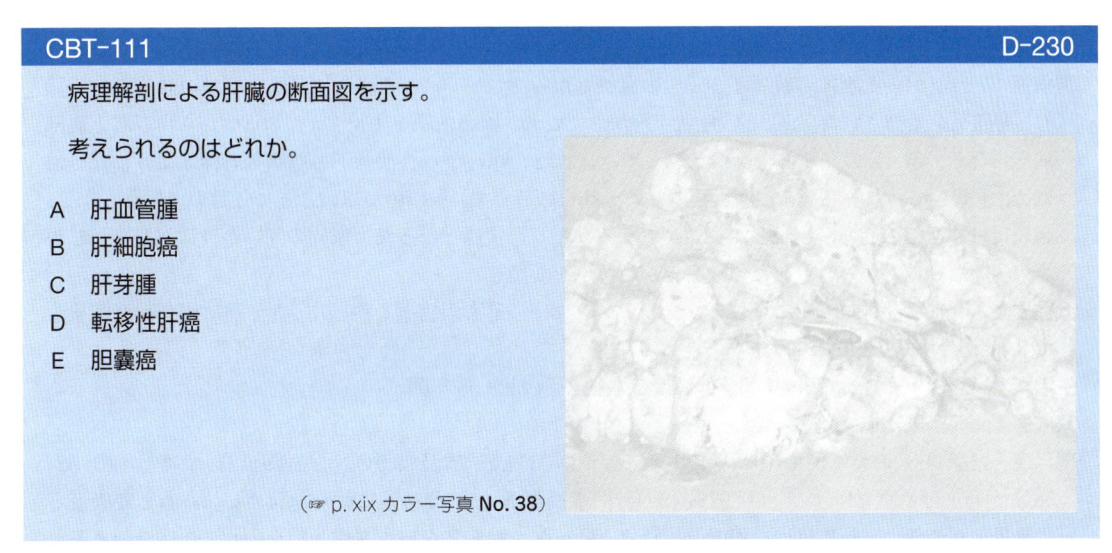

（☞ p. xix カラー写真 No. 38）

▶選択肢考察

×A　肝血管腫には海綿状血管腫，毛細血管腫，内皮性血管腫があり，多くは海綿状血管腫である。マクロの固定標本では腫瘍はスポンジ状の断面となる。

○B　写真はマクロの固定標本で，肝硬変を母地に多発肝癌結節を認める。腫瘍部以外の肝実質は肝硬変で萎縮し，肝表面は凹凸不整である。

×C　肝芽腫は肝芽細胞を母地として発症する。多くは2歳以下の発症で，腫瘍実質は大きくなると壊死部分を認める。

×D　転移性肝癌は多発性が多く，腫瘍は血流に乏しい。肝実質は原発性肝癌では肝硬変が多いが，転移性では肝硬変は合併していないことが多い。

×E　胆嚢は肝床面に漿膜がなく，胆嚢癌では肝床浸潤を生じやすい。

▶正解　　　B

Dr. 李's COMMENT

C型肝炎から肝硬変，肝癌へと移行する例が最多です。

肝硬変での腫瘍マーカー（AFP, PIVKA-Ⅱ）に注意しましょう。腹部エコーでは肝癌が大きくなるにつれて辺縁低エコー帯，腫瘍内部はモザイクパターンとなります。腹部CTではダイナミックCTにて早期（動脈相）では高濃度で，後期（門脈相）になると低濃度になります。肝血管腫と誤診してはなりません。

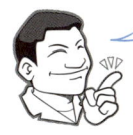

血管造影ではhypervascularな腫瘍像です。転移性肝癌は血管造影でhypovascularであることが多く，原発性肝癌か転移性肝癌か鑑別する決め手となります。

17 胆石症，胆嚢炎，胆管炎

この項目のポイント

◆ 総胆管結石が急性閉塞性化膿性胆管炎をきたし，敗血症性ショックへ移行します。

次の文を読み，26，27 の問いに答えよ。
78 歳の男性。意識障害のため搬入された。
現病歴：7 日前から上腹部の鈍痛と 38.3℃ の発熱とがみられていた。6 日前にかかりつけの診療所を受診し，解熱薬を処方された。5 日前，症状が軽快したため，薬の内服を中止した。2 日前から再び右上腹部痛を自覚し，37.6℃ の発熱と全身倦怠感とがみられた。昨日から食欲低下と悪寒とを伴うようになったため，中断していた解熱薬の内服を再開した。昨日の時点で，尿の色が濃いことに気付いていた。本日，起床後に悪寒と悪心とが出現し，意識がもうろうとした状態となった。家族の問いかけに対してつじつまの合わない返答がみられたため，家族が救急車を要請した。
既往歴：7 年前から高血圧症に対しアンジオテンシン変換酵素阻害薬を内服中。3 年前に腹部超音波検査で 3，4 個の胆石を指摘された。
生活歴：喫煙は 15 本/日を 58 年間。飲酒は日本酒 2 合/日を 58 年間。
家族歴：父親が脳出血で死亡。
現　症：意識レベルは JCS Ⅱ-10。身長 164 cm，体重 59 kg。体温 39.0℃。心拍数 112/分，整。血圧 82/58 mmHg。呼吸数 24/分。SpO₂ 97%（3 l/分酸素投与下）。眼球結膜に黄染を認める。心音と呼吸音とに異常を認めない。腹部はやや膨隆し，軟で，肝・脾を触知しない。右季肋部を中心に圧痛を認める。

106F-26 まず行うべき治療として適切なのはどれか。
　　a　アトロピンの静注　　　　　　b　新鮮凍結血漿の輸血
　　c　生理食塩液の急速静注　　　　d　アルブミン製剤の点滴静注
　　e　分岐鎖アミノ酸製剤の点滴静注

106F-27 この患者の循環状態の重症度を評価するための検査で適切なのはどれか。
　　a　血糖測定　　　　　　　　　　b　血液培養検査
　　c　動脈血乳酸値測定　　　　　　d　血清アルブミン測定
　　e　ヘパプラスチンテスト

●選択肢考察
[26]
×a　副交感神経遮断薬であるアトロピンは，神経原性ショック予防のために用いられる。
×b　新鮮凍結血漿は膠質浸透圧を確保するために必要であるが，まず必要なのは適切な量の輸液である。
○c　敗血症性ショックでは，中心静脈圧などをモニターしながら，血圧低下による乏尿に対処すべく，大量の生理食塩液輸液（しばしば正常な血液量をはるかに超える）を行う必要がある。
×d　新鮮凍結血漿同様，アルブミン製剤も膠質浸透圧の確保には寄与するが，まず必要なのは適切な量の輸液である。
×e　分岐鎖アミノ酸製剤は，肝性脳症の治療に用いられる。
[27]
×a　意識障害の原因は血糖異常によるものではなく，膵機能低下も考えにくい。
×b　敗血症自体の確定診断には有効であるが，循環動態に関連してその予後を占う因子とはならない。
○c　代償不能な乳酸性アシドーシスを伴う場合，敗血症は不可逆的で致命的な病態（多臓器不全：MOF）へ

と進展する可能性が高くなるため，予後を占う因子として最も重要である。
×d　肝臓で合成されるアルブミンの測定は，肝機能を評価する場合などに有効である。
×e　プロトロンビン時間やトロンボテストなどとともに，肝臓で合成される凝固因子を定量的に評価する検査であり，肝機能の評価に用いられる。

- ●確定診断　　急性閉塞性化膿性胆管炎＋敗血症性ショック
- ●正解　　　［26］c　［27］c

104A-31　74歳の男性。黄疸と灰白色便とを主訴に来院した。意識は清明。身長167 cm，体重56 kg。体温37.6℃。脈拍80/分，整。血圧124/68 mmHg。眼瞼結膜に貧血を認めない。眼球結膜に黄染を認める。心音と呼吸音とに異常を認めない。腹部は平坦，軟。上腹部に軽度の圧痛を認めるが，反跳痛や筋性防御を認めない。肝・脾を触知しない。腫瘤を触知しない。血液所見：赤血球410万，Hb 12.8 g/d*l*，Ht 37％，白血球10,700，血小板21万。血清生化学所見：総蛋白6.7 g/d*l*，アルブミン2.8 g/d*l*，総ビリルビン14.2 mg/d*l*，直接ビリルビン10.0 mg/d*l*，AST 125 IU/*l*，ALT 278 IU/*l*，ALP 1,240 IU/*l*（基準115〜359），γ-GTP 1,440 IU/*l*（基準8〜50），アミラーゼ125 IU/*l*（基準37〜160）。免疫学所見：CRP 0.2 mg/d*l*，CEA 15.3 ng/m*l*（基準5以下），CA19-9 15,380 U/m*l*（基準37以下）。内視鏡的逆行性胆管膵管造影写真〈ERCP〉を別に示す。
処置としてまず行うのはどれか。

- a　内視鏡的経鼻胆管ドレナージ
- b　内視鏡的膵管ドレナージ
- c　内視鏡的胆管拡張術
- d　腹腔鏡下胆嚢摘除術
- e　内視鏡的除石術

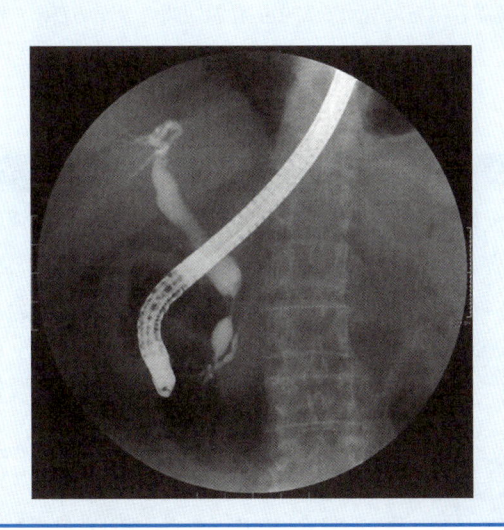

●画像診断
　左右肝管合流部から膵内胆管上縁までの肝外胆管の下半分（中部胆管）に明らかな狭窄を認め，中部胆管癌と診断される。主膵管は少しだけ造影されているが，これは主膵管に圧をかけず（主膵管に圧がかかると造影の合併症として膵炎を起こすことがある），胆管を主に造影しようとしたことによるもので，主病変は中部胆管である。

●鑑別診断

閉塞性黄疸をきたす疾患を考える。

1）膵頭部癌：主膵管は十分造影されてはいないが，頭部では造影されているので，否定される。主病変は総胆管下部と考えられる。

2）Vater乳頭部癌：乳頭部癌は胆管癌が総胆管末端に生じたものといえるが，ERCPでは狭窄は中部胆管であるため，否定できる。乳頭部癌ではCourvoisier徴候が認められる。

3）総胆管結石：総胆管に結石像は認められないし，腫瘍マーカー上昇は結石では説明できないので否定される。

4）胆管癌：ERCPでは左右肝管合流部から膵上縁を二等分した下半分（中部胆管）に総胆管の著明な狭窄（約15 mm）を認め，その辺縁の性状からも悪性疾患を考える。

●確定診断　　中部胆管癌

●選択肢考察

○a　内視鏡的経鼻胆管ドレナージ（endoscopic nasal biliary drainage：ENBD）は，内視鏡とガイドワイヤーを用いてVater乳頭から総胆管に狭窄を越えてドレナージチューブを挿入・留置するもので，減黄がなされ肝機能が改善してから手術を行うか，短いステントチューブを留置（endoscopic retrograde biliary drainage：ERBD）して減黄を維持する。

×b　内視鏡的膵管ドレナージは，膵頭部での主膵管狭窄（腫瘍性など）で行われることがある。

×c　内視鏡的胆管拡張術は，主に肝内結石に伴う管内胆管狭窄に対して除石と併せて胆道鏡下に行われる。

×d　腹腔鏡下胆嚢摘除術は，主に胆嚢結石に対して行われ，技術・医療機器の向上とともに，胆嚢炎合併例，総胆管結石合併例，早期の胆嚢癌などに対しても徐々に適応が広がりつつある。

×e　内視鏡的除石術には，総胆管結石に対するVater乳頭切開を伴う切石術，肝内結石に対する胆道鏡下切石術などがある。

●正解　　a

CBT-112　　D-223

45歳の女性。食後2時間に右季肋部痛を訴えて来院した。身長150 cm，体重60 kg。
最も考えられるのはどれか。

A　胆嚢結石　　　　B　尿管結石　　　　C　腎結石
D　十二指腸潰瘍　　E　虫垂炎

▶選択肢考察

○A　胆石の5F（female, forty or fifty, fatty, fair, fecund）のうち少なくとも3項目を満たしている。胆石発作は，食事により胆嚢が収縮することで誘発される。

×B　尿管結石は，食事に関係なく発症する。通常，疝痛と悪心・嘔吐を伴うことが多い。

×C　腎結石は，結石が腎盂から尿管に落下，閉塞して疼痛を発症することが一般的である。

×D　十二指腸潰瘍は，空腹時あるいは食後に疼痛が出現することが多い。

×E　虫垂炎は，当初の上腹部痛，悪心など腹膜刺激症状の後に右側腹部痛が出現することが多い。

▶正解　　A

CBT-113　　　　　　　　　　　　　　　　　　　　　　　　　　　　　　　D-223

81歳の女性。朝食後，上腹部痛，悪心および嘔吐をきたしたため来院した。胆石発作の既往あり。前屈位で腹痛はやや軽減する。
血液検査で<u>上昇しない</u>のはどれか。

A　AST　　　　B　LDH　　　　C　カルシウム　　　D　血　糖　　　E　白血球

▶選択肢考察
○A　胆石発作と考えれば，AST，ALT などの肝胆道系酵素は上昇する。
○B　血清乳酸脱水素酵素（LDH）は消化器系では急性肝炎，うっ血肝，肝癌などで上昇する。
×C　血中 Ca は，50％は血中アルブミンと結合している。副甲状腺ホルモン（PTH）と活性型ビタミンDにより調節を受けており，消化器疾患，急性膵炎では低下する。
○D　食後に血糖は上昇するが，それ以外にも様々なストレスの病態で血糖は上昇する。カテコラミンなどが分泌されても血糖は上昇する。
○E　胆石発作では感染（胆嚢炎など）を合併する場合もあり，一般には白血球は上昇する。

▶ポイント
　胆石発作の再発が示唆されるが，その病態は胆嚢内の結石が胆嚢頸部にはまり込んで（嵌頓），食事により胆嚢が収縮する際に胆嚢内の内圧が上昇し，疼痛を生じる。胆嚢炎の合併をみることがあるが，高齢者では発熱や白血球上昇を認めないこともあり，注意を要する。

▶正解　　　C

Dr. 李's COMMENT

　急性胆管炎が重要です。
　胆石や悪性腫瘍で胆道が狭窄し，そこに細菌感染（大腸菌やクレブシエラが多い）が加わり発症します。症状は，右季肋部痛，発熱，黄疸の Charcot 三徴がポイントです。
　胆管ドレナージや抗菌薬の治療が遅れると，急性閉塞性化膿性胆管炎に移行します。こうなると Charcot 三徴に意識障害とショックを加えた Reynolds 五徴を呈します。
　急性閉塞性化膿性胆管炎では，敗血症，エンドトキシンショック，播種性血管内凝固（DIC）や多臓器不全（MOF）に陥り，致死的になります。

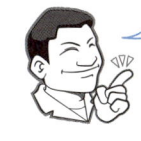

18 急性膵炎，慢性膵炎

この項目のポイント

- 急性膵炎では，消化管麻痺を合併して，消化管内にガスが貯留するため，腹部超音波検査よりも腹部 CT の有用性が高いです。

次の文を読み，62〜64 の問いに答えよ。

56 歳の男性。心窩部痛を主訴に妻に伴われて来院した。

現病歴：昨晩，夕食後に心窩部痛と悪心とを自覚した。心窩部痛は次第に増強し，背部痛も伴うようになった。

既往歴：30 歳代から肝機能障害を指摘されている。

生活歴：飲酒は日本酒 3 合/日を 30 年間。喫煙は 20 本/日を 36 年間。

家族歴：父親が胃癌，母親が高血圧。

現 症：意識はやや混濁。身長 168 cm，体重 58 kg。体温 37.8℃。呼吸数 40/分，脈拍 120/分，整。血圧 100/56 mmHg。心音と呼吸音とに異常を認めない。腹部はやや膨隆して，上腹部に圧痛と抵抗とを認める。肝・脾を触知しない。下肢に浮腫を認めない。

検査所見：尿所見：蛋白（−），糖 1＋。血液所見：赤血球 450 万，Hb 12.6 g/d*l*，Ht 39%，白血球 18,800（桿状核好中球 61%，分葉核好中球 10%，好酸球 2%，好塩基球 2%，単球 5%，リンパ球 20%），血小板 6.9 万。血清生化学所見：HbA1c 7.6%，総蛋白 6.0 g/d*l*，アルブミン 3.2 g/d*l*，クレアチニン 2.8 mg/d*l*，尿酸 7.8 mg/d*l*，総コレステロール 180 mg/d*l*，トリグリセリド 140 mg/d*l*，総ビリルビン 1.2 mg/d*l*，直接ビリルビン 0.3 mg/d*l*，AST 130 IU/*l*，ALT 150 IU/*l*，ALP 380 IU/*l*（基準 115〜359），γ-GTP 130 IU/*l*（基準 8〜50），アミラーゼ 2,400 IU/*l*（基準 37〜160），Na 142 mEq/*l*，K 4.0 mEq/*l*，Cl 112 mEq/*l*，P 3.0 mg/d*l*。動脈血ガス分析（自発呼吸，room air）：pH 7.41，HCO_3^- 26 mEq/*l*。免疫学所見：CRP 3.2 mg/d*l*，CEA 2.5 ng/m*l*（基準 5 以下），CA19-9 18 U/m*l*（基準 37 以下），CA125 120 U/m*l*（基準 35 以下）。

103G-62 まず行うのはどれか。
- a 上部消化管内視鏡検査
- b 腹部血管造影
- c 腹部単純 CT
- d 磁気共鳴胆管膵管撮影〈MRCP〉
- e ポジトロンエミッション断層撮影〈PET〉

103G-63 血液検査所見で**考えにくい**のはどれか。
- a LD〈LDH〉880 IU/*l*（基準 176〜353）
- b カルシウム 11.2 mg/d*l*
- c 尿素窒素 60 mg/d*l*
- d 血糖 240 mg/d*l*
- e PaO_2 67 Torr

103G-64 治療として**誤っている**のはどれか。
- a H_2 受容体拮抗薬投与
- b 輸液量の制限
- c 抗菌薬投与
- d 酸素投与
- e 絶飲食

● 鑑別診断

重症度判定には，呼吸数＞20/分，脈拍＞90/分，体温＞38℃などの臨床徴候，血液検査で，白血球＞12,000，血小板≦10 万，尿素窒素≧40 mg/d*l*，クレアチニン≧2.0 mg/d*l*，LDH≧基準値上限の 2 倍，Ca≦7.5 mg/d*l*，CRP≧15 mg/d*l* などが重要である。

●確定診断　　　急性膵炎（重症）
●選択肢考察
[62]
×a，×b，×e　臨床症状や検査所見は膵炎を疑わせるものであり，まず行う検査ではない。
○c　急性膵炎の重症化を阻止するためには，急性膵炎の診断を迅速かつ的確に行うことが必要である。急性膵炎と診断した場合には，CT検査で膵腫大や膵内部不均一の有無，炎症の膵外進展度を評価することが必要である。
×d　まず行う検査ではないが，膵炎の原因検索のために，胆石の除外診断や膵管狭窄の有無をみるためには有用である。

[63]
○a　白血球，血小板，クレアチニンは重症度判定基準を満たしており，LDHが基準値上限の2倍以上であることは考えられる。
×b　Caは低値となることが多く，高値となることは考えにくい。
○c　重症の膵炎では尿素窒素はクレアチニンとともに上昇する。
○d　高血糖となることが多い。
○e　PaO_2は低下することが多く，room airで$PaO_2 \leq 60$ Torrは予後不良因子である。

[64]
○a　膵炎に対する直接的な有効性はないが，重症例では消化管出血などの合併があるため，投与する。
×b　炎症に伴う循環血漿量の低下を補うために，十分な輸液を行うべきである。
○c　重症化が予測される場合には合併症の発生頻度が高いため，膵移行性の高い広域スペクトラムをもつ抗菌薬の投与が必要である。
○d　重症例では厳密な循環・呼吸管理が必要である。
○e　膵外分泌刺激を回避するため，絶飲食による膵の安静を行う。

●正解　　　[62] c　[63] b　[64] b

CBT-114　　　　　　　　　　　　　　　　　　　　　　　　　　　　D-232

急性膵炎について誤っているのはどれか。

A　血清 FDP 値上昇　　B　血清トリグリセリド増加　　C　血清アミラーゼ値上昇
D　血清カルシウム値上昇　　E　ヘマトクリット値上昇

▶選択肢考察
○A　急性膵炎では，トリプシンなどの作用により線溶系に異常を生じる。重症例では播種性血管内凝固（DIC）を合併することもあり，FDP も上昇する。
○B　急性膵炎の原因は，アルコール性，脂質異常症性，特発性などがある。脂質異常症に伴う膵炎では，中性脂肪（血中トリグリセリド）の極端な高値を認める。血漿交換の適応となる場合がある。
○C　急性膵炎では，発症 48 時間以内に血清アミラーゼ上昇を認める。その後，下がるが，尿中アミラーゼ上昇は遷延する。
×D　脂肪が分解され生じた脂肪酸が遊離 Ca と結合し，その結果，血清 Ca は低下する。
○E　急性膵炎では，サイトカインなどにより血管透過性が亢進し，その結果，血管内は濃縮され，Ht は上昇する。十分な補液後に Ht が低値（30 以下）であれば，血性腹水などの出血が疑われ，重症と考えられる。

▶正解　　D

CBT-115　　　　　　　　　　　　　　　　　　　　　　　　　　　　D-232

68 歳の男性。大量の飲酒後，心窩部痛をきたしたため救急車で搬送された。腹部単純 CT を示す。

考えられるのはどれか。

A　胃潰瘍穿孔
B　急性膵炎
C　慢性膵炎
D　膵体部癌
E　膵嚢胞

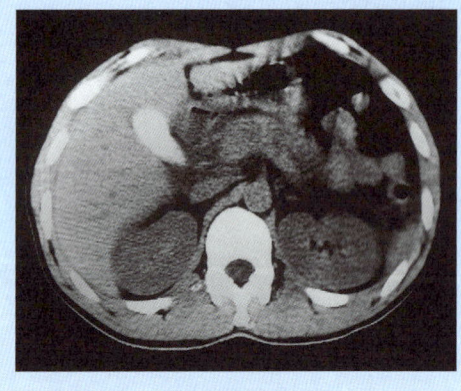

▶選択肢考察
×A　胃潰瘍穿孔では，腹部単純 X 線写真（立位）と同じように free air を認めることが一般的である。
○B　急性膵炎では，膵腫大，不均一な膵実質などの直接所見と，腎周囲や膵周囲の液体貯留（fluid collection）や腸管麻痺などの間接所見が認められる。
×C　慢性膵炎では，膵実質は萎縮し，石灰化を認める。また，主膵管は数珠状に拡張し，膵石を認めることがある。時に門脈拡張を呈する。
×D　膵体部癌では，膵体部の腫瘍像，尾側膵管の拡張などが認められる。
×E　膵嚢胞では液体の density の嚢胞像が描出される。

▶正解　　B

Dr. 李's COMMENT

　重症急性膵炎の死亡率は 20％ 前後と高く，難病として扱われています。
　予後因子としては，呼吸不全，乏尿，低カルシウム血症のほか，全身性炎症反応症候群（SIRS）が重要です。Ca については，アルブミン低値の場合には補正式を利用します。

　　　補正 Ca＝測定 Ca＋（4－血清アルブミン）

　次に，SIRS の項目を示します。
・体温＞38℃ または＜36℃
・脈拍数＞90/分
・呼吸数＞20 回/分または $PaCO_2$＜32 Torr
・白血球数＞12,000/mm³ または＜4,000/mm³，あるいは未熟型白血球＞10％

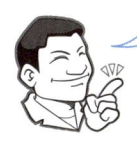

19 膵癌

この項目のポイント

近年では，膵管内乳頭粘液性腫瘍（IPMN）が注目されています。高齢男性に多い膵臓の乳頭腺癌が含まれています。IPMN では，病変から分泌される粘稠な粘液が膵管に充満し，膵液がうっ滞します。膵炎症状での発症が多く，糖尿病の合併もあります。膵管鏡検査では，イクラ状上皮が認められます。

105I-19 膵管内乳頭粘液性腫瘍〈IPMN〉で**誤っている**のはどれか。
a 主膵管内のイクラ状隆起性病変　　b 主膵管のびまん性狭窄
c 膵管内の乳頭状増生　　　　　　　d 膵管分枝のブドウの房状拡張
e Vater 乳頭口の開大

●選択肢考察
○a　IPMN では，膵管内に粘液産生の亢進した膵管上皮が乳頭状に増生する。主膵管内に膵管鏡を挿入してこれらを観察すると，イクラ状の外観を呈する隆起性病変として観察される。
×b　IPMN では，主膵管のびまん性拡張を呈することが多い。
○c　粘液産生の亢進した膵管上皮が膵管内に乳頭状に増生する。
○d　IPMN は分枝型と主膵管型に分類される。分枝型は膵管分枝が拡張し，ブドウの房状の形態を呈する。
○e　IPMN は粘液を産生するため，粘液が主膵管内に貯留し，Vater 乳頭部より排出され，乳頭口の開大を呈する。

●正解　　b

105I-45 71 歳の男性。上腹部不快感を主訴に来院した。2 週前に上腹部の不快感が出現し徐々に増悪してきた。意識は清明。身長 165 cm，体重 54 kg。体温 36.4℃。脈拍 72/分，整。腹部は平坦，軟で，肝・脾を触知しない。血液所見：赤血球 440 万，Hb 14.1 g/dl，Ht 41％，白血球 6,200，血小板 26 万。血清生化学所見：総蛋白 6.6 g/dl，アルブミン 4.0 g/dl，総ビリルビン 0.6 mg/dl，直接ビリルビン 0.2 mg/dl，AST 14 IU/l，ALT 5 IU/l，LD 267 IU/l（基準 176〜353），ALP 79 IU/l（基準 115〜359），γ-GTP 15 IU/l（基準 8〜50），Na 144 mEq/l，K 4.1 mEq/l，Cl 106 mEq/l。免疫学所見：CEA 8.4 ng/ml（基準 5 以下），CA19-9 1,772 U/ml（基準 37 以下）。腹部造影 CT（A，B）と内視鏡的逆行性胆管膵管造影写真〈ERCP〉（C）とを別に示す。
最も考えられるのはどれか。
a 膵癌　　　　　　b 膵囊胞　　　　　c 慢性膵炎
d 下部胆管癌　　　e 十二指腸乳頭部癌

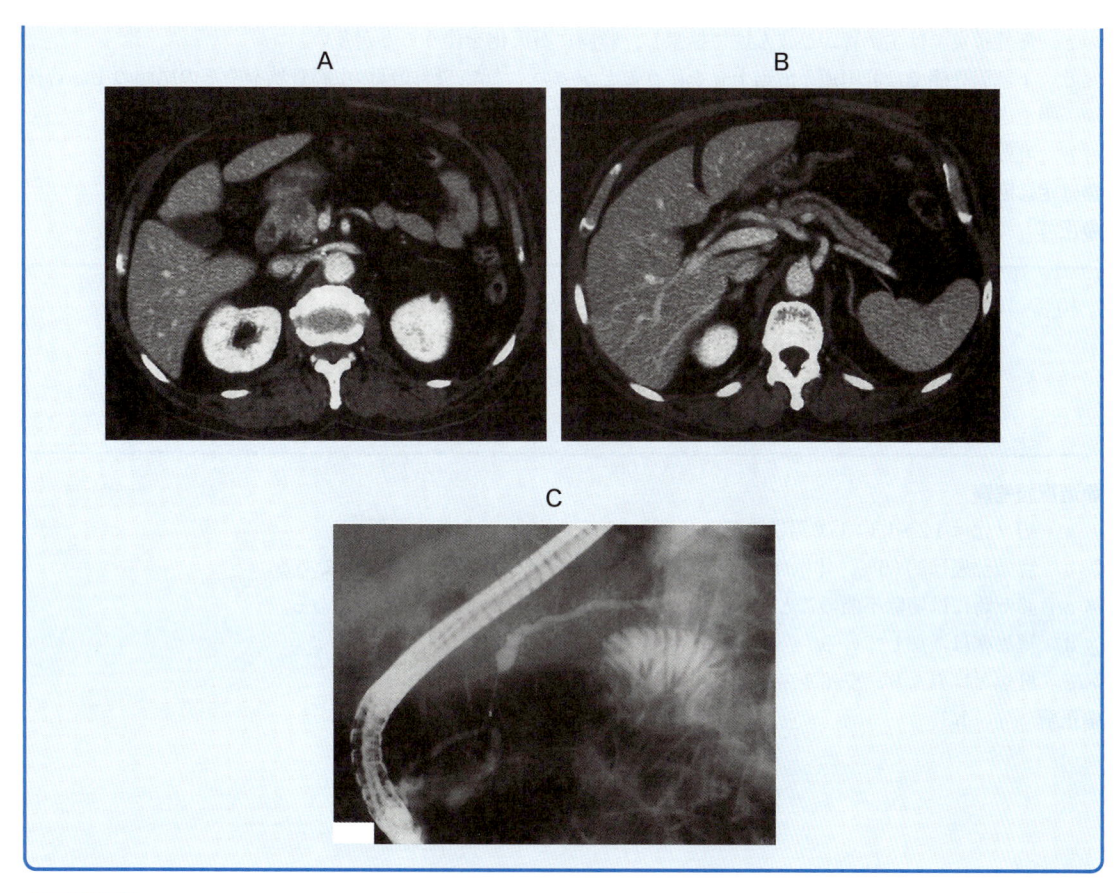

●画像診断

造影CTで，膵頭部に造影効果の乏しい腫瘤性病変を認める。その尾側の主膵管はびまん性に拡張している。ERCPでは，膵頭部の主膵管に限局性の狭窄を認め，その尾側の主膵管は拡張している。

以上より，選択肢からは膵癌が最も考えられる。

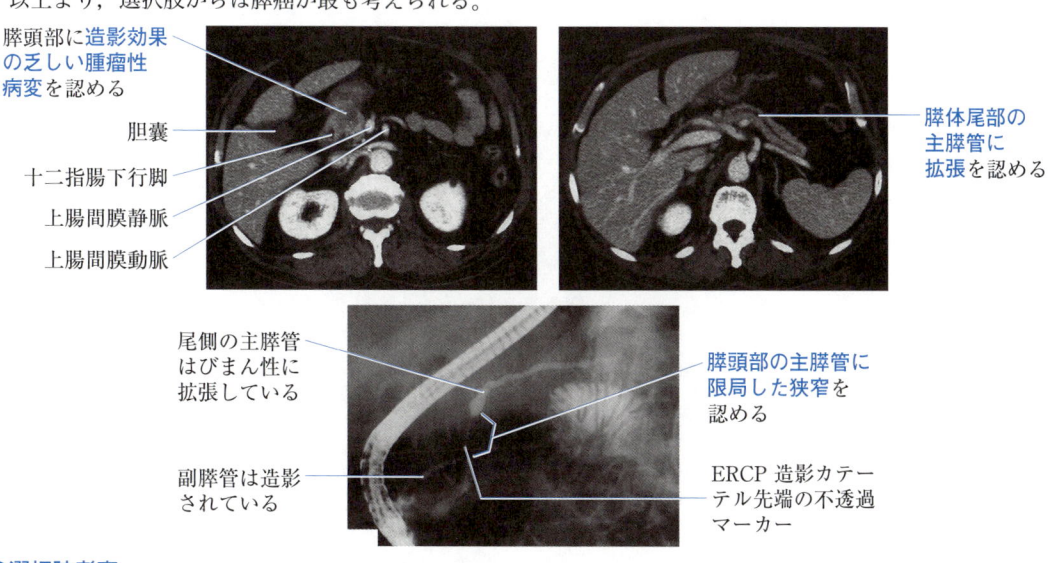

●選択肢考察

○ a　CT，ERCPより，膵頭部癌（carcinoma of the head of the pancreas）と考えられる。
× b　CTで腫瘤性病変は充実性であり，膵嚢胞は認められない。

×c　慢性膵炎では主膵管がびまん性に拡張し，膵内に石灰化を伴うことが多い。
×d　下部胆管癌では肝胆道系酵素上昇を伴うことが多い。また，膵頭部の主膵管狭窄やその尾側の主膵管拡張をきたすことはない。
×e　乳頭部癌によって膵頭部に限局した腫瘤性病変や主膵管狭窄をきたすことはない。
●確定診断　　膵頭部癌
●正解　　　　a

> 104D-18　膵癌について正しいのはどれか。
> 　　　a　女性に多い。　　　　　　　　　b　膵頭部に多い。
> 　　　c　肝癌よりも予後が良い。　　　　d　罹患率が低下している。
> 　　　e　ウイルス感染と関連が深い。

●選択肢考察
×a　男女比は1.2〜1.3：1で男性に多い。
○b　膵頭部癌は約60％，体尾部癌は約15％，2区域ないし全体癌が約25％である。
×c　診断時には切除不能のことが多いため，消化器癌の中で最も予後不良である。
×d　罹患率は増加している。
×e　肝癌とは異なり，ウイルス感染との関連はない。
●正解　　　　b

CBT-116 D-234

68歳の男性。黄疸を主訴に来院した。精査で膵頭部腫瘤が認められ，胆道狭窄がみられた。腫瘍のH-E染色標本を示す。

考えられるのはどれか。

A 慢性膵炎
B 急性膵炎
C 膵癌
D 膵膿瘍
E 膵脂肪腫

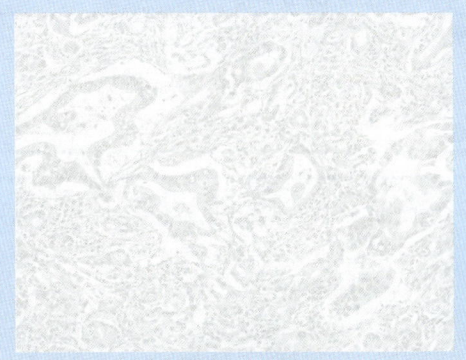

（☞ p. xix カラー写真 No. 39）

▶選択肢考察

画像で，腺管構造と核の比較的大小不同の目立たない（高分化）腫瘍細胞（↑）を認める。

- ×A 慢性膵炎では，小葉の不規則な線維化，実質の壊死・脱落，炎症性細胞浸潤，膵管の拡張および周囲の線維化などがみられる。
- ×B 急性膵炎では，膵実質の浮腫，出血，炎症性細胞浸潤などがみられる。
- ○C 腫瘍細胞は，腺腔形成を示し，円柱状である。核大小不同は目立たない（高分化型）。
- ×D 膵膿瘍では，炎症性細胞浸潤や出血・壊死像を認める。
- ×E 膵脂肪腫では，限局した部位に脂肪細胞が浸潤しているように存在する。

▶ポイント

慢性膵炎，特に腫瘤形成性膵炎では，膵頭部癌と同様に総胆管の圧排により閉塞性黄疸を生じたり，十二指腸狭窄を生じることもある。ここでは，病理組織の理解が求められている。膵癌の多くは膵管由来の腫瘍，膵管癌（duct cell carcinoma）で，ほかに腺房細胞癌，島細胞癌がある。膵管癌には乳頭腺癌，管状腺癌（高分化，中分化，低分化），嚢胞腺癌がある。

▶正解　C

Dr. 李's COMMENT

膵頭部癌の頻度が高く，組織型は管状腺癌が最多です。

胆管膵部が閉塞されることにより，腹痛のない黄疸，胆嚢腫大（Courvoisier徴候）が認められます。膵島機能も障害され，進展度の低い膵癌でも耐糖能異常が現れ，血糖値は上がりやすくなります。なお，Courvoisier徴候とは，胆嚢の無痛性の腫大のことです。膵頭部癌のほか，下部胆管癌やVater乳頭癌で認められます。膵体尾部癌，上部胆管癌や胆嚢癌では胆嚢が腫大せず，認められませんので注意しましょう。

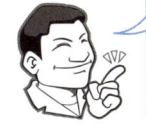

早期には目立った所見がなく，他疾患の検査で実施したCTやMRI画像で膵癌が偶然見つかり，膵癌と診断されるケースが多いです。

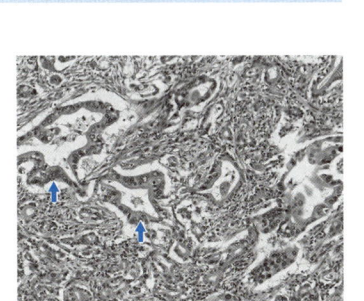

20 鼠径ヘルニア

この項目のポイント

◆ 乳幼児における緊急手術の適応となる疾患には，急性虫垂炎，鼠径ヘルニア嵌頓，整復できなかった腸重積症，中腸軸捻転症などがありますが，鼠径ヘルニア嵌頓は比較的頻度が高いです。

102D-40　3か月の乳児。へその膨らみを心配する母親に連れられて来院した。生後間もなくからへその膨らみがあったが，出産した病院からは様子を見るように指示されて退院した。指示を守って育児をしていたが，徐々に膨らみは大きくなってきた。お腹がすいてミルクを欲しがるときには，号泣して，膨らみは直径3cmになり，皮膚も赤黒くなると言う。ミルクの飲みは良い。身長63cm，体重6.5kg。母親が持ってきた号泣時の写真を別に示す。
　　母親への説明で正しいのはどれか。
　a　「もう少し成長すると自然に治ることが多いです」
　b　「心血管系奇形の合併が多いので検査が必要です」
　c　「泣いて膨らんだ時に診察しないと分かりません」
　d　「膨らんだときは手で押し込んでください」
　e　「穿刺して診断をつける必要があります」

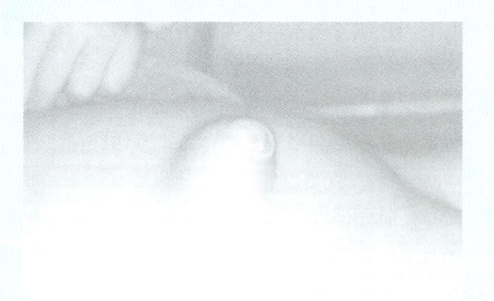

(☞ p. xix カラー写真 No. 40)

●画像診断

　写真から，臍ヘルニア（umbilical hernia）ということは明らかである。臍ヘルニアは臍帯の脱落後の臍部の筋膜の閉鎖不全で，臍帯ヘルニアとは異なり，正常な皮膚で覆われている。

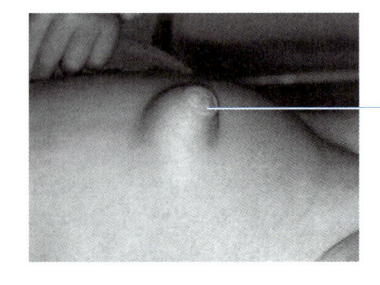

突出した臍部は正常な皮膚に覆われている

●確定診断　　臍ヘルニア
●選択肢考察
○a　臍ヘルニアは自然治癒傾向が高く，1歳までに約90％が自然治癒する。
×b　臍帯ヘルニアには心血管系の奇形の合併が多いが，臍ヘルニアにはない。
×c　臍部が正常な皮膚に覆われて突出している外観だけで診断できる。
×d　ヘルニア内容の嵌頓はきわめてまれであり，膨らんだときに押し込んで戻す必要はない。

×e 診断のための穿刺は不必要であり，行ってはならない。
●正解　　a

> 97H-33　正しいのはどれか。
> a 新生児臍ヘルニアの自然治癒は少ない。
> b 内鼠径ヘルニアは小児に多い。
> c 外鼠径ヘルニアは腹膜鞘状突起の閉鎖が原因である。
> d 大腿ヘルニアは高齢女性に多い。
> e 腹壁瘢痕ヘルニアは嵌頓しやすい。

●選択肢考察
×a 新生児臍ヘルニアは自然治癒傾向が高く，約90％は生後12か月までに自然治癒する。
×b 内鼠径ヘルニアは腹壁の脆弱化した高齢者に多く，小児に多いのは外鼠径ヘルニアである。
×c 外鼠径ヘルニアは腹壁鞘状突起の先天的な開存に起因する。
○d 大腿ヘルニアは中年以降の経産婦に多い。ヘルニア内容は腸や大網が多く，ヘルニア内容が嵌頓して腸壁の壊死を起こしやすい。
×e 腹壁瘢痕ヘルニアは腹壁ヘルニアの中で最も頻度が高く，手術創の二次的治癒瘢痕からの発生がほとんどである。ヘルニア門が大きいために，嵌頓を起こしにくい。
●正解　　d

CBT-117　　　　　　　　　　　　　　　　　　　　　　　　　　　　　　　　　　　D-237

小児で緊急手術を要するのはどれか．

A　臍ヘルニア　　　　　B　急性腸炎　　　　　C　鼠径ヘルニア嵌頓
D　正中頸嚢胞　　　　　E　急性上顎洞炎

▶選択肢考察
× A　小児では2歳頃までは自然治癒の可能性があり，保存的療法が第一選択である．緊急手術の適応はない．
× B　内科（小児科）的治療が先決であり，急性腸炎と診断できたら，手術は禁忌に近い．
○ C　いわゆる嵌頓でも用手還納・整復できる場合もあるが，原則は緊急手術である．
× D　手術適応はあるが，緊急手術の適応ではない．
× E　まず抗菌薬投与が第一選択であり，奏効しない場合には手術的療法の適応となるが，緊急手術の対象ではない．

▶正解　　　C

CBT-118　　　　　　　　　　　　　　　　　　　　　　　　　　　　　　　　　　　D-237

1歳の男児．右鼠径部の脱出と自然還納を繰り返すことを心配した親に連れられて来院した．腹部膨隆を認める．1時間前から啼泣が続いているという．
この疾患に特徴的なのはどれか．

A　女児に多い．　　　　　　　　　B　1歳以上に多い．
C　腹壁の脆弱が原因である．　　　D　自然治癒することは少ない．
E　手術で腹壁を補強する必要がある．

▶選択肢考察
症例文から，鼠径ヘルニアの嵌頓が考えられる．
× A　男児に多い．
× B　先天性の疾患であるので，1歳以上に多いとはいえない．
× C　成因としては小児の場合，腹膜鞘状突起の遺残とされていて，腹壁の脆弱化は成人のヘルニアの成因に関連すると考えられている．
○ D　自然に治癒する例もあるが少ないため，手術の適応である．
× E　小児鼠径ヘルニア手術では，ヘルニア嚢の高位閉鎖で十分とされ，腹壁を補強する必要はない．

▶ポイント
小児では数％にみられる疾患であり，手術の対象となる疾患では最も多いため，選択肢考察で述べた点などが重要事項である．手術の目的は，本症例のような嵌頓を未然に防ぐことが主な点である．なお，嵌頓は1歳以下で起こりやすい．

▶正解　　　D

Dr. 李's COMMENT

鼠径ヘルニアは，腹膜鞘状突起が消退せず，開存したままの空間に腸が脱出することが原因です．小児では術中所見による分類で，外鼠径ヘルニアが多いです．腹圧のかかる立位で症状が出やすく，小児ではお風呂で泣いたときに大腿の付け根が膨隆し，発見されることもあります．

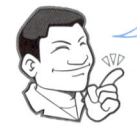

1歳を超えると自然治癒の可能性は低くなり，嵌頓することもあるので，手術の適応となります．なお，単なる「出ベソ」の臍ヘルニアとは異なる疾患ですので，混同しないようにしましょう．

21 腸閉塞

この項目のポイント

絞扼性イレウスは，癒着性イレウスの中では頻度はそれほど高くはありませんが，悪心・嘔吐，激しい腹痛，腹部所見では筋性防御が特徴的です。特有の検査所見は少ないですが，白血球増多，アシドーシス，超音波検査やCTで腹水の貯留などは，絞扼性を疑わせる所見です。

103C-22 3歳の女児。腹痛と嘔吐のため搬入された。5時間前に腹痛を訴え，無色透明な液を嘔吐した。その後次第に嘔吐が頻回となり，吐物は緑色となってきている。顔色は不良である。上腹部がやや膨満し，腸雑音は高調である。
まず行うのはどれか。
- a 便の細菌培養
- b 吐物のpH測定
- c 腹部エックス線撮影
- d 上部消化管内視鏡検査
- e 上部消化管造影

●選択肢考察
× a，× b　検査の第一選択にはならない。
○ c　手術の既往のない腸閉塞は診断が困難であるが，まずは腹部エックス線写真を撮影することから診断は始まる。できれば臥位と立位の2種類の撮影を行う。
× d　3歳の幼児では内視鏡は全身麻酔が必要なこと，および内視鏡では胃に空気を送りながら観察するため腸閉塞症状を悪化させるので行わない。
× e　イレウスで消化管造影は**禁忌**である。
●確定診断　　小腸の絞扼性イレウスの疑い
●正解　　c

次の文を読み，33，34の問いに答えよ。
42歳の男性。腹痛と嘔吐とを主訴に来院した。
現病歴：3日前から間欠的に腹痛が出現し，嘔吐を繰り返した。昨日から腹痛は持続的となり，今朝から38℃台の発熱を認める。3日前から排ガスと排便とがない。
既往歴：28歳時に胆嚢摘出術を受けた。
現　症：身長172 cm，体重65 kg。体温38.4℃。脈拍124/分，整。血圧96/62 mmHg。眼瞼結膜と眼球結膜とに異常を認めない。
検査所見：尿所見：蛋白（－），糖（－），潜血（－）。血液所見：赤沈80 mm/1時間，赤血球520万，Hb 16.5 g/dl，白血球18,000，血小板34万。血清生化学所見：総蛋白6.8 g/dl，アルブミン3.5 g/dl，AST 45 IU/l，ALT 50 IU/l。CRP 18.0 mg/dl。腹部エックス線単純写真立位像を別に示す。

21 腸閉塞

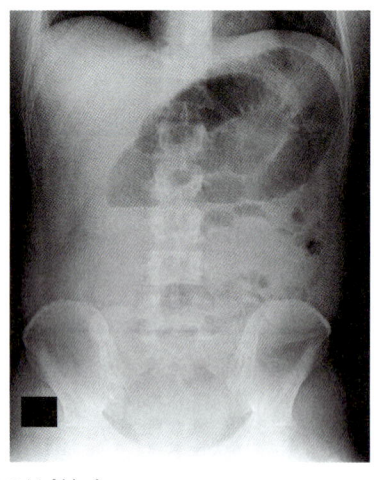

102H-33 腹部所見でみられるのはどれか。
a 波動　　　b 鼓音　　　c 血管雑音
d 腹壁静脈怒張　　　e 表在リンパ節腫脹

102H-34 初期の対応で**誤っている**のはどれか。
a 絶飲食　　　b 輸液　　　c 下剤投与
d 抗菌薬投与　　　e 胃管挿入

● **画像診断**
　画像から，十二指腸水平脚・膵体部周辺の上部空腸の癒着が推定される。癒着口側からの腸管拡張像と Kerckring 皺襞を認め，ニボー（niveau）が散在し，step ladder appearance がみられる。胃の空気充満像がみられ，肝右葉の軽度肥大像と右横隔膜挙上もみられる。

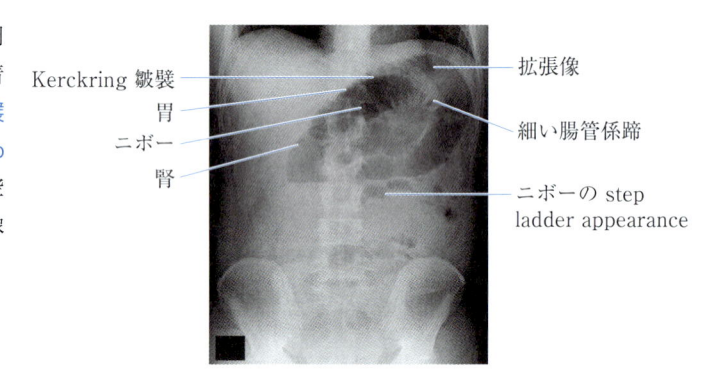

（ラベル：Kerckring 皺襞／胃／ニボー／腎／拡張像／細い腸管係蹄／ニボーの step ladder appearance）

● **確定診断**　　閉塞性腸閉塞
● **選択肢考察**

[33]
× a 腹部打診の波動で腹水を診断する。腹水が少量であれば難しい。
○ b 腹部打診で，鼓音はガスの充満している部位で認める。
× c 腹部の聴診で，心臓の収縮期および拡張期に合わせて血管性の雑音が動脈の走行上で聴取されれば限局性の動脈狭窄のサインである。肝硬変などで門脈-静脈の短絡のある場合に右季肋部で静脈性の雑音が聴取されることもある。
× d 肝静脈閉塞により門脈圧亢進症が引き起こされ，左胃静脈を介した胃食道静脈瘤や傍臍静脈を介した腹壁表在静脈の拡張が起こる。
× e リンパ節の疾患は脾腫の存在が決め手になるが，脾臓の腸管圧排像はみられない。

[34]
○ a 腹痛・嘔吐があり，排便・排ガスがないため，絶飲食とする。
○ b 腸液の大量貯留による体液の喪失，経口摂取不能状態による継続のため，輸液を行う。

×c 消化管通過障害があることから，下剤は症状を増悪することになり，腸管の壊死・穿孔につながる。
○d 腸管壁バリアの破綻による腸管内細菌や細菌毒素の循環器系，リンパ系，腹腔への移行，また，その結果として脱水，循環障害，敗血症，さらには多臓器不全（MOF），播種性血管内凝固（DIC）など重篤な病態に移行することを予防するため，抗菌薬非経口投与は必要である。
○e 口側腸管の減圧を行うため，経鼻胃管・イレウス管の挿入を行う。
●正解　　　［33］b　［34］c

CBT-119　　　　　　　　　　　　　　　　　　　　　　　　　　　　　D-219

53歳の女性。強い下腹部痛を主訴に来院した。昨夜，突然下腹部痛が起こり，嘔吐を繰り返している。半年前に胃癌に対して胃切除術を受けている。顔面は蒼白で腹部は全体に膨満し，筋性防御がある。緊急開腹術時の術中写真を示す。

診断はどれか。

A　腹膜炎
B　腸重積
C　単純性癒着性イレウス
D　麻痺性イレウス
E　絞扼性イレウス

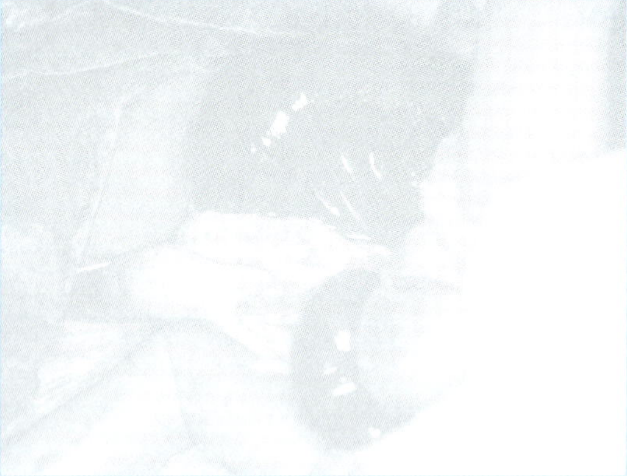

（☞ p. xix カラー写真 No. 41）

▶選択肢考察

術中写真では，暗赤色に変色した腸管がみられ，壊死に陥っていると思われる。この状態では絞扼性イレウス以外の疾患は考えにくい。

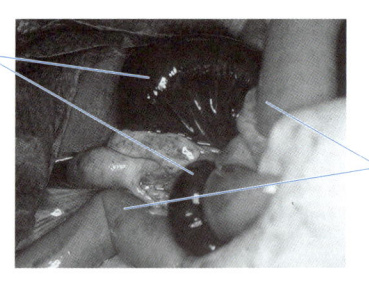

暗赤色に変色し，絞扼された腸管
やや拡張した，絞扼されていない腸管

×A　症状，腹部所見からは可能性もあるが，胃切除術の既往と術中写真から否定される。
×B　成人の腸重積はまれであり，術中写真で否定される。
×C　単純性イレウスではこのような強い腹痛は少なく，筋性防御はみられない。術中写真で壊死を示す所見があり，否定される。
×D　このような急激な症状を呈することはない。
○E　開腹術の既往があり，イレウス症状があり，強い腹痛と腹部所見で筋性防御などの腹膜刺激症状があれば，絞扼性イレウスを考える。

▶正解　　　E

CBT-120　　　　　　　　　　　　　　　　　　　　　　　　　　　　　D-219

手術を行うべき疾患はどれか。

A　大腸憩室　　　　B　虚血性大腸炎　　　　C　Crohn（クローン）病
D　絞扼性イレウス　E　裂肛

▶選択肢考察

×A　大腸憩室自体は比較的頻度の高い病態である。憩室炎によって穿孔を起こした場合などは手術適応となるが，合併症を起こしていない例では手術の必要はない。
×B　腹痛，下血をきたすが，緊急の手術を要するような大量の出血をきたすことはまれである。大部分は保存的療法で軽快する。後遺症として大腸の狭窄をきたす例があるが，手術適応となる例はまれである。
×C　大部分は保存的療法で治療可能だが，狭窄や穿通・穿孔などをきたして手術的治療を要する例もある。

○D　絞扼性イレウスと診断されたら，絶対的な手術適応であり，緊急手術が必要である。
×E　大部分は坐薬，緩下薬投与による保存的療法で改善する。局所麻酔下での用手的括約筋拡張術を行うこともある。

▶ポイント

　消化器疾患では，保存的な内科的療法で治療できる疾患も多い。大腸憩室，虚血性大腸炎，Crohn病，裂肛はこれらの範疇に入る。ほかには胃潰瘍，十二指腸潰瘍などでは大部分内科的療法が行われるが，穿孔，出血などで手術が必要な場合もある。手術が絶対的な適応となる疾患には，絞扼性イレウス，大腸穿孔などがある。

▶正解　　　D

Dr. 李's COMMENT

　腸の雑音はグル音として，空腹時に強く聴取できます。腸管に通過障害が起きるとグル音がピンピンという金属音に変化し，やがて重症化するに従って聴取できなくなります。金属音のある段階では単純性イレウスで，次第にグル音が聴取できなくなると，血行障害のある絞扼性イレウスになると考えるとわかりやすいでしょう。
　腸閉塞の診断のために腹部エックス線撮影を行います。ニボー（空気と消化液による立位での鏡面形成）で診断したら絶飲食とし，輸液や抗菌薬投与，そして経鼻胃管やイレウス管を挿入して腸管の減圧をしなければいけません。さらに絞扼性イレウスに移行すると，敗血症からショックを起こし，緊急手術の適応となります。

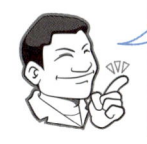

22 腸重積症

この項目のポイント

2歳以下の乳幼児に好発します。回腸のパイエル板（Peyer's patch）が膨隆し、蠕動運動で大腸にはまり込むのが病態です。突然不機嫌になり、間欠的腹痛から啼泣や嘔吐で発症します。浣腸によるイチゴゼリー状粘血便が特徴的です。Dance徴候（右下腹部が空虚になる）も認められます。

次の文を読み、60〜62の問いに答えよ。

9か月の乳児。嘔吐を主訴に来院した。

現病歴：昨夜から37.8℃の発熱を認めた。黄色水様の下痢が5回あり、食欲は低下していた。今朝から排便はない。母乳を3回与えたが、3回とも吐いた。顔色不良で、激しく泣いた後、ぐったりする状態を繰り返している。

発育・発達歴：在胎39週、胎盤早期剥離のため、緊急帝王切開で出生した。体重3,225 g。Apgarスコア3点（1分）。追視2か月、あやし笑い3か月、首のすわり6か月、寝返り6か月、お坐り9か月。母乳栄養で、生後5か月から離乳食を開始している。

家族歴：特記すべきことはない。

現　症：身長72 cm、体重7,800 g。体温37.5℃。心拍数140/分、整。無表情でうとうととしている。皮膚と口唇とは乾燥し、皮膚色は蒼白である。眼瞼結膜はやや貧血様で、眼球結膜に黄染を認めない。咽頭に軽度の発赤を認める。心音と呼吸音とに異常を認めない。腹部は平坦で、右下腹部は空虚であり、右上腹部を触ると激しく泣く。項部硬直を認めない。

検査所見：血液所見：赤血球311万、Hb 10.7 g/d*l*、Ht 31%、白血球12,600（好中球66%、好酸球3%、好塩基球2%、単球5%、リンパ球24%）、血小板21万。血清生化学所見：血糖76 mg/d*l*、総蛋白6.2 g/d*l*、アルブミン3.4 g/d*l*、尿素窒素9.0 mg/d*l*、クレアチニン0.8 mg/d*l*、総ビリルビン0.7 mg/d*l*、AST 21 IU/*l*、ALT 18 IU/*l*、LDH 362 IU/*l*（基準340〜700）、ALP 580 IU/*l*（基準780以下）、Na 138 mEq/*l*、K 4.5 mEq/*l*、Cl 97 mEq/*l*。CRP 1.8 mg/d*l*。

102B-60　この児の発達で異常なのはどれか。**2つ選べ**。

　　a　追　視
　　b　あやし笑い
　　c　首のすわり
　　d　寝返り
　　e　お坐り

102B-61　まず行う処置はどれか。

　　a　導　尿
　　b　浣　腸
　　c　胃内容吸引
　　d　制吐薬投与
　　e　脳脊髄液検査

102B-62　腹部超音波検査でみられる所見はどれか。

　　a　double bubble sign
　　b　sentinel loop sign
　　c　string sign
　　d　target sign
　　e　umbrella sign

●選択肢考察

[60]
× a　追視2か月は正常。
× b　あやし笑い3か月は正常。
○ c　首のすわり6か月は異常。正常は3〜4か月。
× d　寝返り6か月は正常。
○ e　お坐り9か月は異常。正常は7〜8か月。

[61]
× a 排尿を長期間認めない場合，無尿か尿閉かを鑑別するために導尿する場合があるが，本症例では適応でない。
○ b 病歴から腸重積が最も疑わしい。浣腸で血便の有無をチェックする。
× c イレウス状態となっているので胃内容の吸引は重要だが，診断手技としての優先度は浣腸が上である。
× d 感冒性胃腸炎の場合には制吐薬を処方する場合もあるが，疾患の優先度としては腸重積症が上である。
× e 項部硬直を認めないので髄膜炎は否定的である。最初に行う検査・処置ではない。

[62]
× a 先天性十二指腸閉鎖での腹部単純エックス線写真の所見。
× b 虫垂炎などの炎症があるときに生じる小腸の異常ガス像。
× c 肥厚性幽門狭窄症の造影所見。
○ d 腸重積の重積腸管を輪切りにした状態の超音波像。
× e 肥厚性幽門狭窄症の造影所見。

● 確定診断　　腸重積症
● 正解　　[60] c, e　[61] b　[62] d

101G-31　8か月の乳児。不機嫌と哺乳不良とを主訴に来院した。数日前から鼻汁があったが機嫌は良好であった。10時間前から急に不機嫌になりミルクを嘔吐するようになった。心音と呼吸音とに異常を認めない。右上腹部に腫瘤を触知する。腹部超音波写真を別に示す。
次に行うのはどれか。

a　注腸造影　　　　b　腹部単純CT　　　　c　抗菌薬の投与
d　腫瘤の針生検　　e　緊急開腹手術

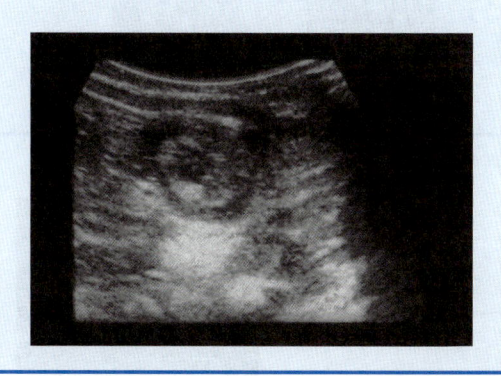

● 画像診断
　この超音波像は重積した腸管を長軸方向に直角に描出した像で，target sign という。長軸方向に描出された場合には腎臓様の超音波像となり，pseudokidney sign と呼ばれる。

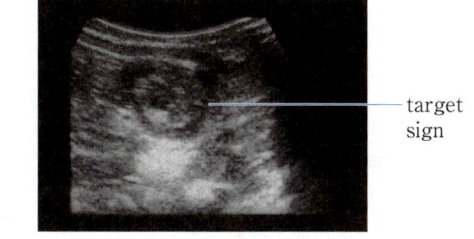

target sign

● 確定診断　　腸重積症
● 選択肢考察
○ a 発症まで機嫌は良好で，発症が10時間前と考えられるので，診断と治療を兼ねて注腸造影を行う。
× b 腹部超音波検査で target sign を認めているので，腸重積と診断できる。CTを行う必要はない。
× c 腸重積には抗菌薬の投与は行わない。
× d 経過と超音波検査から触知する腫瘤は重積した腸管であることは明らかなので，針生検を行ってはなら

×e 発症が10時間前で全身状態も比較的良好と判断されるので，緊急手術の前に非観血的整復を試みる。
●正解　　a

97A-30　5か月の男児。突然悲鳴をあげるように激しく泣くことを繰り返し，顔面蒼白になったので来院した。3日前から風邪気味であった。本日昼ころから機嫌が悪くなり，嘔吐がみられた。体重7,960 g。腹部は軽度膨隆している。右上腹部に小児手拳大の腫瘤を触れ，右下腹部は空虚である。浣腸でイチゴゼリー様血便を認める。注腸造影写真を別に示す。
　　この疾患で正しいのはどれか。

a　やせた児に多い。
b　結腸が回腸に嵌入して起こる。
c　90%に器質的疾患を伴う。
d　Ramstedt手術を行う。
e　注腸造影は治療手段になる。

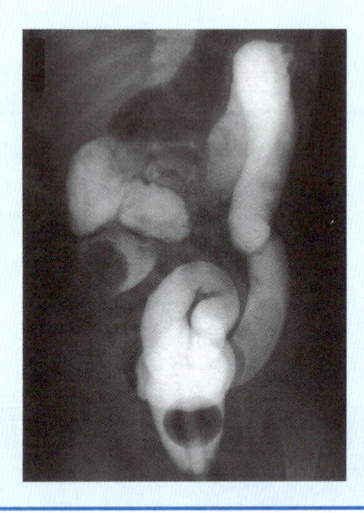

●画像診断

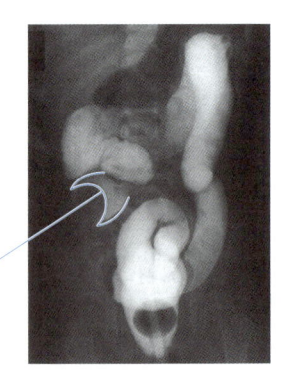

結腸の肝弯曲部に重積部の先端が**カニの爪状**に造影されている

●確定診断　　腸重積症
●選択肢考察
×a　患児の体重に一定の傾向はない。
×b　逆に，口側の回腸が結腸に陥入して起こる。
×c　多くは器質的疾患を伴わない。いわゆる特発性である。
×d　Ramstedt手術ではなく，**Hutchinsonの手技**で重積部を押し戻す。
○e　正しい。
●正解　　e

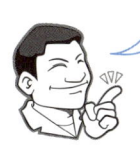

> **Dr. 李's COMMENT**
> 　腸重積症では，検査・治療の流れが重要です．浣腸のイチゴゼリー状粘血便で疑ったら，次に超音波検査をし，target sign があれば診断できます．引き続いて実施する注腸造影で「カニの爪」サインがあれば，高圧浣腸や空気注腸で内科的に整復します．
> 　なお，発症 24 時間以上経過しており，全身状態が悪い場合には穿孔のおそれがあります．外科的に開腹して用手的に嵌入した先進部を絞り出す Hutchinson 手技を実施します．

23 汎発性腹膜炎

この項目のポイント

- 限局した初期の腹膜炎では，腹膜炎の局所所見として，圧痛，反跳痛（Blumberg 徴候）や筋性防御が認められます。

103I-22 組合せで正しいのはどれか。**2つ選べ**。
 a　Lanz 圧痛点————————虫垂炎
 b　Murphy 徴候————————急性膵炎
 c　Blumberg 徴候————————腹膜炎
 d　McBurney 圧痛点————————虚血性大腸炎
 e　Courvoisier 徴候————————劇症肝炎

●選択肢考察
○a　虫垂炎診断上の，「左右上前腸骨棘を結ぶ線上の右 1/3 の位置」における圧痛点。
×b　急性胆囊炎時，胆囊部を指でやや強く圧迫し深呼吸を指示すると，痛みとともに突然呼吸を止める現象。
○c　腹膜の炎症が進展したとき，「腹部を徐々に圧迫して急に手を離すと，圧迫時より強い疼痛が生じる」腹膜刺激症状。
×d　虫垂炎診断上の「臍と右上前腸骨棘を結ぶ線上の右 1/3 の位置」における圧痛点。
×e　無痛性黄疸を含め，拡張した胆囊を触知する所見。十二指腸乳頭部や膵内胆管癌を含め，膵頭部領域の癌にも認められる。

●正解　　a，c

100A-32　72歳の男性。数日前からの発熱，急速な腹囲の増大および腹痛を主訴に来院した。5年前から肝障害を指摘され通院中である。意識は清明。体温 38.7℃。脈拍 96/分，整。血圧 112/68 mmHg。眼球結膜に軽度黄染を認める。手掌紅斑とくも状血管腫とを認める。腹部は全体に膨隆し，全体に圧痛と反跳痛とを認める。血液所見：赤血球 388万，Hb 11.8 g/dl，白血球 8,600，血小板 7万，プロトロンビン時間 13秒（基準 10〜14）。血清生化学所見：総蛋白 5.8 g/dl，アルブミン 2.6 g/dl，尿素窒素 59 mg/dl，クレアチニン 4.5 mg/dl，総ビリルビン 4.4 mg/dl，直接ビリルビン 2.4 mg/dl，AST 145 IU/l，ALT 98 IU/l，Na 134 mEq/l，K 3.7 mEq/l，Cl 97 mEq/l。免疫学所見：CRP 15.8 mg/dl，AFP 726 ng/ml（基準 20 以下）。
　　　　検査として**適切でない**のはどれか。
 a　腹水一般検査　　　b　腹水細菌培養検査　　　c　腹部超音波検査
 d　腹部造影 CT　　　e　腹部 MRI

●鑑別診断
　肝硬変の症状と腹膜炎の所見の両方がみられるため，腹部の画像診断が必要になる。まずは腹部超音波にて腹腔内の状態をスクリーニングした後，MRI または CT を行う。しかし，高度の腎障害のために造影剤の使用は避けたい。その後，腹水を認めた場合には穿刺により，腹水の性状と，混濁腹水では細菌培養検査で菌を同定する必要がある。

●選択肢考察
○a　腹水の性状を調べる必要がある。血性であった場合は肝癌の破裂を疑う。

○b 発熱と炎症反応があるので，感染の合併を考える。混濁した腹水では原因菌を同定する必要がある。
○c きわめて有用。腹部膨満の原因が腹水であるのか，腸管内ガスであるのかを非侵襲的に診断可能である。
×d 造影剤の肝腫瘍外への漏出の確認も可能であり，きわめて有用な検査である。しかしながら，本症例では腎機能に負担を強いる造影検査は望ましくない。
○e 微量な液性成分の描出が可能。

●正解　　d

91D-21　24歳の男性。6か月前から空腹時に心窩部痛があったが，食事を摂取すると痛みは軽快するため放置していた。今朝，会議中に突然，上腹部に激痛が起こり同僚の車で来院した。来院時も激痛が持続し，前屈位をとっている。立位胸部エックス線写真を示す。
　　　　　この患者で**みられない**腹部診察所見はどれか。
　　　　　a　蠕動不穏　　　　b　筋性防御　　　　c　Blumberg徴候
　　　　　d　肝濁音界消失　　e　腸雑音減弱

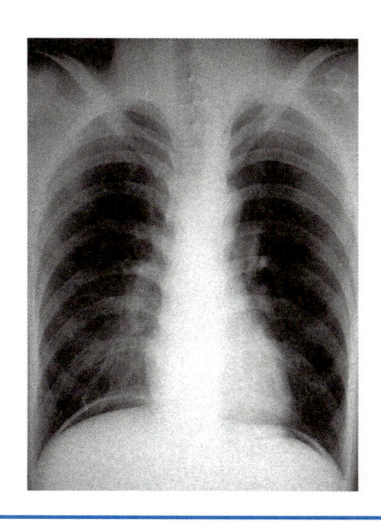

●画像診断

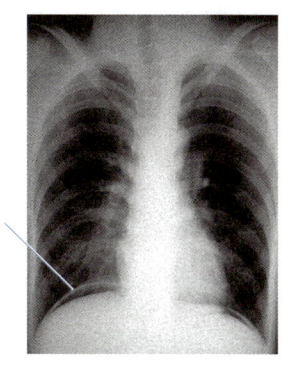

右横隔膜下の遊離ガス像

●確定診断　　腹膜炎（潰瘍穿孔？）
●選択肢考察
×a 腹膜炎で麻痺性イレウスとなり，腸の運動は弱まる。
○b 腹膜刺激症状の1つである。板状硬になることもある。
○c これも腹膜刺激症状の1つである。
○d 比較的大量の遊離ガスが右横隔膜下にあるため，肝濁音はわかりにくくなる。
○e 腹膜炎なので腸の動きは弱まり，腸雑音は聴取しにくくなる。

● 正解   a

CBT-121   D-235

60歳の男性。大腸癌手術歴があり，肝転移が発見された。1か月前から腹水貯留がみられる。癌性腹膜炎診断に有用なのはどれか。

A　CEA測定　　　　　B　腹部造影 MRI　　　　C　細胞診
D　組織診　　　　　　E　核医学検査

23 汎発性腹膜炎

▶選択肢考察

×A　肝転移があるという点から，既に肝転移のための CEA 上昇がある可能性が高く，本症例における癌性腹膜炎診断には有用でない。
×B　MRI 検査では腹水の存在は確認できるが，癌性腹膜炎による腹水かどうかの質的診断は困難である。
○C　腹水を穿刺して，得られた液の細胞診によって癌細胞の有無を検査することは，癌性腹膜炎診断に有用である。
×D　組織診のためには組織片が必要である。そのためには小切開などによる開腹によって組織片を得なければならず，腹水のある患者に対しては適切ではない。
×E　核医学検査では，何らかの標識する対象が必要である。転移巣を確認できる可能性のあるものとしては腫瘍マーカーが考えられるが，実際上は直接腹水の腫瘍マーカーを測定することの方が容易であり，有用でない。

▶ポイント

癌性腹膜炎の診断は比較的容易であり，腹水の細胞診が第一選択と思われる。腹水の CEA などの腫瘍マーカー測定も参考にはなる。

▶正解   C

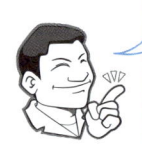

Dr. 李's COMMENT

汎発性腹膜炎では腹腔内全体に炎症が及ぶため，腸雑音の減弱や鼓腸といった麻痺性イレウスの症状も出現してきます。血液検査や画像検査，腹腔穿刺をして診断し，原因を鑑別します。さらに悪化すると循環血液量の減少，心肺機能の低下をきたし，敗血症，播種性血管内凝固（DIC）や多臓器不全（MOF）へと至ります。

G 血液・造血器疾患

1 鉄欠乏性貧血，二次性貧血

この項目のポイント

◆ 二次性貧血では炎症性サイトカインの1つである IL-6 が増加し，肝臓におけるヘプシジン産生・分泌を促します。ヘプシジンは十二指腸粘膜における鉄吸収を抑制すると同時に，網内系細胞内の貯蔵鉄の放出をも抑制します。これにより骨髄造血における鉄の供給を止めることになり（網内系ブロック），その結果として貧血をきたすというのが本症の病態です。

次の文を読み，64〜66 の問いに答えよ。

22 歳の女性。運動時の疲労感と「理由もなく氷が食べたくなる」ことを主訴に受診した。

現病歴：受診 3 か月前の 1 月から，運動時の疲労感が強いことを自覚するようになった。所属している大学剣道部の最後の大会を夏に控え，特に熱心に練習していたので，そのための疲労感だろうと考えていた。4 月になると，軽い稽古だけで今までよりも強い疲労感を感じるようになったが，3 月にあった春合宿の疲労が残っているものと考えてそのままにしていた。ただ，暑くもないのに氷が食べたくなるときが増えたことは気になっていた。本日，大学内の医務室前を通りがかったとき，偶然「寒い日でも氷が食べたくなったときは医務室へ相談を！」と書かれたポスターが目に入り，心配になったため受診した。

既往歴：12 歳時に虫垂炎の手術を受けた。

生活歴：喫煙・飲酒はしない。

家族歴：母（48 歳）が脂質異常症で内服加療中。父（52 歳）は高血圧症で内服加療中。妹（18 歳）と弟（15 歳）とは健康である。

月経歴：初経 13 歳。周期 28 日型，整。

現　症：意識は清明。身長 152 cm，体重 40 kg。体温 36.8℃。脈拍 96/分，整。血圧 100/60 mmHg。呼吸数 20/分。眼瞼結膜はやや蒼白である。眼球結膜に黄染を認めない。心音と呼吸音とに異常を認めない。腹部は平坦，軟で，肝・脾を触知しない。

106E-64　この患者に対する医療面接で，重要度が**低い**情報はどれか。

a　経血量　　　　　　　　　　b　便の色調
c　偏食の有無　　　　　　　　d　貧血の家族歴
e　氷を食べたくなる時間帯

106E-65　この患者の検査結果で予測されるのはどれか。

	Hb	Fe	UIBC	フェリチン
a	12.0 g/dl	低値	低値	高値
b	12.0 g/dl	高値	高値	低値
c	9.0 g/dl	低値	高値	低値
d	9.0 g/dl	低値	高値	高値
e	6.0 g/dl	高値	低値	高値

218　G　血液・造血器疾患

> 106E-66　内服薬による治療を行う場合，同時に摂取することでこの内服薬の生体への吸収効率を上昇させるのはどれか。
> 　　a　ビタミンA　　　　b　ビタミンB₁　　　c　ビタミンB₁₂
> 　　d　ビタミンC　　　　e　ビタミンD

1　鉄欠乏性貧血、二次性貧血

[64]
●選択肢考察
○a　過多月経はしばしば鉄欠乏の原因となるため，経血量の情報は重要である。
○b　消化管出血の有無を考慮し，便の色調を聞くことは重要である。
○c　若い女性の約30〜50％は潜在的鉄欠乏状態（貯蔵鉄は枯渇しているがヘモグロビン（Hb）の低下はきたしていない状態）であるといわれている。偏食，ダイエットなどで容易に鉄欠乏性貧血になりやすい。
○d　遺伝性出血性末梢血管拡張症（Osler病）（常染色体優性遺伝）では，消化管出血を繰り返すことで鉄欠乏性貧血を発症することがある。このため，貧血の家族歴を聞くことが好ましい。無トランスフェリン血症（常染色体劣性遺伝）でも鉄欠乏性貧血をきたすが，我が国では2家系しか報告されておらず，遭遇する頻度はきわめて低い。
×e　氷を食べたくなる時間帯を聞き出しても，診断的価値はない。
●確定診断　　鉄欠乏性貧血
●ポイント
　氷食症は鉄欠乏症状としての診断的価値は高い。しかし，実際には患者自身がこれを異常と自覚しているケースはきわめてまれである。本症例では医務室のポスターの「寒い日でも氷が食べたくなったときは……」より誘導しているが，実際の医療現場では担当医師が患者から積極的に聞き出さない限り，なかなか得難い情報である。

[65]
●選択肢考察
×a，×b　Hb 12.0 g/dl では貧血の定義を満たさない（女性では11 g/dl 未満を貧血とする）。また，貧血症状としての倦怠感の自覚とも合致しない。
○c　貧血を認め，Fe（血清鉄）の低下，不飽和鉄結合能（UIBC）の上昇，フェリチンの低値より，鉄欠乏性貧血に合致している検査所見である。
×d　フェリチン値が高値を示すことは貯蔵鉄量が十分にあることを示しており，本症例に合致しない。慢性炎症に伴う貧血のパターンである。
×e　Hb 6.0 g/dl と高度の貧血を認めるが，フェリチン値は高値を示し，Feの上昇，UIBCの低下より「鉄過剰状態」を反映した検査所見である。本症例に合致しない。

[66]
●選択肢考察
×a，×b，×c，○d，×e
　鉄は主として十二指腸から二価鉄で吸収される。ビタミンC（アスコルビン酸）を同時に摂取することで，三価鉄が還元されて二価鉄に変換されるため，鉄の吸収がよくなる。
●ポイント
　鉄剤とビタミンC（アスコルビン酸）との併用により鉄の吸収効率が上がることはよく知られている。
　ただし，鉄剤の経口投与時の副作用である「消化器症状」の発現頻度も高くなる。このため，比較的長期間の服薬を必要とする鉄欠乏性貧血の治療では，服薬のコンプライアンスをより重視することから，ビタミンCと経口鉄剤との併用は，実際にはあまり行われていない。
●正解　　[64] e　[65] c　[66] d

105F-10　鉄欠乏性貧血と二次性貧血との鑑別に有用なのはどれか。
a　血清鉄
b　網赤血球数
c　血清フェリチン
d　血清トランスフェリン
e　平均赤血球容積〈MCV〉

●選択肢考察
×a　血清鉄は鉄欠乏性貧血，二次性貧血の両者で低下するため，鑑別には有用ではない。
×b　網赤血球数は骨髄における造血能を反映している。骨髄造血に鉄が十分に供給できていない両者において低値を示す傾向にあるため，鑑別には有用ではない。
○c　血清フェリチンは体内の貯蔵鉄量を最もよく反映している検査項目である。鉄欠乏性貧血では貯蔵鉄量が低下しているため，血清フェリチンは低値を示す。これに対して，二次性貧血では「網内系ブロック」によりマクロファージ内の鉄が骨髄造血に供給されない病態のため，貯蔵鉄量はむしろ増加している。このため，血清フェリチンは上昇する。よって，両者の鑑別にはきわめて有用な検査項目である。
×d　血清トランスフェリン（＝総鉄結合能（TIBC））は鉄欠乏性貧血では上昇し，二次性貧血では低下傾向にあるため，両者間の鑑別の一助になるものの，血清フェリチンほどには鋭敏ではない。
×e　MCVはヘモグロビン合成が低下・停滞している病態で低値を示す。したがって，鉄欠乏性貧血，二次性貧血，サラセミア，鉄芽球性貧血の4疾患でMCVは低値を示す。よって，両者の鑑別には有用ではない。

●正解　　c

CBT-122 D-10

潜在性鉄欠乏を示す所見はどれか。

A　ヘモグロビンの低下　　B　赤血球減少　　C　総鉄結合能の低下
D　血清フェリチン低下　　E　血清鉄上昇

▶選択肢考察
×A，×B　潜在性とは貧血が認められないことなので，ヘモグロビン，赤血球は正常である。
×C　潜在性鉄欠乏では総鉄結合能が高値となってくる。
○D　貧血を認めない潜在性鉄欠乏状態では，既に血清フェリチンは減少している。
×E　潜在性鉄欠乏となると血清鉄は減少する。

▶ポイント
　血清フェリチンは貯蔵鉄を反映する指標として有用である。血清フェリチン減少は，貯蔵鉄の減少を意味している。鉄欠乏性貧血に鉄剤を投与することによって貧血が回復しても，その時点で投与を終了するのではなく，血清フェリチンが正常化し貯蔵鉄が貯まるまで投与を続ける必要がある。血清フェリチンが高値の症例では，貯蔵鉄が増加している病態，つまり腫瘍か慢性炎症を疑わなければならない。すなわち，胃癌，膵癌などの固形腫瘍の有無，関節リウマチなどの慢性的な炎症，血球貪食症候群なども考慮する必要がある。

▶正解　　D

CBT-123 D-10

鉄欠乏性貧血で鉄剤投与による治療を中止する指標となるのはどれか。

A　赤血球　　B　ヘモグロビン　　C　血清鉄
D　フェリチン　　E　網赤血球

▶選択肢考察
×A，×B，×C　正常域まで増加しても治療を中止すると貧血の再発をみるので，中止の指標にはならない。
○D　赤血球，ヘモグロビン，血清鉄が正常化した後に血清フェリチンが正常化する。フェリチン正常化とは貯蔵鉄も十分に存在することを意味する。鉄欠乏性貧血では貯蔵鉄が十分に貯まるまで鉄剤を投与するのが原則である。
×E　網赤血球は骨髄造血機能の状態を反映する数値である。減少しているときは造血機能が低下，高値のときは造血機能が亢進していることを意味する。鉄欠乏性貧血に鉄剤を投与すると造血が亢進するため，網赤血球は高値となる。

▶ポイント
　鉄剤は経口投与するが，胃部不快感，便秘，下痢などの副作用が出たら，静脈注射に変更する。静脈注射ではショックに注意する。

▶正解　　D

Dr. 李's COMMENT

　成長により貯蔵鉄が不足しやすいのは乳児期です。
　次に，思春期の女性は，成長による貯蔵鉄不足に月経による出血から，鉄欠乏性貧血となりやすいです。ヘモグロビン（Hb）低下のほか，確定診断は血清鉄低値，不飽和鉄結合能（UIBC）上昇，そして貯蔵鉄を反映するフェリチン低値です。平均赤血球容積（MCV）と平均赤血球ヘモグロビン濃度（MCHC）の低下する小球性低色素性貧血です。計算式は下記のとおり。

　　MCV＝（Ht/RBC）×10（正常値 83〜93 fL）
　　MCHC＝（Hb/Ht）×100（正常値 31〜35％）

　なお，成人では，悪性腫瘍などの慢性出血で貧血となります。
　鉄は生体内から排泄されにくいため，鉄剤は経口投与が原則です。はじめは網状赤血球の増加，次いで Hb 上昇となります。貯蔵鉄増加のため Hb 濃度の正常化後も 2〜3 か月は鉄補充を継続します。
　それに対し，炎症などによる二次性貧血では，肝臓で産生されるヘプシジンが生体内鉄代謝に負の調節作用をもっています。つまり，消化管での鉄吸収やマクロファージからの鉄放出を抑制し，造血に利用できる鉄を減少させます。したがって，血清鉄の低下，血清フェリチンの増加を示します。

2 急性白血病，慢性白血病

この項目のポイント

ビタミン A の誘導体である全トランス型レチノイン酸（all-*trans* retinoic acid：ATRA）が急性前骨髄球性白血病（APL：FAB 分類 M3 と同一）に有効です。APL は高率に播種性血管内凝固（DIC）を合併し，D ダイマーなどが上昇します。

104D-32 53歳の男性。会社の健康診断で白血球増多を指摘され来院した。10 年前から高血圧の治療を受けている。喫煙は 20 本/日を 30 年間。肝・脾を触知しない。血液所見：赤血球 430 万，Hb 12.8 g/dl，Ht 42％，白血球 18,500（骨髄芽球 2％，前骨髄球 2％，骨髄球 5％，後骨髄球 7％，桿状核好中球 4％，分葉核好中球 60％，好酸球 8％，好塩基球 7％，リンパ球 5％），血小板 35 万。
原因として最も考えられるのはどれか。
a 感染　　　b 喫煙　　　c 薬物
d アレルギー　　e 遺伝子異常

●鑑別診断
類白血病反応が鑑別すべき病態である。類白血病反応は重症感染症，癌の骨転移が原因として挙げられる。これらの臨床症状がないので，本症例の血液像は慢性骨髄性白血病（chronic myeloid leukemia：CML）となる。類白血病反応では好中球アルカリホスファターゼが高値，CML では低値となるのが特徴である。

●確定診断　　慢性骨髄性白血病（CML）

●選択肢考察
× a　無症状であること，顆粒球系の未熟な細胞が出現していることから，感染とは考えにくい。
× b　喫煙で白血球が増加することはよく知られているが，未熟な細胞が出現している点は合わない。
× c　副腎皮質ステロイドなどにより白血球増多がみられるが，やはり未熟な細胞が出現している点は合わない。
× d　アレルギーと未熟な細胞の出現は結びつかない。
○ e　CML は染色体相互転座により *BCR-ABL* 融合遺伝子が形成され，発症する。

●正解　　　e

99E-39 慢性骨髄性白血病の慢性期の第一選択薬はどれか。
a 代謝拮抗薬　　　　　　b アルキル化薬
c インターフェロン α　　d チロシンキナーゼ阻害薬
e 全トランス型レチノイン酸

●選択肢考察
× a，× b　シタラビン，メトトレキサート，6MP などの代謝拮抗薬，シクロホスファミド，ブスルファンなどのアルキル化剤は，白血球数を減少させることはできる。しかし，Philadelphia 染色体は根絶できないため，その白血球は白血病細胞であり，最終的には急性転化し，死亡する。そのため，これらの薬剤は第一選択薬にはならない。
× c　Philadelphia 染色体陽性細胞の根絶率は，インターフェロンよりもチロシンキナーゼ阻害薬の方が優れている。さらに，チロシンキナーゼ阻害薬は経口投与であるが，インターフェロン α は注射のため臨床上

使いづらいこと，発熱，うつ病などの副作用があることから，インターフェロンαは第一選択薬ではなくなった。
○d 慢性骨髄性白血病の第一選択薬（イマチニブ）である。イマチニブが使用されるようになってから，急性転化する慢性骨髄性白血病は 10% 以下となり，今や慢性骨髄性白血病は**イマチニブ**を服用していればコントロールできる時代となった。
×e 全トランス型レチノイン酸は，急性前骨髄球性白血病の第一選択薬である。
●正解　　　d

> 95B-38　Philadelphia 染色体を認めるのはどれか。**2つ選べ。**
> 　a　急性前骨髄球性白血病　　　　b　急性リンパ性白血病
> 　c　慢性リンパ性白血病　　　　　d　慢性骨髄性白血病
> 　e　成人T細胞白血病/リンパ腫

●選択肢考察
×a 染色体異常として t(15;17) を認め，FAB 分類では M3 にあたる。播種性血管内凝固（DIC）が必発し，前骨髄球が腫瘍化する疾患である。
○b 急性リンパ性白血病の 20〜25% にみられる。急性リンパ性白血病で Philadelphia 染色体が証明される症例は予後が悪い。
×c 12 番染色体の異常（12 trisomy）がみられるが，Philadelphia 染色体は出現しない。
○d 慢性骨髄性白血病の 95% 以上の症例で証明される染色体異常であり，インターフェロンによって Philadelphia 染色体を根絶させることができる。
×e 成人T細胞白血病/リンパ腫で特徴的な染色体異常は，報告されていない。
●正解　　　b，d

CBT-124　　　　　　　　　　　　　　　　　　　　　　　　　　　　　　D-13

48歳の女性。鼻出血と発熱を主訴に来院した。赤血球280万，白血球3,500。近医を受診したところ急性前骨髄球性白血病と診断された。
治療薬として適切なのはどれか。

A　副腎皮質ステロイド薬　　B　エリスロポエチン　　C　ビタミンA誘導体
D　マクロライド　　　　　　E　蛋白同化ステロイド

▶選択肢考察
×A　出血傾向の軽減には有効であるが，骨髄性ではなくリンパ性の白血病細胞に対して殺細胞効果が認められる。
×B　腎性貧血に有効な薬剤である。
○C　前骨髄球を分葉核球まで分化誘導する薬剤である。
×D　呼吸器感染症に有効な薬剤である。
×E　造血効果を期待して再生不良性貧血などで使用される薬剤である。

▶正解　　　C

CBT-125　　　　　　　　　　　　　　　　　　　　　　　　　　　　　　D-15

慢性骨髄性白血病患者の90%にみられる遺伝子であり，9番染色体と22番染色体の相互転座に関わるのはどれか。

A　MYC　　B　BCR　　C　APC　　D　XP　　E　Rb

▶選択肢考察
×A　第14番染色体に存在する遺伝子で，Burkittリンパ腫の発症に関与する。
○B　第9番染色体に存在する遺伝子で，慢性骨髄性白血病の発症に関与する。
×C　第5番染色体に存在するがん抑制遺伝子で，大腸癌の発症に関与する。
×D　第9番染色体上に存在する遺伝子で，色素性乾皮症に関与する。
×E　第13番染色体に存在するがん抑制遺伝子で，網膜芽細胞腫に関与する。

▶ポイント
　がん遺伝子やがん抑制遺伝子が多数発見されて，その作用機序が検討されている。機序が解明されることによって分子標的療法などの新しい治療法が臨床で使用されてきている。

＜がん遺伝子および活性化すると発生する腫瘍＞
・Ras：骨肉腫
・c-myc：骨肉腫
・N-myc：神経芽腫

＜がん抑制遺伝子および異常になると発生する腫瘍＞
・RB：網膜芽腫
・p53：大腸癌，卵巣癌，脳腫瘍など多数
・BRCA：乳癌
・VHL：腎癌
・WT-1：Wilms腫瘍
・APC：大腸癌，卵巣癌

▶正解　　　B

Dr. 李's COMMENT

　ズバリ，分類が重要です。現在の WHO 分類では，骨髄において白血病細胞である芽球が 20% 以上（旧来の FAB 分類では 30%）あれば白血病と診断します。さらに細胞化学染色を行い，芽球のうちペルオキシダーゼ染色陽性細胞が 3% を超えれば急性骨髄性白血病（AML）とします。

　同時に骨髄の染色体分析を行い，特異的な染色体転座があれば独立して分類します。下記 3 点にまとめます。

- 分化型 AML のうち，t(8;21) が 2～3 割にあります。これは予後がよい AML です。
- 急性前骨髄性白血病（APL）では，t(15;17) により，分化が障害されて前骨髄球が増殖するのが特徴です。全トランス型レチノイン酸（ATRA）による分化誘導療法がきわめて有効です。なお，ATRA はビタミン A 誘導体であり，核内に受容体をもっています。
- Philadelphia 染色体 t(9;22) 陽性の急性リンパ性白血病（ALL）や慢性骨髄性白血病（CML）では，*BCR-ABL* 融合遺伝子がチロシンキナーゼを異常活性化して白血病となっています。選択的チロシンキナーゼ阻害薬のイマチニブは，このタイプの白血病にきわめて有効です。

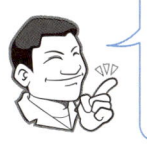

3 播種性血管内凝固〈DIC〉

この項目のポイント

◆ DIC の 3 大基礎疾患は，敗血症，固形癌，急性白血病です。

104A-34 生後 12 日の新生児。出血斑を主訴に来院した。在胎 40 週 2 日，体重 3,300 g で出生した。出生時から左大腿部に直径 5 cm の暗赤色の腫瘤があり，血管腫の疑いにて経過観察とし，生後 6 日目に退院した。生後 8 日から顔面と前胸部とに出血斑が出現し，増加してきた。血液所見：赤血球 280 万，Hb 8.5 g/dl，Ht 25％，白血球 5,800，網赤血球 8.3％，血小板 8,000，PT 16.2 秒（基準 12.2），APTT 65.4 秒（基準対照 32.2）。血清生化学所見：AST 56 IU/l，ALT 23 IU/l。CRP 0.1 mg/dl。

この疾患でみられる検査所見はどれか。

 a 血漿フィブリノゲンの上昇　　b 血液凝固第 V 因子の上昇
 c 血漿 FDP の上昇　　　　　　d Coombs 試験陽性
 e 骨髄巨核球の減少

●選択肢考察
× a，× b 血漿フィブリノゲン，血液凝固第 V 因子は，凝固亢進に伴い消費されるため，低下する。
○ c 二次線溶の亢進に伴い，フィブリン分解産物である血漿 FDP（fibrin degradation product）は上昇する。
× d 貧血は血小板減少に伴う出血傾向によるもので，溶血性ではない。さらに，播種性血管内凝固（disseminated intravascular coagulation：DIC）において Coombs 試験は関連しない。
× e 血小板減少に伴い，反応性に増生するため，骨髄巨核球は増加する。
●確定診断　Kasabach-Merritt 症候群，播種性血管内凝固（DIC）
●正解　c

99E-40 播種性血管内凝固症候群〈DIC〉にみられるのはどれか。**3 つ選べ**。

 a 血小板減少
 b 血清 FDP 低値
 c 血小板粘着能低下
 d 血漿フィブリノゲン減少
 e トロンビン・アンチトロンビン複合体〈TAT〉高値

●選択肢考察
○ a 血小板は血栓形成のため消費され，減少する。DIC の初期マーカーとして重要である。
× b FDP はフィブリンやフィブリノゲンの分解産物の総称で，DIC において血栓形成に伴い二次線溶亢進が生じ，プラスミンによるフィブリンの分解の結果，血漿中の濃度は上昇する。血漿 FDP の増加は，早期よりみられる検査成績として重要である。
× c 何らかの原因で血管内皮が損傷を受けると，血小板が活性化され，速やかに血管内皮に粘着し，血栓が形成される。したがって，血小板粘着能は亢進する。
○ d 血栓形成のため凝固因子が消費されるので，血漿中のフィブリノゲン値は減少する。ただし，感染症や悪性腫瘍などが基礎疾患の場合では，フィブリノゲン自体が急性相反応物質として増加するため，血漿フィブリノゲン値は正常もしくは高値を示すことがあるので，注意を要する。

○e　トロンビン-アンチトロンビン複合体（TAT）は血管内のトロンビン産生の指標で，過凝固状態の把握に有用である。DIC では高値を示す。
●正解　　　　a，d，e

CBT-126　　　　　　　　　　　　　　　　　　　　　　　　　　　　　　　　　　　　　　D-22
播種性血管内凝固（DIC）をきたしやすいのはどれか。

A　急性前骨髄球性白血病
B　急性巨核芽球性白血病
C　特発性血小板減少性紫斑病
D　骨髄異形成症候群
E　多発性骨髄腫

▶選択肢考察
○A　DIC はほぼ必発である。DIC の 2 大症状である出血症状と臓器症状のうち，出血症状がみられやすい。
×B，×D，×E　DIC の合併はあり得るが，急性前骨髄球性白血病（APL）よりも明らかに低頻度である。
×C　DIC を合併することはない。
▶正解　　　A

CBT-127　　　　　　　　　　　　　　　　　　　　　　　　　　　　　　　　　　　　　D-22
45 歳の男性。手足の皮下出血を主訴に来院した。血小板減少，血清フィブリノゲン減少，FDP 増加，赤沈遅延がみられる。
考えられるのはどれか。

A　血友病 A
B　血友病 B
C　特発性血小板減少性紫斑病
D　播種性血管内凝固（症候群）〈DIC〉
E　再生不良性貧血

▶選択肢考察
×A，×B　血友病 A は先天性第Ⅷ因子欠損症，血友病 B は先天性第Ⅸ因子欠損症。いずれも X 連鎖劣性遺伝のため，男性のみ発症（女性はキャリアにはなり得る）。関節内出血，筋肉内出血などの深部出血が特徴。APTT が延長するが，PT や出血時間は正常。血小板数も正常。
×C　特発性血小板減少性紫斑病（ITP）では，血小板数が低下するが，フィブリノゲン，FDP は変動しない。
○D　播種性血管内凝固（DIC）では，血小板数低下，FDP 上昇，フィブリノゲン低下，プロトロンビン時間（PT）延長，トロンビン-アンチトロンビン複合体（TAT）上昇などが重要所見である。
　　赤沈は，①ヘマトクリット低下（貧血），②γ-グロブリン上昇，③フィブリノゲン上昇によって亢進する（3 項目ともに炎症時にみられる）。逆に①，②，③が反対方向に変動すれば遅延する。DIC では，フィブリノゲンが低下するため，赤沈が遅延する。ただし，現在の医学では DIC を赤沈で診断することはない（フィブリノゲンを直接測定すればよいため）。
×E　再生不良性貧血は，骨髄での白血球，赤血球，血小板の産生が低下した病態（汎血球減少症：pancytopenia）である。血漿フィブリノゲン減少，FDP 増加の所見はみられない。

▶ポイント
＜DIC の病態・臨床検査所見＞
①基礎疾患の存在：敗血症，固形癌，急性白血病，常位胎盤早期剥離，羊水塞栓，腹部大動脈瘤など。
②本態は，全身性持続性の著しい凝固活性化状態である。同時進行的に線溶活性化がみられるが，その程度は様々である。線溶抑制型 DIC，線溶均衡型 DIC，線溶亢進型 DIC に分類される。
③DIC の 2 大症状は出血症状と臓器症状である。線溶抑制型 DIC（敗血症に合併した場合など）では臓器症

状がみられやすく，線溶亢進型 DIC（急性前骨髄球性白血病に合併した場合など）では出血症状がみられやすい．
④診断に必要な検査所見：血小板数低下，FDP 上昇，D ダイマー上昇，フィブリノゲン低下，PT 延長．
⑤重要な検査所見：TAT 上昇，プラスミン-α₂ プラスミンインヒビター複合体（PIC）上昇，アンチトロンビン低下，α₂ プラスミンインヒビター低下．

▶正解　　D

Dr. 李's COMMENT

　検査値で差がつきやすいです．
　基礎疾患があり血小板減少，PT 延長（活性低下），そしてフィブリノゲン減少ならば DIC を疑います．D ダイマーまたはフィブリン分解産物（FDP）を測定します．そこで D ダイマー高値，FDP 上昇があれば DIC と診断します．
　制御因子であるα₂ プラスミンインヒビター（α₂-PI）やアンチトロンビンⅢの血中レベルが消費性に低下するのに対し，線溶活性化を示すプラスミン-α₂-PI 複合体（PIC）やトロンビン-アンチトロンビン複合体（TAT）が上昇します．

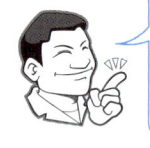

4 悪性リンパ腫

この項目のポイント

悪性リンパ腫は一般に Hodgkin リンパ腫と非 Hodgkin リンパ腫に分けられます。Hodgkin リンパ腫の 40％に B 症状（発熱，体重減少，盗汗）などの全身症状が認められます。また，不規則で間欠的な発熱（Pel-Ebstein 熱）を認める症例が時々あります。

次の文を読み，31，32 の問いに答えよ。

65 歳の男性。両側頸部と鼠径部とのリンパ節腫脹を主訴に来院した。

現病歴：3 か月前からリンパ節腫脹が出現し，次第に増大してきた。この間，発熱や体重減少は認めていない。

既往歴：特記すべきことはない。

現 症：意識は清明。身長 166 cm，体重 62 kg。体温 36.7℃。脈拍 72/分，整。血圧 116/66 mmHg。皮膚は正常。心雑音はない。呼吸音に異常を認めない。腹部は平坦で，肝・脾を触知しない。両側頸部と鼠径部とに，直径 2〜3 cm 大の表面平滑で弾性硬のリンパ節を各々数個触知する。可動性を認めるが圧痛はない。下肢に浮腫を認めない。

検査所見：尿所見：蛋白（－），糖（－）。血液所見：赤血球 524 万，Hb 15.2 g/d*l*，Ht 47％，白血球 5,800（桿状核好中球 2％，分葉核好中球 56％，単球 10％，好酸球 4％，好塩基球 3％，リンパ球 25％），血小板 34 万。血清生化学所見：総蛋白 7.3 g/d*l*，アルブミン 4.2 g/d*l*，尿素窒素 12 mg/d*l*，クレアチニン 0.7 mg/d*l*，総コレステロール 217 mg/d*l*，AST 50 IU/*l*，ALT 28 IU/*l*，LDH 530 IU/*l*（基準 176〜353），可溶性 IL-2 受容体 2,280 U/m*l*（基準 220〜530）。免疫学所見：CRP 5.4 mg/d*l*，ツベルクリン反応陰性。

100D-31 最も考えられるのはどれか。

- a 伝染性単核症
- b 悪性リンパ腫
- c 多発性骨髄腫
- d 結核性リンパ節炎
- e 癌のリンパ節転移

100D-32 検査として**適切でない**のはどれか。

- a 骨髄穿刺
- b リンパ節生検
- c 胸腹部造影 CT
- d 胸部エックス線撮影
- e 全身骨エックス線単純撮影

[31]

●選択肢考察

× a 伝染性単核（球）症では 3 か月もリンパ節腫脹が続き増大傾向をきたすことはない。また，白血球は増加し，異型リンパ球を末梢血に認め，AST，ALT も増加する。

○ b 無痛性のリンパ節腫脹，可溶性 IL-2 受容体（sIL2-R）高値，ツベルクリン反応陰性であることから，最も疑われる疾患である。

× c 多発性骨髄腫ではリンパ節腫脹を認めない。

× d 微熱を認めないことから結核の可能性は低い。結核性リンパ節炎では頸部にリンパ節腫大を認めることが多く，鼠径部に直径 2〜3 cm のリンパ節を触れることは少ない。また，ツベルクリン反応は強陽性となることが多い。

× e 癌を示唆する胸痛，腹痛などの臨床症状がないこと，sIL2-R は高値とならないことから，可能性は低い。

●ポイント

痛みを伴うリンパ節腫大は炎症，伴わないときは悪性疾患の存在を考える．sIL2-R は病態と並行して変動することが多く，悪性リンパ腫の病態把握に有用な検査である．

[32]

●選択肢考察

○a　骨髄穿刺を施行してリンパ腫細胞が浸潤しているかどうか検査する．骨髄に浸潤していれば stage IV となる．
○b　Hodgkin リンパ腫，非 Hodgkin リンパ腫，癌の転移，結核性リンパ節炎などの鑑別に必要な検査である．
○c　深在リンパ節の腫脹の有無，臓器腫大の有無がわかるので，CT 検査は必要である．
○d　肺門リンパ腺腫大，肺野病変のスクリーニングに必要な検査である．
×e　悪性リンパ腫は骨の異常をきたすことはまれであり，全身エックス線撮影の意味はない．

●正解　　[31] b　[32] e

CBT-128　　　　　　　　　　　　　　　　　　　　　　　　　　　　D-17

悪性リンパ腫の確定診断に有用な検査はどれか．

A　全身 CT
B　全身 MRI
C　腫瘍の生検
D　骨髄穿刺
E　血清生化学検査

▶選択肢考察

×A，×B，○C，×D，×E

悪性リンパ腫の診断確定と治療方針決定のためには，リンパ節の生検は不可欠である．
また，摘出してリンパ節の遺伝子検査なども行うことが多い．

▶正解　　C

CBT-129　　　　　　　　　　　　　　　　　　　　　　　　　　　　D-17

25 歳の男性．発熱と左頸部腫脹を主訴に来院した．左頸部リンパ節に 3 cm の腫瘤がみられる．圧痛なし．表面円滑．4 週前から 38℃の周期的発熱をきたしている．リンパ節生検組織 H-E 染色標本を示す．

診断はどれか．

A　多発性骨髄腫
B　慢性リンパ性白血病
C　急性リンパ性白血病
D　Hodgkin（ホジキン）リンパ腫
E　非 Hodgkin リンパ腫

（☞ p. xix カラー写真 No. 42）

▶選択肢考察

×A，×B，×C，○D，×E

標本では，Hodgkin 細胞（▲）と Reed-Sternberg 細胞（↓）が認められ，Hodgkin リンパ腫と診断できる．

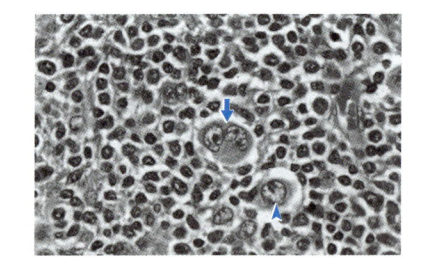

▶正解　　D

CBT-130　　　　　　　　　　　　　　　　　　　　　　　　　　D-17

46歳の男性。4日前から発熱し市販の薬を飲んでも改善しないため来院した。四肢に出血斑を認める。血液所見：赤血球250万，白血球2,500，血小板2.5万。骨髄血塗抹May-Giemsa（メイ・ギムザ）染色標本を示す。

みられる骨髄細胞の遺伝子異常はどれか。

A　t(8;14)
B　t(8;21)
C　t(9;22)
D　t(15;17)
E　inV 16

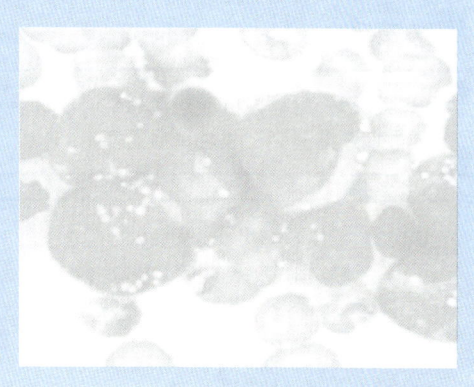

(☞ p. xxi カラー写真 No. 43)

▶選択肢考察

○A，×B，×C，×D，×E

骨髄標本をみると，円形核をもつ大型のリンパ芽球で，胞体が広く濃青色に染まり，特徴的な**大きな空胞**が多数認められ，異常細胞はL3（Burkittリンパ腫型）と診断できる。

選択肢にある染色体異常と疾患との関係は，以下のようになる。すなわち，t(8;14) はL3（Burkittリンパ腫型），t(8;21) はM2，t(9;22)（Philadelphia染色体）は慢性骨髄性白血病，t(15;17) はM3，inV 16 はM4 で特徴的な染色体異常とされている。

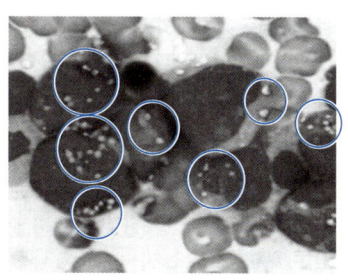

好塩基性の胞体に空胞形成が目立ち，核小体の明瞭な特徴のある大型細胞がみられる。

▶正解　　　A

Dr. 李's COMMENT

悪性リンパ腫は免疫担当組織の腫瘍で，リンパ性白血病と一括して扱われています。
　中でも悪性リンパ腫においては，Hodgkinリンパ腫（Reed-Sternberg細胞陽性）と非Hodgkinリンパ腫が重要です。
　非Hodgkinリンパ腫の中でもt(8; 14) の遺伝子異常があるBurkittリンパ腫に要注意です。予後不良であり，進展期に診断されることが多いです。
　CRP，LDHや可溶性IL-2受容体の上昇が診断の契機になりますが，白血球分画には特徴的な異常が現れないことが多く，注意が必要です。確定診断はリンパ節生検によります。
　CD20陽性のB細胞リンパ腫では，モノクローナル抗体のリツキシマブを併用することが多いです。

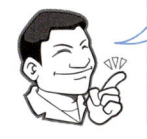

H 腎・泌尿器・生殖器疾患

1 急性糸球体腎炎症候群，慢性糸球体腎炎症候群，ネフローゼ症候群

この項目のポイント

◆ ネフローゼ症候群をきたしやすい原発性糸球体腎炎は，微小変化群と巣状糸球体硬化症，膜性増殖性腎炎，膜性腎症です。

104F-18 16歳の男子。顔面の浮腫を主訴に来院した。約2週間前に扁桃炎に罹患し，昨日から顔面の浮腫が出現した。尿の色は暗赤色である。
この疾患の主徴候と**ならない**のはどれか。
- a 体重増加
- b 高血圧
- c 貧血
- d 蛋白尿
- e 血尿

●選択肢考察
- ○a 浮腫と体重増加がみられる。
- ○b 高頻度に高血圧を呈する。高血圧性脳症を生じることもある。
- ×c 急性期に貧血を認めることはない。
- ○d 糸球体腎炎による蛋白尿が出現する。
- ○e 蛋白尿のみではなく，血尿を伴う例が多い。

●確定診断　急性糸球体腎炎
●正解　c

CBT-131　　　　　　　　　　　　　　　　　　　　　　D-254

急性糸球体腎炎でみられるのはどれか。

- A 血尿なし
- B 浮腫なし
- C 尿量増加
- D 低補体血症
- E 血圧変化なし

▶選択肢考察
- ×A 蛋白尿とともに顕微鏡的血尿がみられる。
- ×B 浮腫は高血圧，尿量の減少などとともに急性糸球体腎炎の主要症候の1つである。
- ×C 尿量は減少する。
- ○D 低補体血症とASOの上昇がみられるのが急性糸球体腎炎急性期の血清生化学所見の特徴である。
- ×E 血圧は上昇する。小児の例では高血圧性脳症をきたすことがある。

▶正解　D

CBT-132　　　　　　　　　　　　　　　　　　　　　　D-256

ネフローゼ症候群を**きたさない**のはどれか。

- A 糖尿病性腎症
- B 膜性増殖性腎炎
- C 急性糸球体腎炎
- D 膜性腎症
- E 巣状糸球体硬化症

▶選択肢考察
○A　ネフローゼ症候群の原因となる。
○B　しばしばネフローゼ症候群を呈する。ステロイド治療にも抵抗性のことが多い。
×C　急性糸球体腎炎で多量の蛋白尿をきたすことは通常ない。血尿と中等度以下の蛋白尿がみられる。
○D　しばしばネフローゼ症候群を呈する。緩徐に発症して慢性の経過をとることが多い。
○E　しばしばネフローゼ症候群を呈する。微小変化群との鑑別を必要とする例がある。
▶正解　　　C

CBT-133　　　　　　　　　　　　　　　　　　　　　　　　　　　D-256

ネフローゼ症候群で低下する血清生化学所見はどれか。

A　ナトリウム　　　　B　アルブミン　　　　C　コレステロール
D　IgA　　　　　　　E　白血球

▶選択肢考察
×A，○B，×C，×D，×E
　ネフローゼ症候群の診断の必須条件は，高度の蛋白尿（1日3.5 g以上）が持続すること，また，その結果もたらされる低蛋白血症（血清総蛋白6.0 g/dL以下）あるいは低アルブミン血症（血清アルブミン3.0 g/dL以下）である。しばしば種々の程度の浮腫と高コレステロール血症が認められる。
▶正解　　　B

―― Dr. 李's COMMENT ――
　はじめに，腎炎とネフローゼ症候群を混同してはいけません。
　ネフローゼ症候群とは，糸球体毛細血管の透過性亢進による高度蛋白尿，これに伴う低蛋白血症や低アルブミン血症を呈する疾患群を指します。
　様々な疾患がネフローゼ症候群となりますが，ズバリ，溶連菌感染後の急性糸球体腎炎と，IgA腎症は，ネフローゼ症候群になりにくいと理解しておきましょう。
　次に，溶連菌感染後の急性糸球体腎炎では，免疫複合体が糸球体に詰まるため，乏尿となります。したがって，蛋白尿や血尿は出てもわずかであり，貧血やネフローゼ症候群とはならないのです。

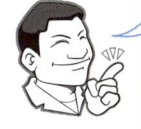

2 急性腎盂腎炎，尿路感染症

> **この項目のポイント**
>
> 若年女性には膀胱炎や急性腎盂腎炎がよくみられます。一方，男性に急性腎盂腎炎をみることはまれです。

106C-16 24歳の女性。発熱を主訴に来院した。3日前から発熱しており，最高は39.5℃であった。排尿回数が多くなったことを自覚しており，本日から排尿時痛を伴っているという。頭痛はなく，上気道炎症状は伴っていない。既往歴に特記すべきことはない。
確認すべき身体診察所見はどれか。
a 上眼瞼の黄色腫　　b 鼻中隔粘膜の発赤　　c 胸部肋軟骨部の圧痛
d 肋骨脊柱角の叩打痛　　e 前脛骨部の浮腫

●選択肢考察
×a 高齢者に発生することが多い。
×b 急性上気道炎などの所見。
×c 尿路感染では起こらない症状。
○d 急性腎盂腎炎の典型的な理学的所見。
×e 腎障害などでみられるが，急性腎盂腎炎では腎機能は正常。

●確定診断　急性腎盂腎炎

●ポイント
若年女性で発熱（38℃以上の高熱），排尿痛，頻尿などの排尿症状があれば，まず急性腎盂腎炎を考える。尿混濁の症状を自覚する場合もあるが，**肋骨脊柱角（costovertebral angle：CVA）の叩打痛**があれば確定的。急性膀胱炎から併発することが多いが，膀胱炎のみでは高熱や叩打痛は生じない。

●正解　d

99C-19 8歳の女児。高熱を主訴に来院した。数年前から年に数回の高熱を繰り返している。感冒様症状はなく，左腰部に自発痛と叩打痛とを認める。体温39.5℃。脈拍112/分，整。尿所見：蛋白1+，糖（−），沈渣に赤血球2〜3/1視野，白血球30〜50/1視野，細菌2+。腹部超音波検査で左腎に中等度の腎盂腎杯の拡張を認める。
基礎疾患の確定に最も有用な検査はどれか。
a 尿培養　　b 尿流測定　　c 腹部単純CT
d 排尿時膀胱造影　　e 腹部エックス線単純撮影

●選択肢考察
×a 尿路感染症の起炎菌の同定は必須検査であるが，基礎疾患の確定・膀胱尿管逆流の有無には有用な検査ではないので×とする。起炎菌は大腸菌が80％以上と多く，その他，プロテウス，クレブシエラ，緑膿菌，腸球菌である。
×b 膀胱憩室や下部尿道弁などの下部尿路奇形には有用な検査であるが，そのような疾患も排尿時膀胱造影で診断可能である。
×c 腹部単純CTでは腹部超音波と同じ程度の情報しか得られない。
○d 腎尿路異常の有無，特に膀胱尿管逆流症（VUR）の有無の診断のためには，抗菌薬を投与し，症状・検

査所見改善後に排尿時膀胱尿路造影（VCUG）が必須検査である。
×e　医学的な情報がほとんど期待できない検査である。
●**確定診断**　　尿路感染症（膀胱尿管逆流を伴う尿路感染症）
●**正解**　　　d

> **92D-20**　尿路感染症の症候でないのはどれか。
> 　　　　a　発　熱　　b　残尿感　　c　排尿痛　　d　乏　尿　　e　頻　尿

●**選択肢考察**
○a　急性腎盂腎炎では発熱と腰背部痛が高頻度に認められる。
○b，○c，○e　膀胱炎，尿道炎などの下部尿路感染症の症状である。
×d　尿路感染症のみで乏尿をきたすことはない。
●**ポイント**
　膀胱炎のような管腔臓器の感染症では発熱はないが，急性腎盂腎炎や急性前立腺炎のような実質臓器の感染症では発熱がみられる。
●**正解**　　　d

> **CBT-134**　　　　　　　　　　　　　　　　　　　　　　　　　　　　　D-259
> 20歳の女性。39℃の発熱と左腰背部痛を主訴に来院した。朝から頻尿，排尿時痛および尿混濁が出現した。尿所見：沈渣に赤血球10～15/視野，白血球100/視野。
> 疑われるのはどれか。
>
> A　遊走腎　　　B　腎結核症　　　C　膀胱結石　　　D　急性膀胱炎　　　E　急性腎盂腎炎

▶**選択肢考察**
×A　遊走腎のみで発熱，膿尿をきたすことはない。
×B　多くは結核菌が血行性に腎臓に入り，皮質で初感染巣を形成する。きわめて慢性の経過で，腎髄質にまで達して無菌性膿尿をきたすようになる。
×C　膀胱結石のみで発熱，腰背部痛，膿尿をきたすことはない。
×D　急性膀胱炎では頻尿，排尿時痛，血膿尿が認められる。しかし，高熱や腰背部痛をきたすことはない。
○E　本症例は典型的な急性腎盂腎炎の症状と所見を示している。左の腎部の叩打痛がみられれば診断は確定できる。
▶**ポイント**
　男性の急性腎盂腎炎では，前立腺肥大，腎盂結石あるいは糖尿病などの基礎疾患があることを念頭に置くべきである。
▶**正解**　　　E

Dr. 李's COMMENT
　女性は尿道が短く，尿道口が肛門と近接しているため，容易に大腸菌による膀胱炎を起こします。
　急性発症によるものでは，排尿時痛，頻尿，残尿感や，時に血尿を認めることがあります。膀胱炎は，上行性の急性腎盂腎炎に進展することもあります。
　腎盂に炎症が波及すると，発熱，腰痛，膿尿を呈します。
　ちなみに，尿道炎は，男性に起こる性行為感染症（淋菌やクラミジア）が原因の大半です。

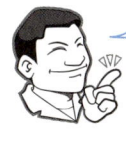

3 糖尿病腎症

この項目のポイント

◆ 糖尿病では，腎症（nephropathy），網膜症（retinopathy），神経症（neuropathy）が3大合併症です。また，心筋梗塞，脳血管障害，閉塞性動脈硬化症などの併発例が多いです。

93D-28 　53歳の女性。15年前から糖尿病の治療中であるが，2週前から体重増加と浮腫とを認めている。昨夜から尿量が減少し，臥位時の呼吸困難が増悪して来院した。血圧180/110 mmHg。心拡大と左側胸部での呼吸音減弱とを認める。上肢に羽ばたき振戦を認める。血液所見：赤血球354万，Hb 10.2 g/dl。血清生化学所見：空腹時血糖132 mg/dl，アルブミン3.0 g/dl，クレアチニン8.2 mg/dl，Na 138 mEq/l，K 5.3 mEq/l，Cl 108 mEq/l。
　適切な治療はどれか。
　　a　アルブミン輸液　　　　　　　b　生理食塩液輸液
　　c　インスリン投与　　　　　　　d　アンジオテンシン変換酵素阻害薬投与
　　e　血液透析

●選択肢考察
×a，×b　前負荷を増大させるため禁忌。
×c　まず行うことは溢水の解除である。
×d　糖尿病性腎症の進展を抑止するエビデンスがあるが，本症例のような進行例では適応にならない。
○e　血清クレアチニン高値，うっ血性心不全，高血圧の存在，羽ばたき振戦の出現を考え合わせると，既に腎不全で尿毒症に陥っていると考えられ，血液透析が第一選択である。

●確定診断　　2型糖尿病に腎不全（末期）を合併した症例，心不全合併

●ポイント
おそらく糖尿病に末期の腎不全を合併した症例であると考えられる。本症例のように糖尿病性腎症では末期に至ると急速に尿毒症症状が進展する。しばしば心機能低下（虚血性心疾患など）も加わる。

●正解　　e

CBT-135　　　　　　　　　　　　　　　　　　　　　　　　　　　　　　　　　　D-261
人工透析導入に至る腎疾患として最も多いのはどれか。
　A　慢性糸球体腎炎　　　B　急性糸球体腎炎　　　C　IgA腎症
　D　糖尿病性腎症　　　　E　高血圧性腎症

▶選択肢考察
×A　慢性糸球体腎炎は，慢性腎不全の原因疾患の第2位である。
×B　急性糸球体腎炎は，一般に予後は良好で，慢性腎不全に至る例はほとんどみられない。
×C　IgA腎症では，顕微鏡的血尿が持続するものの，腎機能の予後は良好である例が多い。しかし，蛋白尿が多い例，また，高血圧をみる例では，進行性の腎機能低下をきたす場合がある。
○D　我が国では慢性血液透析患者数は増加の一途を辿っており，特に糖尿病性腎症は，慢性腎不全の原因疾患として頻度が最も高く，増加も著しい。
×E　高血圧，動脈硬化による慢性腎不全は，人工透析導入に至る腎疾患の第3位である。

▶正解　　D

CBT-136 　　　　　　　　　　　　　　　　　　　　　　　　　　D-261

糖尿病性腎症でみられないのはどれか。

A　低血圧　　　　　　B　高尿素窒素血症　　　C　低蛋白血症
D　高コレステロール血症　　E　蛋白尿

▶選択肢考察

×A　糖尿病性腎症では高血圧の合併例が多く，降圧治療が腎機能の保持のために重要である。
○B　腎機能が低下すれば当然，高窒素血症が出現する。
○C，○D　糖尿病性腎症はネフローゼ症候群をきたす原因疾患として重要である。ネフローゼ症候群では低蛋白血症も同時に認められ，高コレステロール血症もしばしば認められる。
○E　蛋白尿は徐々に増加して，ネフローゼ症候群を呈するようになる。

▶正解　　A

CBT-137 　　　　　　　　　　　　　　　　　　　　　　　　　　D-261

糖尿病性腎症の適切な治療薬はどれか。

A　アンジオテンシン変換酵素（ACE）阻害薬　　B　非ステロイド性抗炎症薬（NSAID）
C　副腎皮質ステロイド薬　　　　　　　　　　　D　抗ヒスタミン薬
E　β遮断薬

▶選択肢考察

○A　ACE阻害薬は降圧治療の第一選択薬である。
×B　NSAIDは腎でのプロスタグランジンの生合成の抑制を介して腎機能を低下させることがある。
×C　糖尿病では副腎皮質ステロイド薬は禁忌である。
×D　抗ヒスタミン薬は糖尿病性腎症の治療とは関係がない。
×E　β遮断薬は降圧治療に用いられるが，第一選択薬ではない。本剤が血糖値に与える影響についても考慮が必要である。

▶ポイント

糖尿病性腎症では血糖のコントロールとともに血圧の管理が重要である。ACE阻害薬かアンジオテンシンⅡ受容体拮抗薬（ARB）が投与される。これらの薬剤による腎保護効果が期待されるからである。糖尿病性腎症でみられる糸球体過剰濾過を是正する可能性が指摘されている。ARBも糖尿病性腎症の治療に用いられる。

▶正解　　A

Dr. 李's COMMENT

糖尿病腎症は高度蛋白尿からネフローゼ症候群を伴います。血尿は原則としてありません。血尿があまりないネフローゼ症候群として，微小変化群や膜性腎症とともに覚えておくべき疾患です。

進行すると有効な治療に乏しく，透析導入の原疾患として第1位となり，注目されています。

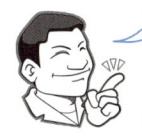

初期の段階で発見するために，蛋白尿ではなく微量アルブミン尿を検査します。

進行を予防するために血糖を管理し，厳格な血圧管理による腎保護目的でアンジオテンシン変換酵素（ACE）阻害薬やアンジオテンシンⅡ受容体拮抗薬（ARB）を初期に使用します。もちろん食事療法も重要です。

4 急性腎不全，慢性腎不全

この項目のポイント

末期腎不全患者では H^+ の腎からの排泄低下のため，代謝性アシドーシスが認められます。したがって，pH は 7.35 より低値，HCO_3^- は 22 mEq/L 以下，$PaCO_2$ は代償性に低値を示すのが一般的です。

97A-38 55 歳の男性。尿量の減少と全身倦怠感とのため来院した。腰痛のため市販の非ステロイド性抗炎症薬を 3 日間大量に服用した。顔面と下腿とに軽い浮腫を認める。脈拍 104/分，整。血圧 180/100 mmHg。肺野に coarse crackles〈水泡音〉を聴取する。尿道カテーテルを留置し 10 ml/時の尿量が得られた。尿所見：蛋白 3＋，糖 1＋，クレアチニン 95 mg/dl，Na 50 mEq/l，K 11 mEq/l。血清生化学所見：総蛋白 6.3 g/dl，尿素窒素 40 mg/dl，クレアチニン 4.2 mg/dl，Na 131 mEq/l，K 6.7 mEq/l，Cl 100 mEq/l。腹部エックス線単純写真で腎陰影の長径は左右とも 14 cm である。

最も考えられるのはどれか。

- a 腎前性急性腎不全
- b 腎性急性腎不全
- c 腎後性急性腎不全
- d 慢性腎不全
- e ネフローゼ症候群

●選択肢考察
× a 腎前性急性腎不全では Na 排泄率（FE_Na）は 1% 以下で，尿中 Na 排泄濃度は 20 mEq/l 以下である。
○ b 腎性急性腎不全では尿中 Na 排泄濃度は 40 mEq/l 以上である。本症例はこれに該当する。
× c 腎後性急性腎不全であれば尿道カテーテルを挿入することで良好な利尿が得られる。超音波検査で両側腎盂の拡張（水腎症）が認められる。
× d 潜在的な腎機能の低下を示唆する既往もなく，発症も急性の経過をとっていることから，慢性腎不全の急性増悪とは考えにくい。腎の萎縮がみられないことも鑑別点として重要である。
× e 非ステロイド性抗炎症薬（NSAID）服用中に亜急性の経過でネフローゼ症候群（血清総蛋白 6.0 g/dl 以下，尿蛋白量 3.5 g/日以上）＋急性尿細管・間質性腎炎で高窒素血症をきたすことがあり，NSAID 腎症と呼ばれている。狭義の腎性急性腎不全（急性尿細管壊死）とは病態が異なることに注意が必要である。

●確定診断　腎性急性腎不全
●ポイント
腎前性急性腎不全と腎性急性腎不全の鑑別診断には，FE_Na が重要となる。本症例では尿中 Na 濃度が 50 mEq/l であり，FE_Na は約 1.8 となり，腎性急性腎不全と判断するのが妥当と思われる。
●正解　b

92D-28 45 歳の女性。30 歳ころから慢性糸球体腎炎として治療されている。5 日前から，食欲低下と悪心とが出現していた。昨夜，仰臥位で寝ると息苦しくなるため一睡もできず，座ったままで夜を過ごして来院した。脈拍 90/分，整。血圧 170/100 mmHg。胸部では心拡大と両側下肺野の水泡性ラ音とを認める。Hb 10.2 g/dl，血清クレアチニン 10.5 mg/dl。

直ちに行うべき治療はどれか。

- a 生理食塩液輸液
- b 制吐薬投与
- c 強心薬投与
- d 睡眠薬投与
- e 血液浄化法

●鑑別診断
　現症は，腎不全とうっ血性心不全であるが，鑑別すべき点は，この腎不全が急性か慢性かを診断することである。15年前から慢性糸球体腎炎の既往があることから，慢性腎不全と考えられる。
●確定診断　　　慢性腎不全
●選択肢考察
×a　うっ血性心不全の状態であり，生理食塩液の輸液は必要ない。むしろ禁忌である。
×b　制吐薬は対症的治療であり，腎不全を改善しない限り，悪心，嘔吐は消失しない。
×c　心不全に対する強心薬の投与であるが，腎不全を改善しない限り，肺のうっ血や起坐呼吸は消失しない。
×d　尿毒症症状を放置したままの睡眠薬投与は，呼吸抑制を招き，禁忌である。
○e　腎不全を改善させるために血液浄化法（血液透析，腹膜透析）を行う。
●ポイント
　本症例ですぐに行うべきことは，腎不全（尿毒症）に対する治療である。その他の治療法はいずれも対症的で効果が期待できない。
●正解　　　e

CBT-138　　　　　　　　　　　　　　　　　　　　　　　　　　　　　　　D-253

腎不全で透析を受けている患者の，透析前の血液の状態について正しいのはどれか．

A　pH 7.54，HCO_3^- 48 mEq/L，$PaCO_2$ 38 Torr
B　pH 7.22，HCO_3^- 60 mEq/L，$PaCO_2$ 38 Torr
C　pH 7.54，HCO_3^- 18 mEq/L，$PaCO_2$ 45 Torr
D　pH 7.22，HCO_3^- 18 mEq/L，$PaCO_2$ 38 Torr
E　pH 7.54，HCO_3^- 48 mEq/L，$PaCO_2$ 45 Torr

▶選択肢考察

×A，×B，×C，○D，×E

pHが7.45以上のアルカローシス，また，重炭酸イオン（HCO_3^-）が高値であるものも除外できる．

▶正解　　　D

CBT-139　　　　　　　　　　　　　　　　　　　　　　　　　　　　　　　D-253

慢性腎不全によるビタミンD代謝異常の機序はどれか．

A　排泄の亢進　　　　　　　　B　水酸化の不全
C　受容体の減少　　　　　　　D　結合蛋白の失活
E　コレステロール環の開裂不全

▶選択肢考察

×A，○B，×C，×D，×E

ビタミンDは腎と肝で水酸基を2つ付与されて活性型となる．活性型ビタミンDは腸管からのCaの吸収を増加させることで血中Ca濃度を上昇させる．慢性腎不全ではビタミンDの活性化障害によって低カルシウム血症をきたす．

▶正解　　　B

Dr. 李's COMMENT

まず，急性腎不全が腎性か腎前性（脱水や出血など）かの鑑別にNa排泄率（FE_{Na}）が重要です．生体にとって重要なNaは，99%以上再吸収されるはずです．1%以上Naが排泄されていれば，腎性の急性腎不全だと判断できます．

$FE_{Na} = \{(U_{Na}/P_{Na})/(U_{Cr}/P_{Cr})\} \times 100$ （正常値1％以下）

ここで，U_{Na}：尿中Na濃度，P_{Na}：血中Na濃度，U_{Cr}：尿中クレアチニン濃度，P_{Cr}：血中クレアチニン濃度．

次に，慢性腎不全は病態の整理が必要です．排泄障害による高カリウム血症や高リン血症，代謝性アシドーシス（アニオンギャップは上昇）のほか，ビタミンD_3活性化障害による低カルシウム血症で腎性骨異栄養症をきたします．ここから，二次性副甲状腺機能亢進症となります．また，エリスロポエチン欠乏から腎性貧血も合併します．

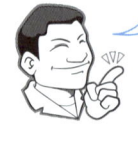

アニオンギャップ＝血清Na－（血清Cl＋HCO_3）（正常値12±2）

5 腎癌，膀胱癌

この項目のポイント

◆ 膀胱癌の初発症状としては，ほかに症状のない無症候性肉眼的血尿が重要です。ただし，膀胱上皮内癌（CIS）の場合に膀胱刺激症状を主訴とすることもあり，ややこしいです。

104A-37 67歳の男性。凝血塊を伴う肉眼的血尿を主訴に来院した。膀胱内視鏡写真を別に示す。この疾患で正しいのはどれか。**2つ選べ**。

a 家族性発生が多い。
b 夜間頻尿を合併する。
c 扁平上皮から発生する。
d 染料と因果関係がある。
e 尿路で多中心性に発生する。

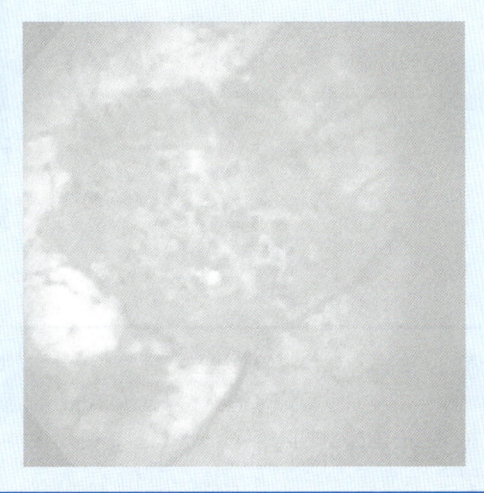

（☞ p. xxiカラー写真 No. 44）

●画像診断

膀胱内視鏡（膀胱鏡）写真で中央に房状（乳頭状）腫瘍がみられる。正確な病理学的深達度は経尿道的膀胱腫瘍切除術（TUR-BT）の標本によるが，一般的には筋層浸潤のない表在性癌が推定される。

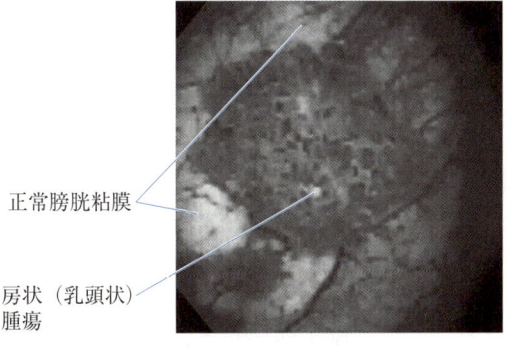

正常膀胱粘膜
房状（乳頭状）腫瘍

●鑑別診断

膀胱内の腫瘍で「頂部」に粘膜下腫瘍をみた場合には尿膜管癌（病理組織学的には一般に「腺癌」）が疑われるが，膀胱内腔に突出した腫瘍はほとんどが尿路上皮癌である。

●確定診断　　膀胱尿路上皮癌

●選択肢考察

×a 基本的には遺伝的に多発する家系はほとんどない。また，家族で共通の発癌物質に曝露されることも考えにくい（喫煙は危険因子である）。

×b 膀胱上皮内癌（CIS）の場合に頻尿や残尿感などの膀胱刺激症状を主訴とすることもあるが，本症例のような腫瘍形成性の場合には特にない．
×c 膀胱や腎盂，尿管の粘膜は尿路上皮（旧呼称：移行上皮）と呼ばれ，この腫瘍もその尿路上皮由来である．まれに，尿路上皮が化生（metaplasia）を起こし，扁平上皮化生から扁平上皮癌が発生することもある．
○d 尿路上皮癌は典型的な化学発癌であり，種々の動物実験でも証明されている．その中で，アニリンなどの染料や，煙草に含まれるβ-ナフチラミンなどが原因物質となる．これらの化学物質は変異原性を有しており，同一個人の左右の腎盂尿管，膀胱の尿路上皮は曝露される機会があることになり，eの多中心性発生の1つの理由となっている．
○e 尿路で多中心性に発生する理由は大きく2つあり，上記の「同様に機会があり別々の起源の異常尿路上皮細胞から発生する」というポリクローナル説（field defectとも呼ばれる）と，尿中の癌細胞が剥離し接着して腫瘍を形成するモノクローナル説（seedingとも呼ばれる）である．

●ポイント

本症例の写真では表在性癌か浸潤癌かを判断するのが難しい．参考までに，典型的な表在性膀胱癌の写真を掲載する．

浸潤性（T2以上）か表在性（T1以下）かのいわゆるstage診断はきわめて重要であり，膀胱を温存する経尿道的膀胱腫瘍切除術（TUR-BT）か膀胱全摘除術および尿路変向術を施行するかの判断をするための有力な情報になる．

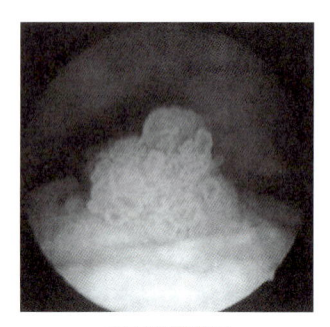

表在性膀胱癌

●正解　　d，e

103C-24　57歳の男性．今朝から始まった肉眼的血尿を主訴に来院した．既往歴に特記すべきことはない．喫煙は20本/日を37年間．意識は清明．身長163 cm，体重60 kg．体温36.2℃．脈拍72/分，整．血圧136/84 mmHg．腹部は平坦，軟で，肝・脾を触知しない．直腸診で前立腺はくるみ大で，硬結と圧痛とを認めない．尿所見：蛋白1＋，糖（－），潜血3＋，沈渣に赤血球多数/1視野，白血球5～10/1視野．血液所見：赤血球486万，Hb 15.2 g/dl，Ht 45％，白血球6,300，血小板28万．血清生化学所見：総蛋白7.2 g/dl，アルブミン4.5 g/dl，尿素窒素20 mg/dl，クレアチニン0.9 mg/dl，尿酸7.1 mg/dl，AST 26 IU/l，ALT 18 IU/l，LD〈LDH〉258 IU/l（基準176～353），ALP 212 IU/l（基準115～359），Na 143 mEq/l，K 4.6 mEq/l，Cl 104 mEq/l．免疫学所見：CRP 0.2 mg/dl，PSA 1.2 ng/dl（基準4.0以下）．

対応として適切なのはどれか．

a　輸液　　　　　　b　経過観察　　　　　c　抗菌薬投与
d　膀胱鏡検査　　　e　前立腺針生検

●選択肢考察

×a 無症候性血尿への対応としてはナンセンスである．
×b 癌の疑いがある以上，経過観察はあり得ない．禁忌である．
×c 膀胱炎でも血尿をみることはあるが，本症例では膿尿が軽度（尿沈渣に高度な炎症に見合うだけの白血球がない）であり，所見が合致しない．
○d いきなり侵襲的な検査である本選択肢を選ぶのにはためらいがあるかもしれない．もちろん，無症候性血尿だからといって直ちに膀胱鏡を施行することはない．膀胱鏡に先立って尿の細胞診は提出するであろうし（感度の点で問題はあるが），より侵襲の小さい画像診断を行うはずである．しかし，選択肢の中で題意に最も合致するため，これを正解とする．

×e　前立腺癌で血尿を呈することはなくはないが，触診所見，PSA 値は前立腺癌に否定的である。
●**確定診断**　　尿路系悪性腫瘍の疑い
●**正解**　　d

98A-39　1 歳 5 か月の男児。腹部腫瘤を主訴として来院した。発育と栄養状態とは正常である。左上腹部が膨隆し，径 15 cm の弾性硬，表面平滑な腫瘤を触れる。尿所見は正常。血液所見：赤血球 378 万，Hb 11.0 g/dl，白血球 7,200，血小板 22 万。血清生化学所見：AST 32 IU/l，ALT 20 IU/l，LDH 770 IU/l（基準 176〜353）。α-フェトプロテイン〈AFP〉正常。尿中 VMA 正常。腹部造影 CT を別に示す。

診断はどれか。
　a　肝芽腫　　b　奇形腫　　c　膵嚢胞　　d　神経芽腫　　e　Wilms 腫瘍

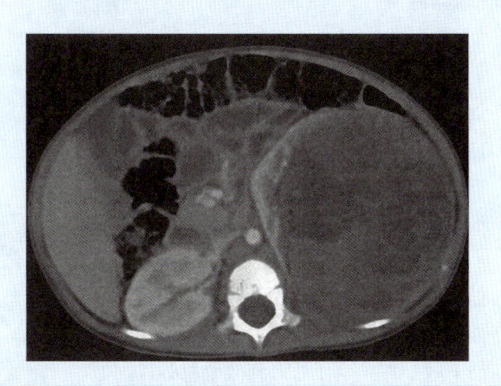

●**画像診断**

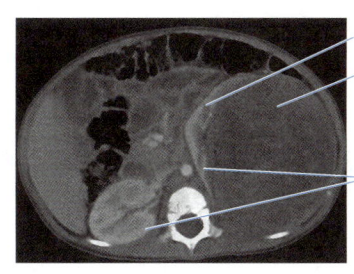

圧排された左腎
正中線を越さない腫瘤は表面平滑で，内容はほぼ均一な low density を呈している（石灰化は認めない）
右腎と左腎が同じレベルで描出されている。神経芽腫では腫瘤が上から腎臓を圧排するので，左右腎が同じレベルで描出されることはない

●**鑑別診断**
　腫瘤の表面が平滑であり，α-フェトプロテイン（AFP）および尿中バニリルマンデル酸（VMA）は陰性であり，画像で腫瘤がほぼ均一で low density を呈しており，石灰化は認めず，同じ CT レベルで両側腎が描出されていることから，Wilms 腫瘍（Wilms' tumor）が最も可能性がある。膵嚢胞は先天性はまれであり，画像から腫瘤は膵臓でなく，左腎より発症していることから否定的である。

●**選択肢考察**
×a　血清トランスアミナーゼや LDH，AFP の上昇がなく，画像でも肝実質に病変はない。
×b　後腹膜に発生する奇形腫はほとんどが 1 歳未満での発症である。画像では内部は均一ではなく，石灰沈着がみられることが多い。
×c　画像上で膵臓からの腫瘍でないこと，内容が嚢胞ほど均一でないことから誤りである。
×d　腫瘤は硬く表面不整で可動性がない。尿中 VMA が高値を呈する。画像では，内部が不均一で，微細石灰化を伴う。
○e　腫瘤は円形で表面平滑，内部構造は画像上ほぼ均一で，左腎を圧排している。造影でも増強されない。

- ●確定診断　　Wilms 腫瘍
- ●正解　　　　e

CBT-140　　　　　　　　　　　　　　　　　　　　　　　　　　　D-263

53歳の男性。腰背部痛を主訴に来院した。腹部造影CTを示す。

診断はどれか。

- A　腎盂癌
- B　腎嚢胞
- C　腎細胞癌
- D　腎動脈瘤
- E　腎芽腫（Wilms（ウィルムス）腫瘍）

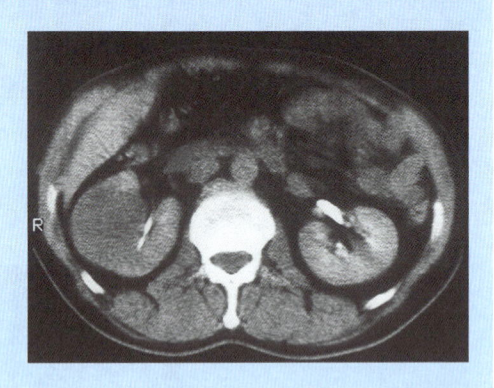

▶選択肢考察

- ×A　腎盂癌は腎盂から発生する尿路上皮癌である。扁平上皮癌もみられる。
- ×B　腎実質内に袋状の嚢胞として観察される。病的な意義は少ない。
- ○C　腎細胞癌は成人の腎腫瘍の多くを占めており，男性の高齢者に発症の頻度が高い。近位尿細管上皮から発生する。画像で認められる腫瘍性病変（↑）の所見と一致する。
- ×D　腎動脈瘤が腎実質に腫瘍性病変を作ることはない。
- ×E　腎芽腫は小児にみられる腎腫瘍である。

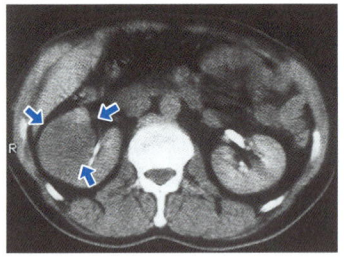

画像出典：CHART Series 編集委員会編『チャート医師国家試験対策 4．放射線科』第 3 版，医学評論社，2006, p.215

▶正解　　　C

CBT-141　　　　　　　　　　　　　　　　　　　　　　　　　　　D-263

50歳の男性。膀胱鏡検査にて，膀胱腔内に拇指頭大の有茎性乳頭状腫瘍を認めた。
選択すべき治療法はどれか。

- A　化学療法
- B　放射線療法
- C　膀胱部分切除術
- D　根治的膀胱全摘術
- E　経尿道的膀胱腫瘍切除術

▶選択肢考察

- ×A　転移癌や進行膀胱癌の膀胱全摘後などに行う。
- ×B　筋層浸潤膀胱癌で施行することもある。
- ×C　現在ではほとんど行われていない手術である。
- ×D　筋層浸潤癌では第一選択の治療法であるが，同時に尿路変更術が必要である。
- ○E　まず行う手術で，治療と病理診断を兼ねる。

▶ポイント

膀胱癌の治療は，病理診断と治療を兼ねてまず経尿道的膀胱腫瘍切除術を行う。全体の約70%を占める早期癌（筋層非浸潤癌）はこの手術で治療できるが，進行癌（筋層浸潤癌）の場合は膀胱全摘除術などの追加治療が必要になる場合が多い。

▶正解　　　E

> **Dr. 李's COMMENT**
>
> 　はじめに，小児の腎癌としてWilms腫瘍が重要です．腫瘍に石灰化がないことが，神経芽腫との鑑別ポイントです．また，尿道下裂，片側肥大，無虹彩症といった聞き慣れない合併症を呈します．
>
> 　次に，膀胱癌の初発症状として，これといった症状がない無症候性肉眼的血尿が重要です．鑑別を進めるために，腹部超音波検査のほか，膀胱鏡検査，尿細胞診検査が必要となります．中でも膀胱鏡検査は侵襲が強いですが，得られる情報は大きいので，躊躇せず実施する必要があります．

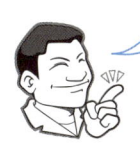

6 尿路結石

この項目のポイント

疝痛発作を伴う尿管結石は，急性腹症の代表的疾患の1つです。腹部エックス線（KUB）で結石陰影が確認できないからといって，尿管結石が否定できるものではありません。シスチン結石，尿酸結石のようなエックス線透過結石もあります。

104I-9 尿路結石で正しいのはどれか。**2つ選べ。**
 a 尿酸結石が最も多い。
 b 原発性アルドステロン症に生じる。
 c 尿酸結石はエックス線透過性が低い。
 d シスチン結石に重炭酸ナトリウムは有効である。
 e 原発性副甲状腺〈上皮小体〉機能亢進症に生じる。

●選択肢考察
× a 尿路結石の中ではCa含有結石（特にシュウ酸カルシウム結石）が最も多く，約90%を占める。尿酸結石は5%程度である。
× b 原発性アルドステロン症が原因で尿路結石が生じることはない。
× c 尿酸結石は尿路結石の中で最もエックス線透過性が高い。
○ d シスチン結石は尿アルカリ化剤（クエン酸製剤や重炭酸ナトリウム剤）服用で溶解が可能である。
○ e 尿中CaやP排泄量が増加することで，尿路結石ができやすくなる。

●正解　　d，e

次の文を読み，43，44の問いに答えよ。

44歳の男性。右下腹部の痛みと嘔吐とで来院した。

現病歴：昨日海水浴を楽しんで帰宅した。今朝4時ころ突然，腹痛で目覚めた。痛みは右側腹部から右下腹部まで拡がり，右陰囊部にも放散した。嘔気を我慢できず，透明な胃液を少量嘔吐した。吐血や黒色便は認めず，心窩部痛もない。

既往歴：30歳から高尿酸血症を指摘されているが，治療歴はない。

現　症：意識は清明。身長165 cm，体重78 kg。体温37.1℃。脈拍76/分，整。血圧146/90 mmHg。腹部は平坦で，肝・脾は触知しない。外陰部は正常で，陰囊内容に触診上異常所見はない。

検査所見：尿所見：蛋白（-），糖（-），潜血2+。血液所見：赤血球560万，Hb 15 g/dl，Ht 48%，白血球9,500，血小板35万，プロトロンビン時間〈PT〉12秒（基準10～14）。血清生化学所見：総蛋白7.8 g/dl，アルブミン5.2 g/dl，尿素窒素20 mg/dl，クレアチニン1.2 mg/dl，尿酸7.5 mg/dl，総ビリルビン0.6 mg/dl，AST 18 IU/l，ALT 16 IU/l，LDH 320 IU/l（基準176～353），Na 135 mEq/l，K 4.2 mEq/l，Cl 101 mEq/l。腹部エックス線単純写真を別に示す。

96F-43 この疾患でみられる身体所見はどれか。
 a 腹部波動　　b 腸雑音亢進　　c 腹部血管雑音
 d Blumberg徴候　　e 肋骨脊柱角部叩打痛

96F-44 この疾患の診断に有用でないのはどれか。
 a 尿沈渣　　b 腹部超音波検査　　c 腹部単純CT
 d 静脈性尿路造影　　e 上部消化管造影

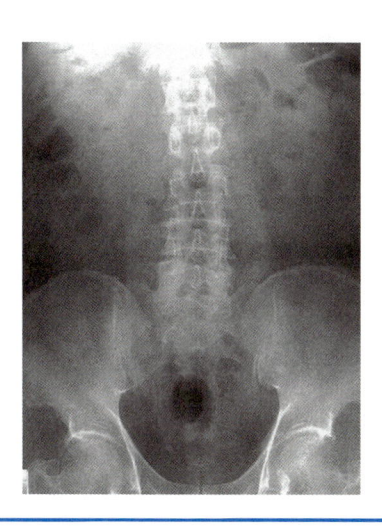

●**画像診断**

　腹部エックス線（KUB）上，明らかな結石陰影は認められない。また，ガス像も正常である。ただし，KUBで結石陰影が認められないからといって，尿管結石を100％否定できるものではないことを銘記すべきである。

●**確定診断**　　　右尿管結石（尿酸結石が疑われる）

●**選択肢考察**

[43]

×a　腹水が貯留する原因が，症例文からは認められない。
×b　KUBの腸管ガス像から，腸雑音亢進はないと思われる。
×c　腎血管性高血圧でみられる所見であり，本症例では考えられない。
×d　腹壁緊張とともに腹膜炎の重要な理学的徴候であるが，本症例では可能性は低い。
○e　尿管結石の下降によって水腎症を呈すると，肋骨脊柱角部（CVA）に叩打痛が出現する。

[44]

○a　尿沈渣で赤血球や白血球（腎盂腎炎の存在）の存在を確認することは，尿路結石の診断に重要である。
○b　腹部超音波検査で水腎症の有無を確認することは，尿路結石の診断に有用である。上部尿管に結石が存在する場合には，超音波検査で確認することもできる。
○c　KUBで確認できないエックス線透過結石でも，腹部単純CTで確認できる。
○d　結石の存在部位，上部尿路の状態（水腎症の有無），尿路奇形の有無などを確認できる必須の検査である。
×e　消化管の病変が疑われる場合には必要であるが，本症例では有用でない。

●**正解**　　　［43］e　［44］e

CBT-142　　　　　　　　　　　　　　　　　　　　　　　　　D-264

44歳の男性。右側腹部痛を主訴に来院した。腹部X線写真で右腎盂尿管移行部に1cmの結石が認められる。
考えられるのはどれか。

A　シュウ酸カルシウム結石　　B　キサンチン結石　　　C　シスチン結石
D　リン酸結石　　　　　　　　E　尿酸結石

▶選択肢考察
○A　日本人で最も多い結石。X線不透過。
×B，×C　X線陰性結石。
×D　結石形成しない。
×E　シュウ酸カルシウムに次いで多いが，X線陰性結石。

▶正解　　A

Dr. 李's COMMENT

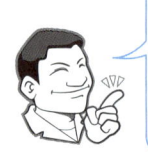

　尿路結石で最も多いのが，シュウ酸カルシウム結石です。こちらはエックス線透過性が悪く，腹部エックス線（KUB）で石がキチンと写ります。
　それに対して，尿酸結石はエックス線透過性があり，KUBで石が写りません。現在では，結石の診断にはCTが最も有用となっています。

7 前立腺肥大症，前立腺癌

この項目のポイント

前立腺特異抗原（PSA）は，簡易な前立腺癌のスクリーニング検査です。本態は前立腺細胞から産生される蛋白分解酵素で，炎症，肥大症，癌などで血中に放出されます。癌で最も特異度が高く，前立腺癌検診に用いられています。

95F-20 72歳の男性。下腹部の緊満感を訴え来院した。3年前から夜間に排尿のため起きるようになり，半年前からは排尿困難が増強していた。昨夜から尿意はあるが尿が1，2滴しか出ないという。下腹部は小児頭大に膨隆し，軽い圧痛がある。体温36.4℃。脈拍80/分，整。血圧140/82 mmHg。血清生化学所見：尿素窒素 32 mg/dl，クレアチニン 2.5 mg/dl，Na 137 mEq/l，K 4.5 mEq/l，Cl 105 mEq/l。
　適切な処置はどれか。

a　輸　液　　　　b　利尿薬投与　　　　c　導　尿
d　浣　腸　　　　e　血液透析

●選択肢考察
×a，×b　尿を出す処置をせずに漫然と輸液を行ったり，利尿薬を加えると，その分，尿が排泄される。この結果，膀胱はますます膨れ，尿路系圧が上昇するため，腎障害が進行する。まず行う処置としては**禁忌**である。
○c　まず**導尿**を行う。前立腺肥大症の場合はカテーテルが入りにくいので**細めのカテーテル**を挿入する。どうしても入らない場合は**膀胱穿刺**を行う。
　注意しなければならないのは，導尿後に**多尿**となる点である。これは集合管が障害され，尿の濃縮障害が起きてしまったためと考えられている。したがって，導尿後は**尿量に見合った分の輸液**が必要であり，INとOUTの量の計算が重要となる。特に尿閉の時間が長いときに注意する。
×d　関連性がない。
×e　UN，Crが確かに上昇してはいるが，導尿とともに，速やかに改善する。

●確定診断　　前立腺肥大症による尿閉
●正解　　c

CBT-143　　　　　　　　　　　　　　　　　　　　　　　　　　　　　　　D-281

前立腺肥大症による尿失禁はどれか。

A　腹圧性　　　B　切迫性　　　C　溢流性　　　D　反射性　　　E　真性

▶選択肢考察
×A　正常分娩後の女性の骨盤底筋群の脆弱化などによる。
×B　過活動膀胱の一般的症状である。中年以後の女性に多い。
○C　前立腺肥大症による膀胱排尿筋過伸展による。
×D　神経因性膀胱（脊髄損傷）に起こる。
×E　先天性の尿管異所開口や膀胱腟瘻などで生じる持続的な尿失禁である。

▶ポイント
尿失禁の定義は不随意な尿の漏出であり，生活に支障をきたすものであるが，5種類のタイプに分類できる。前立腺肥大症の進行期に生じる溢流性尿失禁は，排尿困難も伴うので奇異性尿失禁とも呼ばれる。

▶正解　　C

CBT-144　　　　　　　　　　　　　　　　　　　　　　　　　　　　　　　D-281

前立腺肥大症で用いる降圧薬はどれか。

A　α遮断薬　　　　　　B　β遮断薬　　　　　　C　Ca拮抗薬
D　hMG　　　　　　　　E　エストロゲン

▶選択肢考察
○A　前立腺肥大症に用いる第一選択の薬剤である。
×B，×C　降圧薬であるが，前立腺肥大症には用いられない。
×D　性機能障害などで用いられるホルモン薬である。
×E　前立腺癌の治療薬として使用される。

▶ポイント
前立腺肥大症の薬物療法に関する問題。α遮断薬が第一選択であり，ほかに抗男性ホルモン薬，植物製剤，漢方薬などが使用される。ただし，α遮断薬は起立性低血圧などの副作用があるので，低血圧の患者には使用しない。

▶正解　　A

CBT-145　　　　　　　　　　　　　　　　　　　　　　　　　　　　　　　D-282

前立腺癌について正しいのはどれか。

A　骨転移は造骨主体である。
B　生検は硬結部だけで行う。
C　リンパ節転移の診断はMRIで行う。
D　前立腺特異抗原（PSA）のみで発見されることは少ない。
E　好発部位は移行部位（transition zone）である。

▶選択肢考察
○A　前立腺癌の骨転移は造骨（X線像上，白く写る）主体である。
×B　前立腺癌は多発することが多く，硬結部だけでなく，前立腺全体から6～12か所の針生検を行う。
×C　リンパ節転移の診断はMRIでも可能だが，CTが最もよい。

×D　PSAのみでスクリーニングして，生検で確定診断される。
×E　前立腺癌の好発部位は辺縁領域（peripheral zone）で，約70%がこの領域から発見される。

▶ポイント

　前立腺癌の診断にはPSAが最も重要であり，血中濃度が4.0 ng/mL以上であれば30%以上に癌が発見される。病理診断には，前立腺多箇所の針生検を行う。前立腺癌の病理診断が確定した場合は骨シンチグラフィ，CT，MRIなどで病期診断を行い，治療法を決定する。

　治療は，手術療法（根治的前立腺全摘除術），放射線療法（小線源療法など），内分泌療法（LH-RHアゴニストと抗男性ホルモン剤による完全男性ホルモン遮断療法）が基本である。抗腫瘍薬の効果は少なく，第一選択で使用されることはほとんどない。

▶正解　　　A

— **Dr. 李's COMMENT** —

　はじめに，前立腺肥大症による尿閉では，溢流性尿失禁となります。まずカテーテル導尿を行います。

　次に，前立腺癌では造骨性の骨転移となります。乳癌とともに，骨形成性の骨転移は珍しいので覚えておきましょう。

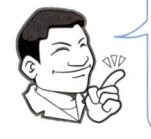

　血清PSAは，前立腺癌の診断ならびに治療経過をみる上で優れた腫瘍マーカーです。ただし，前立腺肥大症や前立腺炎でも上昇しますので，注意してください。

8 更年期障害

この項目のポイント

閉経後，エストロゲンの低下により，更年期障害，脂質異常症（高脂血症），骨粗鬆症，萎縮性腟炎などの疾患が起こります。食事と運動に注意して脂質異常症による循環器系疾患を予防することが，閉経後の女性の生活の質（QOL）を高めるために重要です。

102I-43　55歳の女性。2回経妊，2回経産。顔のほてりと夜間の発汗とを主訴に来院した。2年前に閉経。既往歴と家族歴とに特記すべきことはない。身長160 cm，体重62 kg。
血中ホルモン値で正しいのはどれか。

- a　LH 低値
- b　FSH 高値
- c　エストラジオール高値
- d　エストリオール高値
- e　テストステロン高値

●選択肢考察
- ×a　LHは高値となる。これがのぼせ（hot flush）の直接の原因とされている。
- ○b　FSHは高値となる。FSHの値は卵巣の萎縮状態の指標となる。閉経前の女性なら月経開始2～3日目のFSHの値を指標とする。なお，閉経後婦人の尿には大量のFSHが含まれるので，それから抽出したヒト閉経期婦人尿ゴナドトロピン（human menopausal gonadotropin：hMG）を卵胞発育に用いる。
- ×c　卵巣が萎縮し，卵胞がほとんど消失しているので，エストラジオール低値が正しい。
- ×d　エストリオールはエストロゲンの代謝産物で，尿中に排泄されるときの形である。妊婦で高値となる。
- ×e　テストステロンは副腎や卵巣からも多少産生されるが，高値とはならない。

●確定診断　　更年期障害
●正解　　　　b

次の文を読み，49，50の問いに答えよ。
53歳の女性。発汗，不眠および動悸を主訴に来院した。
現病歴：1年前から時々顔面のほてりを覚え，運動もしていないのに突然汗が出るようになった。6か月前から，夜なかなか寝つけなくなり，動悸もするようになった。
既往歴：特記すべきことはない。閉経52歳。
現　症：意識は清明。身長157 cm，体重62 kg。体温36.4℃。脈拍76/分，整。血圧132/78 mmHg。心雑音はない。腹部は平坦で，肝・脾を触知せず，圧痛と抵抗とを認めない。下肢の浮腫は認めない。
検査所見：尿所見：蛋白1＋，糖（－）。血液所見：赤血球410万，Hb 12.4 g/dl，Ht 36％，白血球5,300，血小板37万。血清生化学所見：空腹時血糖96 mg/dl，総蛋白6.2 g/dl，クレアチニン0.8 mg/dl，AST 28 IU/l，ALT 34 IU/l。

98F-49　最も考えられる病態はどれか。
- a　自律神経の障害
- b　脳の虚血
- c　肝機能の異常
- d　腎機能の低下
- e　耐糖能の低下

98F-50　この患者に合併しやすいのはどれか。
- a　気管支喘息
- b　十二指腸潰瘍
- c　尿路結石
- d　脂質異常症〈高脂血症〉
- e　甲状腺機能低下症

●選択肢考察

[49]
- ○ a　顔面のほてり，発汗，不眠，動悸といった症状から，自律神経の障害が最も考えられる。
- × b　脳の虚血による感覚鈍麻，麻痺，構語障害，視野異常などの症状はみられていない。
- × c　検査所見では，AST，ALTともに基準範囲であり，肝機能の異常は認めない。
- × d　検査所見では，クレアチニンは基準範囲であり，腎機能の低下は認めない。
- × e　検査所見では，空腹時血糖は基準範囲であり，耐糖能の低下は認めない。

[50]
- × a　アレルギー性機序により起こり，免疫能と関連するが，閉経後に起こりやすいということはない。
- × b　自律神経系が関連しているが，エストロゲン低下に伴う自律神経系の失調とは関連性がない。
- × c　尿路結石の形成はホルモン依存性ではないので，閉経後に起こりやすいことはない。
- ○ d　加齢とエストロゲンの低下に伴い，血清コレステロール値は上昇する。さらに，中高年女性は耐糖能低下と運動不足によるカロリー過剰摂取状態にあることが多く，その場合，男性よりもはるかに高い血清コレステロール値を示す。
- × e　高齢になっても甲状腺機能はほぼ保たれており，機能低下のために治療が必要となることは少ない。

●確定診断　　更年期障害
●正解　　　　［49］a　［50］d

CBT-146　　　　　　　　　　　　　　　　　　　　　　　　　　　D-276

閉経後に高値を示すのはどれか。

A　エストロゲン　　　　　B　テストステロン　　　　　C　プロラクチン
D　卵胞刺激ホルモン（FSH）　　E　副甲状腺ホルモン（PTH）

▶選択肢考察
×A　閉経は卵巣性無月経であるので，閉経後には血中のエストロゲン濃度およびプロゲステロン濃度は著明に減少する。
×B　閉経後には血中のテストステロン濃度はやや減少する。
×C　閉経の前後で血中プロラクチン濃度はあまり変化しない。
○D　閉経後には血中エストロゲンおよびプロゲステロン濃度が著明に減少するので，ネガティブフィードバック機構によって血中 FSH 濃度が著明に増加する。血中 LH 濃度も増加するが，増加の程度は FSH よりも低い。原発性性腺形成不全の Turner 症候群でもほぼ同様な所見がみられる。
×E　閉経後には血中エストロゲン濃度の著明な減少によって骨吸収が促進されて骨量が減少し，骨形成が促進されるという高回転型の骨量の減少が起きるので，血中の副甲状腺ホルモン（PTH，パラトルモン）濃度はやや上昇するものの，著明には増加しない。

▶ポイント
　閉経後は血中エストロゲン・プロゲステロン濃度の著明な低下によって，血中・尿中の FSH・LH 濃度が著明に増加する。特に FSH が増加するので，ヒト閉経期尿性ゴナドトロピン（hMG）は，排卵誘発療法における卵胞発育に利用される。卵胞が発育すれば，LH 作用があるヒト絨毛性ゴナドトロピン（hCG）によって排卵を誘発する。

▶正解　　　D

CBT-147　　　　　　　　　　　　　　　　　　　　　　　　　　　D-276

閉経後の女性にみられる変化はどれか。

A　骨密度の低下　　　　　　　　B　下垂体の機能不全
C　エストロゲンの上昇　　　　　D　腟内の Döderlein（デーデルライン）桿菌の増殖
E　卵胞刺激ホルモン（FSH）の低値

▶選択肢考察
○A　エストロゲンは，骨密度増加や腸からの Ca の吸収促進作用を有する。閉経するとエストロゲンが低値となり，骨密度も低下する。
×B　閉経との関連はなく，むしろ LH，FSH の産生が高まる。
×C　卵胞の閉鎖によりエストロゲンが低値となる。
×D　エストロゲンには Döderlein 桿菌の増殖促進作用がある。エストロゲンが低下する閉経後は，Döderlein 桿菌の減少→常在菌の繁殖→萎縮性腟炎が起こりやすくなる。
×E　閉経後は FSH の高値を認める。

▶ポイント
　日本人の平均閉経年齢は 50 歳頃で，閉経前後の 45〜55 歳頃を更年期と称する。更年期障害は，エストロゲン減少を主な原因として自律神経失調を中心とした多彩な不定愁訴を主とする症候群である。閉経後は，更年期を経て老年期へと移行して慢性的にエストロゲンが欠乏した状態となり，泌尿生殖器の萎縮，骨量減少，脂質異常症，心血管系疾患などの病態が起こりやすくなる。検査値としては，エストラジオール（E_2）は低値，LH・FSH はともに高値となる。

▶正解　　　A

Dr. 李's COMMENT

　更年期障害の主たる原因は卵巣機能の低下によるエストロゲンの消退です。ネガティブフィードバックにより，LH，FSHは上昇します。
　のぼせや動悸などの血管運動神経症状と，抑うつなどの精神神経症状が特徴的です。閉経後の慢性的なエストロゲン欠乏状態から老年期に移行すると，骨粗鬆症，脂質異常症や認知症なども現れてきます。
　近年は男性の更年期障害として，副腎皮質網状層で産生されるアンドロゲンの1つ，DHEA-S低下も注目されています。

9 子宮内膜症，月経困難症

> **この項目のポイント**
>
> 月経期間中に月経に随伴して起こる病的症状を月経困難症といいます。頻度順に，下腹部痛，腰痛，腹部膨満感，悪心，頭痛，疲労，脱力，食欲不振，いらいら，下痢，憂鬱などがみられます。

103D-14 月経困難症をきたすのはどれか。**3つ選べ。**

　　a　子宮筋腫　　　　b　子宮腺筋症　　　　c　子宮内膜症
　　d　子宮内膜増殖症　e　子宮頸管ポリープ

●選択肢考察
○a，○b，○c　子宮筋腫，子宮腺筋症，子宮内膜症では月経困難症が起こる。
×d，×e　子宮内膜増殖症，子宮頸管ポリープでは月経困難症はみられない。

●正解　　a，b，c

99E-46 子宮内膜症に特徴的なのはどれか。**3つ選べ。**

　　a　不妊症　　　　b　性交痛　　　　c　過多月経
　　d　月経困難症　　e　不正性器出血

●選択肢考察
○a　子宮内膜症では，卵管やその周囲の癒着が起こって卵管性不妊になったり，また，卵巣の癒着によって黄体化未破裂卵胞（LUF）を生じたり，さらに，子宮内膜症それ自体がマクロファージの精子・卵子・受精卵に対する攻撃能を亢進させたり，炎症反応を起こしたりするので，不妊症の原因になる。
○b　子宮内膜症では，Douglas窩や仙骨子宮靱帯付近に病変を作りやすいので，性交痛，排便痛を起こす。
×c　子宮腺筋症では過多月経が起こるが，子宮内膜症は過多月経の原因にならない。
○d　子宮内膜症では，子宮内膜類似組織が腹膜表面に播種を起こし，月経周期に合わせて内出血を起こして，深く増殖・浸潤して，骨盤内臓器の癒着を起こし，凍結骨盤に至る。したがって，月経時には次第に増強する腹痛を起こして月経困難症が発生する。
×e　子宮内膜症では，一般に不正性器出血を起こさない。

●正解　　a，b，d

CBT-148　　　　　　　　　　　　　　　　　　　　　　　　　　　　D-288

子宮内膜症の発症頻度が高い部位はどこか。

A　腟　　　　B　卵巣　　　　C　尿管　　　　D　小腸　　　　E　虫垂

▶選択肢考察
×A，○B，×C，×D，×E
　子宮内膜症は様々な部位に発症するが，発症頻度が高い部位としては卵巣，Douglas窩，子宮漿膜，直腸，卵管などが挙げられ，比較的まれな部位としては膀胱，子宮腟部，腟，虫垂，尿路系などが挙げられ，まれな部位としては肺や小腸などが挙げられる。

▶正解　　B

CBT-149　　　　　　　　　　　　　　　　　　　　　　　　　　　　D-289

子宮体癌のリスク要因はどれか。

A　肥満　　　　　　　B　多産　　　　　　　C　ヒトパピローマウイルス感染
D　子宮内膜症　　　　E　子宮筋腫

▶選択肢考察
○A　脂肪細胞のアロマターゼによりコレステロールからエストロゲンが合成される。肥満者はエストロゲン過剰状態となるため，子宮体癌の危険因子である。
×B　子宮体癌の危険因子は未産である。
×C　子宮頸癌の危険因子である。
×D，×E　子宮体癌のリスクとは関連性を認めない。

▶ポイント
　子宮体癌の危険因子には，未産，不妊，無排卵周期症，肥満などが挙げられる。閉経前から閉経早期に発症する場合はプロゲステロンに拮抗されないままの持続的なエストロゲン過剰状態が関与し，子宮内膜異型増殖症が前癌病変となる。閉経後に発症する場合はエストロゲンの関与は不明である。

▶正解　　A

Dr. 李's COMMENT

　はじめに，不正性器出血と月経困難症を混同してはいけません。月経困難症は，月経期間中に月経に随伴して起こる病的症状を指します。
　次に，子宮内膜症と子宮内膜増殖症を混同してはいけません。子宮内膜症では，子宮腔内面以外の卵巣などで組織が異所性に増殖します。月経困難症を呈する代表的な疾患が子宮内膜症です。

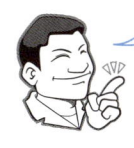

10 子宮筋腫

この項目のポイント

子宮筋腫は，子宮筋層内の平滑筋成分から発生する良性腫瘍です。発生部位によって漿膜下筋腫，筋層内筋腫，粘膜下筋腫に分類され，さらに，体部筋腫，頸部筋腫に分類されます。このうち粘膜下筋腫では，早期から月経過多や月経痛がみられます。

99B-34 子宮筋腫でみられないのはどれか。

a 顔色不良　　　b 便秘　　　c 腹部膨隆
d 頻尿　　　　　e 無月経

●選択肢考察
○a 子宮筋腫は過多月経が特徴的であり，その結果，貧血のために顔色が不良になる。
○b 子宮筋腫が直腸を圧迫すると，便秘や腸管内ガス貯留を起こす。
○c 子宮筋腫そのものによって，または腸管内ガス貯留によって腹部膨満をきたす。
○d 子宮筋腫が膀胱を圧迫すると，尿意が発生して頻尿を訴える。筋腫が巨大化すれば尿閉が起きる。
×e 子宮筋腫，特に粘膜下筋腫は過多月経を起こすが，通常，無月経の原因疾患にはならない。

●正解　　e

CBT-150　　　　　　　　　　　　　　　　　　　　　　　　　　　　　　　　　　D-287

46歳の女性。月経周期は整。5年前から貧血あり。最近，月経時の出血量が増え凝血塊が混じるようになった。3日前から月経が始まり，今朝から下腹部の激痛を訴えて来院した。子宮口は開大し，4cm大の腫瘤が腟内に突出している状態である。
　診断はどれか。

A　子宮筋腫　　　　　B　子宮脱　　　　　C　卵巣茎捻転症候群
D　子宮頸癌　　　　　E　子宮腺筋症

▶選択肢考察

○A　凝血塊を伴う過多月経による慢性貧血，月経周期3日目の陣痛様下腹痛を伴う子宮口開大，4cm径の腫瘤の突出という病歴から，粘膜下筋腫のいわゆる筋腫分娩の存在が明らかになる。

×B　子宮脱とは，子宮支持装置や，骨盤底の筋肉・靱帯群による子宮支持が不安定になって，子宮が腟外へ脱出した状態をいう。閉経期以後に多い。Aのような臨床症状はなく，無痛性で，膀胱・直腸症状を伴うことがある。

×C　卵巣は，固有卵巣索，卵巣提索などで子宮や腹膜と連結しており，これを卵巣茎という。卵巣腫瘍がある場合，この茎を軸に左または右に捻転し，急激な腹痛下腹痛を起こして，腫瘍がうっ血，壊死に陥るものを卵巣茎捻転症候群という。Aのような症状は起きない。

×D　子宮頸癌は，子宮頸部に発生して外向性発育をした場合にはカリフラワー状の易出血性の腫瘍を作るが，過多月経などは起こさない。閉経後には子宮留膿腫による陣痛様下腹痛後の膿性帯下排出をきたすこともあるが，Aの症状からはその存在は否定できる。

×E　子宮腺筋症とは，子宮筋層に異所性子宮内膜増殖をきたす内性子宮内膜症のことである。過多月経が起きても，筋腫分娩のような子宮頸管内の腫瘤は形成しない。

▶正解　　A

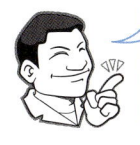

Dr. 李's COMMENT

子宮筋腫にはエストロゲン依存性が多く，粘膜下，筋層内，漿膜下と3パターンがあります。粘膜下筋腫では，過多月経，鉄欠乏性貧血や過長月経など，出血に関わる症状が目立ちます。

11 子宮頸癌

この項目のポイント

- 子宮頸癌と子宮体癌は混同しやすいです。
- 子宮頸癌の原因は，ヒトパピローマウイルス（HPV）です。頻度は減少傾向ですが，30歳代へと発見のピークが若年化しており，要注意の疾患です。

100G-95 性交時の性器出血を訴える女性でまず行うのはどれか。

a 細胞診　　　b 組織診　　　c コルポスコピィ
d ヒステロスコピィ　　　e 腫瘍マーカー測定

●選択肢考察

○a 性交時の性器出血（接触出血）の原因となる疾患としては，外傷，炎症（腟炎，子宮頸管炎），子宮腟部びらん，子宮頸管ポリープなどがあるが，診断で最も重要なことは**悪性腫瘍**（特に**子宮頸癌**）**の除外**である。まずは，比較的信頼度が高く，かつ非侵襲的な検査である細胞診を行うべきである。

×b 組織診は**子宮癌の確定診断**に不可欠であるが，疼痛や出血を伴うので，まずは細胞診を行い，適応を選んで行う。

×c コルポスコピィは子宮頸部の細胞診で異常を示した症例に対して行い，同時に最強病変に対して**狙い組織診**を行う。

×d ヒステロスコピィは**子宮体癌の術前検査**として有用であるが，まずは細胞診を行う。

×e 腫瘍マーカー測定は癌の早期診断には有用ではなく，主に治療効果の判定や再発の早期診断に用いられる。

●正解　　a

CBT-151　　　　　　　　　　　　　　　　　　　　　　　　　　　　　　D-289

子宮頸癌において最も頻度の高い症状はどれか。

A　頻尿　　　B　便秘　　　C　性器出血　　　D　腹痛　　　E　頭痛

▶選択肢考察

×A，×B，○C，×D，×E

　子宮頸癌は，子宮頸部の扁平円柱上皮境界（SCJ）から発生し，ほとんどが扁平上皮癌である。子宮腟部が腟内に存在するため，症状として最も頻度が高いのは性器出血となる。頻尿や便秘は，巨大な腫瘤となって膀胱や直腸を圧迫するようにならなければ出現しない。腹痛や頭痛が子宮頸癌の症状として出現することは，ほとんど認めない。

▶正解　　　C

CBT-152　　　　　　　　　　　　　　　　　　　　　　　　　　　　　　D-289

31歳の女性，未婚。挙児を希望して来院した。細胞診の結果はクラスⅣ。コルポスコピィ下の子宮頸部狙い組織診で採取した組織のH-E染色標本を示す。

適切な治療はどれか。

A　広汎子宮全摘術
B　準広汎子宮全摘術
C　単純子宮全摘術
D　放射線照射
E　子宮頸部円錐切除

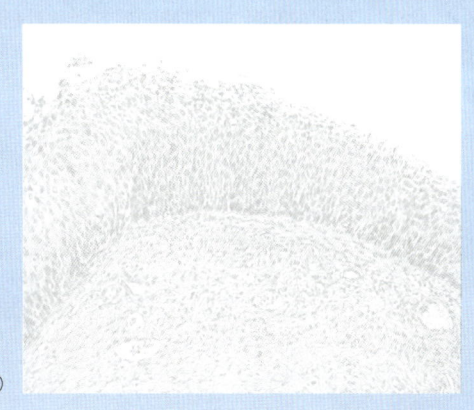

（☞ p. xxiカラー写真 No. 45）

▶選択肢考察

×A，×B，×C，×D，○E

　画像では，核細胞質比が高く，増量したクロマチンを認める異型細胞が，上皮全層に広がっている。ただし，基底層は保たれており，異型細胞の浸潤は認めない。上皮内癌の所見である。細胞診結果がクラスⅣであったこととも整合している。

　子宮頸部の上皮内癌の治療方針としては，挙児希望があれば子宮を温存することも可能である。その場合，子宮頸部円錐切除にて子宮頸部の病変を完全に切除し，断端に腫瘍組織が存在しないことを確認する。挙児希望がなければ単純子宮全摘術を行う。

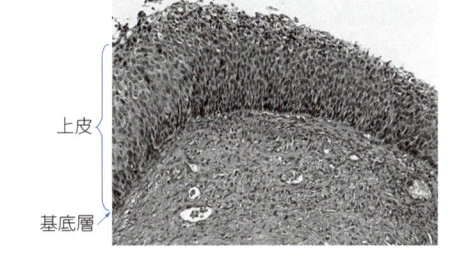

▶正解　　　E

Dr. 李's COMMENT

　子宮頸癌の予防には，ハイリスクのHPV 16型，18型を含むワクチンが実用化されています。
　検診も早期発見に重要です。子宮頸部擦過細胞診による検診をはじめに実施し，細胞診異常例にはコルポスコピィ下（ヒステロスコピィではない）の狙い組織診を行います。この順序を間違えないようにしましょう。

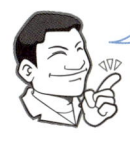

12 子宮体癌

この項目のポイント

◆ 子宮体癌の初発症状は閉経前後の不正性器出血が多いです。閉経後に子宮から出血した場合，鑑別に入れておく必要があります。

104H-8 不正性器出血をきたす可能性が最も高いのはどれか。
a 子宮体癌　　　　b 子宮筋腫　　　　c 子宮内膜炎
d 子宮内膜症　　　e 子宮腺筋症

●選択肢考察
○a　子宮体癌の初発症状は閉経前後の不正出血が多い。
×b　子宮筋腫は，過多月経は起こすが不正性器出血はあまり起こさない。
×c　子宮内膜炎も不正性器出血を起こす頻度は高くない。
×d，×e　子宮内膜症，子宮腺筋症も過多月経・月経困難症・不妊などを起こすが，不正性器出血はあまり起こさない。

●正解　　a

H　腎・泌尿器・生殖器疾患

CBT-153　　　　　　　　　　　　　　　　　　　　　　D-289

45歳の女性。未婚。不正性器出血を主訴に来院した。摘出した子宮と卵巣の写真を示す。

診断はどれか。

A　腟　癌
B　卵巣癌
C　子宮頸癌
D　子宮体癌
E　漿液性嚢胞腺腫

（☞ p. xxiカラー写真 No. 46）

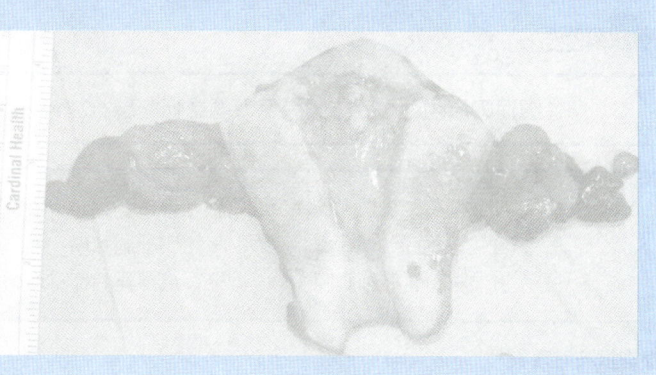

▶選択肢考察

×A　この写真では腟を認めない。
×B，×E　卵巣は正常大で，明らかな病変を認めない。
×C　子宮頸管に明らかな病変を認めない。
○D　子宮底部の子宮内膜が腫瘍性に増殖している。未婚の45歳の女性が不正性器出血を認めるという臨床症状からも，子宮体癌の可能性が高い。

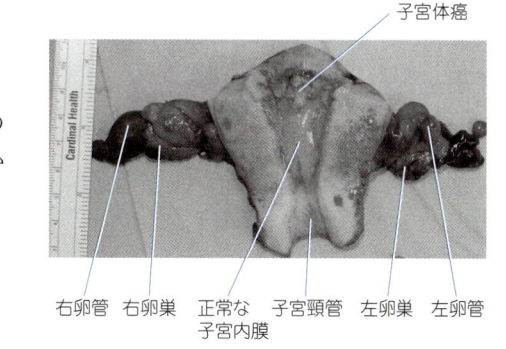

（ラベル：子宮体癌／右卵管／右卵巣／正常な子宮内膜／子宮頸管／左卵巣／左卵管）

▶正解　　　D

Dr. 李's COMMENT

　子宮体癌は増加傾向にあります。プロゲステロンに拮抗されないままの持続的エストロゲン過剰の結果，子宮体癌が起こる機序が知られています。したがって，発症のピークは閉経前後の50歳代で，不正性器出血が重要です。
　これまでに登場した月経困難症や子宮頸癌と混同しないよう，改めて注意しておきましょう。

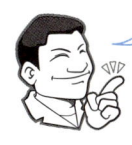

13 卵巣癌

> **この項目のポイント**
> ◆ 急性腹症の原因として，卵巣癌の茎捻転を忘れないようにしましょう。

103I-33 卵巣腫瘍で表層上皮性・間質性腫瘍はどれか。**2つ選べ**。
a 線維腫　　　b 明細胞腺癌　　　c 漿液性嚢胞腺腫
d 未分化胚細胞腫　　　e 成熟嚢胞性奇形腫

●選択肢考察
×a 性索間質性腫瘍の良性腫瘍である。
○b 表層上皮性・間質性腫瘍の悪性腫瘍である。
○c 表層上皮性・間質性腫瘍の良性腫瘍である。
×d 胚細胞腫瘍の悪性腫瘍である。
×e 胚細胞腫瘍の良性腫瘍である。

●ポイント
　表層上皮性・間質性腫瘍は全卵巣腫瘍の約2/3を占め，最も発生頻度の高い卵巣腫瘍である。卵巣癌の70～80%は本腫瘍である。

●正解　　b，c

99E-47 卵巣腫瘍で男性化徴候をきたすのはどれか。
a 明細胞腺癌　　　b 顆粒膜細胞腫　　　c Sertoli・間質細胞腫瘍
d 成熟嚢胞性奇形腫　　　e 未分化胚細胞腫

●選択肢考察
×a 明細胞腺癌は，悪性の表層上皮性間質性腫瘍で，そのほとんどはホルモン産生性ではないが，エストロゲン，アンドロゲンを分泌するものも報告されている。
×b 顆粒膜細胞腫は，境界悪性の性索間質性腫瘍で，エストロゲンを産生する。
○c Sertoli・間質細胞腫瘍は，良性の性索間質性腫瘍で，アンドロゲンを産生して，男性化徴候を示す。
×d 成熟嚢胞性奇形腫は，良性の胚細胞腫瘍で，ホルモン産生はほとんどない。
×e 未分化胚細胞腫は，悪性の胚細胞腫で，ヒト絨毛性ゴナドトロピン（hCG）を産生するが，アンドロゲンは分泌しない。

●ポイント
・エストロゲン産生腫瘍：顆粒膜細胞腫，莢膜細胞腫，まれにKrukenberg腫瘍，Brenner腫瘍などはエストロゲンを産生して，性早熟，子宮内膜増殖症，子宮内膜癌，閉経後の再女性化などを起こす。
・アンドロゲン産生腫瘍：Sertoli・間質細胞腫，Leydig細胞腫瘍，ステロイド（脂質）細胞腫瘍，まれに明細胞腺癌，Brenner腫瘍，Krukenberg腫瘍などはアンドロゲンを産生して，男性化徴候，脱女性化（無月経，内外性器・乳房萎縮）などを起こす。腫瘍ではないが，多嚢胞性卵巣症候群（PCOS，Stein-Leventhal症候群）では卵巣性のアンドロゲンが過剰に分泌され，副腎性器症候群では副腎性のアンドロゲンが過剰に分泌される。
・hCG産生腫瘍：絨毛上皮腫，未分化胚細胞腫などの悪性胚細胞腫瘍はhCGを分泌して，早熟または妊娠様変化を起こす。

- **サイロキシン産生腫瘍**：卵巣甲状腺腫は甲状腺ホルモンを分泌して，時に甲状腺機能亢進症を起こす。
- ●正解　　c

CBT-154　　　　　　　　　　　　　　　　　　　　　　　　　　　　　　　　D-290

35歳の女性。左下腹部の激痛により来院した。子宮は後傾後屈で正常大。左卵巣に超鶩卵大の圧痛がある腫瘤を触知した。X線で小骨盤腔内に石灰化がみられた。
診断はどれか。

A　骨盤内感染　　　　B　子宮外妊娠破裂　　　　C　卵巣腫瘍茎捻転
D　流　産　　　　　　E　子宮筋腫

▶選択肢考察

×A　骨盤内炎症性疾患（PID）では下腹部の激痛（圧痛，自発痛）とともに発熱，悪寒，悪心，嘔吐，下痢，血中 CRP 上昇などが発生する。本症例では明らかな超鶩卵大の卵巣腫瘍があるので，PID ではない。
×B　子宮外妊娠破裂では腹腔内出血による下腹部痛，腹膜刺激症状，腹部膨満，急性貧血，出血性ショックなどが起こる。
○C　卵巣腫瘍の中でも成熟囊胞性奇形腫（皮様囊胞腫）は全腫瘍の1/3を占める。成熟期に好発して，皮膚，皮下組織，毛髪，脂肪，骨成分を含むものが多い。画像診断では歯牙などの石灰化部分，脂肪・漿液成分などが描出される。
×D　流産では子宮腫大，陣痛，不正性器出血，妊孕物の排出などがみられる。
×E　子宮筋腫，特に有茎漿膜下筋腫の茎捻転や筋腫核の変性・壊死などでは卵巣腫瘍茎捻転とほぼ同様な下腹部の激痛が起こるが，本症例では内診所見や画像診断所見によってその存在が否定できる。

▶正解　　C

CBT-155　　　　　　　　　　　　　　　　　　　　　　　　　　　　　　　　D-290

胚細胞由来の卵巣腫瘍はどれか。

A　顆粒膜細胞腫　　　　B　未熟奇形腫　　　　　C　類内膜腺癌
D　粘液性腫瘍　　　　　E　明細胞腺癌

▶選択肢考察

×A，○B，×C，×D，×E

卵巣腫瘍の発生母地としては，表層上皮・間質由来，性索間質由来，胚細胞由来，その他の細胞由来に分類される。表層上皮が封入嚢胞となり卵管上皮化生を起こすと漿液性嚢胞腫瘍，子宮頸管腺上皮化生を起こすと粘液性嚢胞腫瘍，子宮内膜化生を起こすと類内膜腫瘍または明細胞腫瘍になると考えられている。性索間質由来としては，顆粒膜細胞腫，莢膜細胞腫などが挙げられる。胚細胞由来としては，成熟囊胞性奇形種，未熟奇形種，未分化胚細胞腫，卵黄囊腫瘍，胎児性癌などが挙げられる。

▶正解　　B

Dr. 李's COMMENT

ズバリ，臨床病理学的分類とホルモンを産生する卵巣癌がポイントです。
ホルモンを産生する卵巣癌として，エストロゲンを産生する莢膜細胞腫と顆粒膜細胞腫が重要です。
アンドロゲンを産生する Sertoli・間質細胞腫瘍，Leydig 細胞腫も覚えておく必要があります。こちらは男性化徴候が目立ちます。

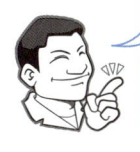

I 神経・運動器疾患

1 認知症

この項目のポイント

認知症とは，いったん正常に発達した知的能力が，後天的な要因により，日常生活に何らかの支障をきたすまでに障害された状態です。その内容は，記憶障害，抽象的思考障害，判断障害，高次皮質機能障害（失語，失行，失認），人格変化などです。

CBT-156　　　　　　　　　　　　　　　　　　　　　　　　　　　　D-54

認知症をきたすのはどれか。

A 糖尿病　　　　　B ビタミン B_{12} 欠乏　　　　　C 正常圧水頭症
D オリーブ橋小脳萎縮症　　　　　E 重症筋無力症

▶選択肢考察
× A　Alzheimer 病の発症については非糖尿病者の 2〜4 倍のリスクともいわれるが，認知症をきたすとまではいえない。
× B　主に大球性貧血の原因となる。欠乏で認知症をきたすものとしてはビタミン B_1 が有名。
○ C　歩行障害，尿失禁，認知機能障害が三徴。
× D　運動失調，Parkinson 症状，自律神経症候を主徴とする。認知障害がないとはいえないまでも，認知症をきたすとはいえない。
× E　認知症との関連はない。

▶ポイント
認知症の原因としては，変性疾患，脳血管障害が代表的である。しかし，中毒性疾患や代謝性疾患，あるいは感染性疾患もあり，多彩である。

▶正解　　C

CBT-157　　　　　　　　　　　　　　　　　　　　　　　　　　　　D-54

認知症をきたさないのはどれか。

A Alzheimer（アルツハイマー）病　　　　　B 脳血管性病変
C 甲状腺機能低下症　　　　　D Guillain-Barré（ギラン・バレ）症候群
E Pick（ピック）病

▶選択肢考察
○ A　大脳皮質に広範な萎縮を起こす変性疾患である。記憶力低下，見当識障害から始まり，失語，失認，失行，計算障害などの巣症状も出現する。
○ B　脳の血管性病変によって脳組織が破壊され，記銘力低下，意欲の低下，見当識障害を起こす。人格や病識は比較的保たれるため，「まだら認知症」と呼ばれる。
○ C　内分泌疾患のうち，甲状腺機能低下症，副甲状腺機能低下症，Cushing 病，Addison 病などでは認知症をきたす。
× D　自己免疫機序により末梢神経が脱髄を生じる疾患。運動麻痺，感覚障害，自律神経障害など，多彩な症

状を呈するが，末梢神経疾患であり，認知症はきたさない。
○E　肉眼的に側頭葉や前頭葉の限局性萎縮を呈する疾患。発症年齢は40〜60歳代が約9割で，自発性の低下や反社会的な行動を繰り返すなど，特有な人格変化を特徴とする。進行するにつれて記憶障害や見当識障害も明らかになる。

▶正解　　　D

CBT-158　　　　　　　　　　　　　　　　　　　　　　　　　　　　　　　　　　D-55

認知症の症状として適切でないのはどれか。

A　人の名前を忘れる。　　　　　　B　今日の曜日がわからない。
C　散歩に出て迷子になる。　　　　D　簡単な計算ができない。
E　1日に何十回も手を洗う。

▶選択肢考察
○A　記憶障害の現れ。
○B　見当識の障害，意識障害でも起こり得る。
○C　地誌的記憶の障害としてAlzheimer病などで認める。
○D　失算という症状であり，作動記憶や注意の障害などでも起こり得る。
×E　強迫性障害の症状である。

▶正解　　　E

CBT-159　　　　　　　　　　　　　　　　　　　　　　　　　　　　　　　　　　D-55

Alzheimer（アルツハイマー）型認知症の症状はどれか。

A　階段状進行　　　　　B　突然発症　　　　　C　反社会的行動
D　記憶障害　　　　　　E　まだら認知症

▶選択肢考察
×A，×B，×E　脳血管性認知症の特徴。
×C　Pick病の特徴。前頭葉の萎縮により，人格荒廃，脱抑制的な行動を認める。
○D　Alzheimer型認知症の特徴的な症状。

▶ポイント
Alzheimer型認知症と脳血管性認知症，Pick病の鑑別が重要である。
Alzheimer型認知症は，記銘障害，見当識障害から始まり，次いで着衣失行，保続，異食といった行為がみられ，最終的には意思疎通は困難，寝たきりとなる。これに対し，脳血管性認知症では，出血や梗塞により虚血に陥った部位の神経細胞が障害されることで症状が形成される。このため，急性に発症し，段階状に進行していくので，まだら認知症とも呼ばれる。神経症状を伴うことも多い。Alzheimer型認知症と違い，人格は末期まで保たれ，病識も有することが多い。なお，Pick病では前頭葉が萎縮するため，初期から人格変化を伴う。

▶正解　　　D

> **Dr. 李's COMMENT**
>
> 　認知症は，2つに分類するとわかりやすいです．
> 　はじめに，変性疾患であり治療できない認知症を4つ．①女性に多いAlzheimer病（初期には頭頂葉と側頭葉が障害），②Parkinson病と合併しやすいLewy小体型認知症（幻視や抗精神病薬に対する過剰な反応），③人格崩壊が早い前頭側頭型認知症，④頸部に筋強剛が強く眼球運動障害のある進行性核上性麻痺です．
> 　それに対して，甲状腺機能低下症，正常圧水頭症（歩行障害や排尿障害）や血管性認知症は，治療し得る認知症に分類されます．

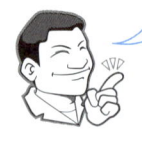

2 緊張型頭痛，片頭痛

この項目のポイント

◆ 古典型片頭痛には前駆症状があります。前駆症状としては，視覚の異常として半盲，閃輝暗点や，一側性感覚異常，片麻痺，失語が数分〜1時間以内持続し，引き続いて拍動性頭痛が起こるものなどです。

104D-16 片頭痛でみられる症状はどれか。**3つ選べ。**
- a 嘔吐
- b 散瞳
- c 光過敏
- d 眼瞼下垂
- e 体動による頭痛の増悪

●選択肢考察
- ○a 片頭痛に悪心，嘔吐はそれぞれ87%，56%の患者に合併する。
- ×b 瞳孔の散大が片頭痛と同側に起こることがあるが，まれである。
- ○c 片頭痛が強い光で誘発されたり痛みが増強したりする症状は，82%の患者にみられる。
- ×d 外眼筋麻痺が片頭痛と同側に同時にまたは後に起こることがあるが，まれである。
- ○e 強い光や大きな音とともに，体動は頭痛の増悪をきたしやすい。

●正解　　a，c，e

102F-23 28歳の女性。激しい頭痛を主訴に来院した。19歳ころから拍動性の右側の頭痛を自覚している。頭痛は嘔吐を伴い，吐き終わると少し楽になると言う。頭痛持続中は強い光と大きな音とがつらく，暗い部屋でじっとしていることが多かった。大学生のころには頭痛は定期試験が終了した後などに限られていたが，卒業後就職したころから週に1回は出現するようになり，欠勤することが多い。最近は，月経開始2日前から開始2日後にかけて激しい頭痛が出現している。頭痛出現に先行する症状は特にない。神経学的所見に異常はない。母親にも同様の頭痛がある。
考えられるのはどれか。
- a 緑内障
- b 片頭痛
- c 頸椎症
- d 副鼻腔炎
- e 緊張型頭痛

●選択肢考察
- ×a 緑内障の痛みは典型的には繰り返す発作ではない。
- ○b 頭痛の位置，強さ，特徴，随伴症状などから片頭痛，さらに前兆症状がないので非古典的片頭痛に一致する。発作の持続や頻度などから群発頭痛ではない。
- ×c 頸椎症の痛みは上肢などに限局し，首の位置姿勢によって起こる。
- ×d 副鼻腔炎の痛みは持続性で炎症の起きている副鼻腔の位置に一致する。
- ×e 反復する頭痛だが非拍動性で，光過敏と音過敏の両者ともに伴わず，両側性のことが多く，欠勤するほど強くないことが多い，などから否定できる。

●確定診断　　片頭痛
●正解　　b

CBT-160　　　　　　　　　　　　　　　　　　　　　　　　　　　　F-52

20歳の女性。頭痛を主訴に来院した。1か月に1，2回，目の前に小さく白く光る物が出現し，それが広がってなくなるころに悪心を伴う拍動性頭痛が生じる。
考えられるのはどれか。

A　片頭痛　　　　　B　緊張性頭痛　　　　　C　下垂体腫瘍
D　後頭葉てんかん　E　続発性網膜剥離

▶選択肢考察

○A　古典型片頭痛に一致する。頭痛に前駆する視覚障害は閃輝暗点と呼ばれるもので，この前駆症状がある型を古典型片頭痛とする。
×B　緊張性頭痛は両側性で，後頭部，項部，時に側頭部，前頭部にみられ，鈍いうずきが多く，圧迫感，筋のつっぱり感で，発症は徐々で，持続は数週に及ぶこともある。ストレスなど心理的要因が背景にあることが多い。
×C　下垂体腫瘍は両耳側視野狭窄を起こすことがある。
×D　後頭葉てんかんでは，視覚性の単純部分発作と二次性全般化発作がみられる。視覚発作，例えば，ピカピカ光る感じが多いが，時には暗点，半盲，一側全盲などの陰性症状がみられることがある。
×E　続発性網膜剥離は，浮遊物，閃光，暗点などが剥離の起きた部位に対応して現れる。

▶正解　　A

Dr. 李's COMMENT

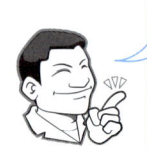

髄膜炎やくも膜下出血を除外した後，緊張型頭痛か片頭痛かを鑑別します。
片頭痛は拍動性頭痛に前兆を伴うことがあります。悪心・嘔吐や閃輝性暗点，視野欠損など，多彩な随伴症状が特徴的です。なお，緊張型頭痛は，孫悟空が金輪で締めつけられるときの痛みにたとえられます。

3 脳出血，くも膜下出血，頭蓋内血腫

この項目のポイント

◆ 意識障害を伴う頭痛で，比較的発症時期がはっきりしていれば，くも膜下出血を考えます。
◆ くも膜下出血でも軽度の炎症所見を呈することがあります。

次の文を読み，59～61 の問いに答えよ。

62歳の女性。言動の変化を心配した家族に伴われて来院した。

現病歴：1週前に突然頭痛が出現し持続したため，自宅で休んでいた。今朝からぼんやりして話のつじつまが合わないことに家族が気付いた。

既往歴：30歳代から高血圧症で，降圧薬を服用中である。

家族歴：特記すべきことはない。

現　症：開眼しているが，名前と生年月日とが言えない。身長 153 cm，体重 50 kg。体温 37.4℃。脈拍 72/分，整。血圧 148/88 mmHg。運動麻痺と感覚障害とを認めない。右眼瞼の挙上は不能である。右瞳孔は散大し，対光反射は消失し，正面視で右眼球は外転位である。

検査所見：尿所見：蛋白（－），糖（－）。血液所見：赤血球 290万，Hb 9.2 g/dl，Ht 26％，白血球 7,400，血小板 17万。血清生化学所見：血糖 101 mg/dl，総蛋白 6.1 g/dl，アルブミン 3.3 g/dl，尿素窒素 11 mg/dl，クレアチニン 0.5 mg/dl，AST 13 IU/l，ALT 10 IU/l，LD〈LDH〉184 IU/l（基準 176～353），Na 143 mEq/l，K 3.3 mEq/l，Cl 102 mEq/l。CRP 3.0 mg/dl。

103G-59 障害されているのはどれか。
  a 視神経　　b 動眼神経　　c 滑車神経
  d 外転神経　　e 迷走神経

103G-60 この患者の意識レベルは JCS でどれか。
  a Ⅰ-3　b Ⅱ-10　c Ⅱ-30　d Ⅲ-100　e Ⅲ-300

103G-61 入院後徐々に意識が低下し左片麻痺が出現した。
考えられるのはどれか。**2つ選べ**。
  a 小脳出血　　b 脳ヘルニア　　c 出血性脳梗塞
  d 脳血管攣縮　　e 細菌性髄膜炎

●鑑別診断

急性の動眼神経麻痺をきたす疾患としては，鉤ヘルニア，内頚動脈-後交通動脈分岐部（IC-PC）動脈瘤，中脳梗塞，糖尿病性動眼神経麻痺，海綿静脈洞の腫瘍や血栓・動静脈瘻，海綿静脈洞の非特異的肉芽腫による Tolosa-Hunt 症候群などが挙げられる。これらのうち，後3者は意識障害をきたさない。また，鉤ヘルニアにおいては同側の動眼神経麻痺，中脳の圧迫が生じ，進行すると不可逆的な脳幹の障害をきたし，死の転帰を辿る。

意識レベルの低下と右片麻痺を生じており，IC-PC 動脈瘤による動眼神経麻痺に続いて脳動脈瘤破裂による脳内血腫から脳ヘルニアを生じた可能性，あるいは脳血管攣縮による脳虚血症状として感覚障害・運動障害などが生じた可能性が高いと思われる。

●選択肢考察
[59]
× a　視力の記載はない。
○ b　眼瞼下垂，瞳孔散大，内直筋麻痺をきたすのは動眼神経麻痺の症候である。
× c　眼球運動試験をしないと，本所見のみでは判別できない。
× d　内転麻痺により外転位になっていることから，外転障害はないと思われる。
× e　嚥下・咽頭の所見についての記載がなく，判別できない。

[60]
○ a　開眼していればⅠ桁である。Ⅰ-3では自分の名前・生年月日が言えない。
× b　Ⅱ桁は刺激で覚醒する状態である。Ⅱ-10では普通の呼びかけで容易に開眼する。
× c　Ⅱ-30では痛みを加えつつ呼びかけを繰り返すと，かろうじて開眼する。
× d　Ⅲ桁は刺激しても覚醒しない状態である。Ⅲ-100では痛みを与えると払いのけ動作をする。
× e　Ⅲ-300では痛みに全く反応しない。

[61]
× a　小脳出血は突発するめまい，悪心・嘔吐，運動失調，構音障害，水平性眼振を認める。重症例では脳幹を圧迫し，意識障害，外転神経麻痺，顔面神経麻痺を呈することがある。
○ b　側頭葉の脳内血腫ならびに脳梗塞において，脳実質がテント切痕にはまり込んで鉤ヘルニアを起こし，中脳を圧迫すると動眼神経麻痺が生じることがある。さらに進行すると意識障害，四肢麻痺，呼吸不全をきたす。
× c　重症脳血管攣縮後に出血性脳梗塞となり，これにより脳ヘルニアになる場合もある。したがって明らかな誤りではないが，可能性の高い順は脳血管攣縮，再出血による脳ヘルニアの次であるので，除外される。
○ d　発症3～14日目から起こり，ピークは5～7日目である。くも膜下出血単独では片麻痺などの脳局所症状は認めないが，脳血管攣縮を起こすと20～30%で脳虚血症状が生じ得る。本症例の症状・経過とも一致する。
× e　一般的に細菌性髄膜炎は1週以内の急性の経過で発熱，高度の炎症反応上昇がみられ，全身状態が重篤となる。頭蓋内圧亢進症状として頭痛，悪心・嘔吐，髄膜刺激徴候として項部硬直，Kernig徴候などを示す。

●確定診断　　くも膜下出血
●正解　　　　[59] b　[60] a　[61] b, d

101D-15　36歳の男性。急に出現した頭痛と右眼瞼下垂とを主訴に来院した。意識は清明。右瞳孔は左より大きく対光反射は消失している。
最も考えられるのはどれか。
a　片頭痛　　　　b　脳梗塞　　　　c　脳出血
d　緊張型頭痛　　e　くも膜下出血

●選択肢考察
× a　片頭痛で動眼神経麻痺を伴うことはまずない。また，慢性頭痛である。
× b　脳梗塞では頭痛が説明できない。動眼神経麻痺をきたす脳梗塞は中脳のWeber症候群であるが，この場合，左片麻痺を伴うはずである。
× c　脳出血で動眼神経麻痺をきたすことは考えにくい。もしあるとすれば中脳出血であるが，この場合，意識障害など，重篤な状況に陥るはずである。
× d　緊張型頭痛は必ず慢性頭痛であり，神経脱落症状を伴うことは決してない。
○ e　典型的な内頸動脈-後交通動脈（IC-PC）脳動脈瘤の破裂である。

●正解　　　　e

CBT-161　　　　　　　　　　　　　　　　　　　　　　　　　　　　　D-53

59歳の女性。嘔吐と頭痛とを主訴に来院した。頭部単純CTを示す。

病変部位を同定するための検査はどれか。

A　脳脊髄液検査
B　頭部単純MRI
C　脳血管撮影
D　脳　波
E　脳血流シンチグラフィ

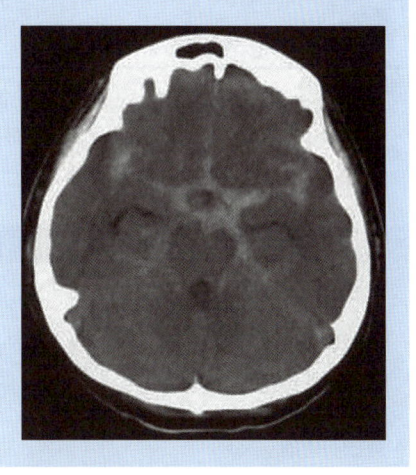

▶選択肢考察

×A，×B，○C，×D，×E

典型的**破裂脳動脈瘤**による**くも膜下出血**の頭部単純CT所見，すなわち脳底槽の**高吸収域（ダビデの星）**と，くも膜下出血の症状に矛盾しない。したがって，病変部位を同定するための検査は，くも膜下出血の原因となった破裂脳動脈瘤の検索である。**脳血管撮影**以外はこの目的の検査ではない。

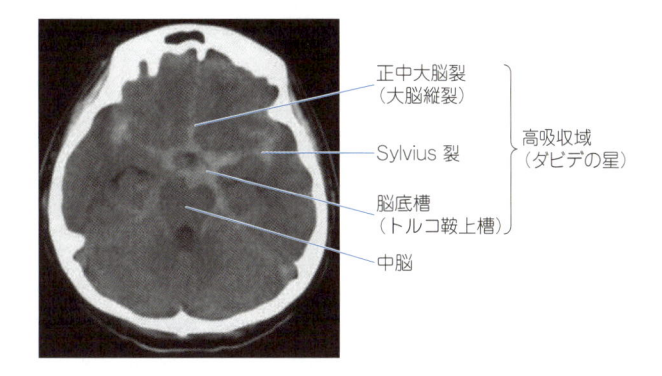

▶正解　　　C

正中大脳裂（大脳縦裂）
Sylvius裂
脳底槽（トルコ鞍上槽）
中脳
高吸収域（ダビデの星）

Dr. 李's COMMENT

　脳梗塞とくも膜下出血は混同しやすいです。
　くも膜下出血では，突発する激しい頭痛が主訴であり，意識レベルは様々です。くも膜下出血が高度な場合，発症から10日目頃に脳血管攣縮をきたします。このときの症状は片麻痺や意識障害であり，ここで脳梗塞と間違えやすいので気をつけてください。

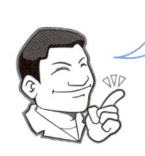

4 脳梗塞

> **この項目のポイント**
>
> ◆ 虚血による脳組織の壊死に伴い動員される清掃目的のミクログリアが，破壊された髄鞘を細胞内で中性脂肪に分解して運搬します。

CBT-162　　　　　　　　　　　　　　　　　　　　　　　D-53

脳梗塞を起こさないのはどれか。

A　心房細動　　　　B　ビタミンK欠乏症　　　C　脱　水
D　動脈硬化　　　　E　静脈カテーテル

▶選択肢考察
- ○A　心房細動は血栓を形成し，それが脳に達するので，脳塞栓の原因として最も多い。
- ×B　ビタミンK欠乏症は凝固因子Ⅱ，Ⅶ，Ⅸ，Ⅹの欠乏を引き起こして出血傾向となり，脳出血の原因となり得る。
- ○C　脱水により血液粘調度が上昇し，脳梗塞を起こし得る。
- ○D　動脈硬化はアテローム性脳梗塞を起こす。
- ○E　静脈カテーテル操作により生じた静脈系の血栓は，卵円孔開存などがあると右-左シャントにより脳塞栓を起こし得る。

▶正解　　B

CBT-163　　　　　　　　　　　　　　　　　　　　　　　D-53

脳梗塞の病理所見でないのはどれか。

A　乾酪壊死　　　　B　浮　腫　　　　　　　　C　グリオーシス
D　ミクログリア増殖　　E　脂肪顆粒細胞

▶選択肢考察
- ×A　乾酪壊死は結核結節の中心部に認められる病変である。
- ○B　浮腫は虚血早期の変化である。
- ○C　グリオーシスは脳虚血でみられるグリア細胞（アストログリア，オリゴデンドログリア，ミクログリア）増生を指す。
- ○D　ミクログリアは脳軟化巣での食作用で動員される。
- ○E　ミクログリアの原形質には無数の空胞があり，脂肪染色で脂肪滴があったことがわかる。

▶正解　　A

CBT-164　　　　　　　　　　　　　　　　　　　　　　　　　　　　　　　　D-53

73歳の男性。右利きである。朝起床時に右上下肢の運動麻痺があったため来院した。意識障害はみられないが，発語はない。3時間後の頭部CTでは異常はみられなかった。
考えられるのはどれか。

A　脳底動脈領域の梗塞　　　B　左前大脳動脈領域の梗塞　　　C　左中大脳動脈の梗塞
D　左後大脳動脈の梗塞　　　E　左視床出血

▶選択肢考察
×A　脳底動脈領域の梗塞では，下部脳神経症状，四肢麻痺，呼吸障害などが生じることが多い。
×B　左前大脳動脈領域の梗塞では，右片麻痺，尿失禁，精神徴候，前頭葉症候（把握反射，吸引反射など），歩行失行などが生じることがある。
○C　左中大脳動脈の梗塞では，右の片麻痺，優位側障害で失語がみられる。
×D　左後大脳動脈の梗塞では，右半盲，失語，視覚失認などが生じる。
×E　左視床出血では，右半身の感覚障害と片麻痺が生じ，CTでは異常所見が認められる。

▶ポイント
起床時からの右片麻痺であるので，梗塞であろう。3時間後のCTに異常がみられないことは梗塞ではあり得るが，出血ではあり得ない。症状や症候は，梗塞を起こした動脈が支配している脳の部位が担っている機能から考える。失語と右片麻痺の組み合わせは，左中大脳動脈の梗塞だけで説明できる。

▶正解　　　C

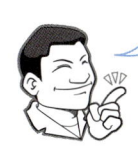

Dr. 李's COMMENT
脳梗塞では片麻痺や構語障害など，脳局所神経症状が主たる症状となります。くも膜下出血と異なり，初発に激しい頭痛の出現はないと考えてよいでしょう。脳梗塞発症後3〜4時間以内であれば，血栓溶解療法がかなり有効です。ただし，出血の合併があれば血栓溶解療法によって出血が助長されてしまうため，禁忌です。

5 Parkinson病

この項目のポイント

Parkinson病の4主症状は，安静時振戦，固縮，無動，姿勢反射障害です。Parkinson歩行は姿勢反射障害と無動の現れともいえます。固縮と無動は症候とそのために現れた症状です。

94B-69 Parkinson病の運動障害を悪化させるのはどれか。
a ドパミン作動薬　　b 抗コリン薬　　c 抗不安薬
d 抗精神病薬　　e モノアミン酸化酵素阻害薬

●選択肢考察
× a ドパミン作動薬はD₁, D₂受容体の両方に結合するものやD₂受容体に選択的なものなど，何種類かある。最近ではParkinson病治療においてL-dopa製剤を可能な限り少量としてドパミン作動薬を初期から用いることが推奨されている。
× b トリヘキシフェニジル（アーテン®）は最も古い抗Parkinson病薬である。
× c 抗不安薬はベンゾジアゼピン系が主で，GABA系に作用するものが多い。モノアミン系作用の減弱が問題となるParkinson病の運動障害には，抗不安薬は影響があまりない。
○ d 向精神薬は抗ドパミン作用を有するものが多く，Parkinson病を悪化させることが多い。
× e モノアミン酸化酵素阻害薬はL-dopaの分解を阻害することになり，L-dopaの作用を持続増強させる。我が国ではセレギリン（FP錠®）が発売されている。

●正解　　d

CBT-165　　　　　　　　　　　　　　　　　　　　　　　　　　　　　D-56

Parkinson（パーキンソン）病でみられないのはどれか。

A 安静時振戦　　B 姿勢保持障害　　C 歯車様固縮
D 失調性歩行　　E 前傾前屈歩行

▶選択肢考察
○ A Parkinson病では，母指と人差し指による丸薬まるめ運動と呼ばれる安静時振戦が特異的症候である。Parkinson病の4主症状の1つである。
○ B 姿勢反射障害とも呼ぶ。起立位の患者の両肩や軀幹を前方，後方，側方へ押すと，1～2歩以内で踏みとどまることができなくて，押された方へ突進したり，倒れかかる症候を指す。Parkinson病の4主症状の1つである。
○ C 筋固縮は受動的伸縮に抵抗が持続することで，歯車様固縮とは歯車を動かすように抵抗が短い周期で変動することである。Parkinson病の4主症状の1つである。
× D 小脳失調でみられる歩行で，両手両足を左右に広げ，ふらつきながらの歩行である。
○ E 姿勢が前屈みで小歩，ゆっくりした動き，上肢の振りが少ない，時に足が床に貼りついたように動かなくなってしまうなどの特徴のある歩行異常が，Parkinson歩行と呼ばれる。

▶正解　　D

CBT-166　　　　　　　　　　　　　　　　　　　　　　　　　　　　　　　　　D-56

中脳神経核を侵されるのはどれか。

A　Parkinson（パーキンソン）病　　　　B　Alzheimer（アルツハイマー）病
C　Pick（ピック）病　　　　　　　　　　D　Creutzfeldt-Jakob（クロイツフェルト・ヤコブ）病
E　脊髄空洞症

▶選択肢考察

○A　中脳の黒質が障害される。黒質ではドパミンが産生され，大脳の線条体で利用される。このドパミンが不足すると，線条体の機能が低下して円滑な運動が行えなくなり，振戦，寡動などの症状を呈する。
×B　大脳の萎縮性疾患で，失語，失行，失認などを含む認知症症状がみられる。老人斑と呼ばれるβアミロイドの凝集塊が沈着して神経細胞が死滅し，知的機能や生理的機能が著しく低下する。
×C　大脳の萎縮性疾患。人格の変化を伴う特異な認知症症状を呈することが特徴である。Pick病では前頭葉，側頭葉の代謝の著明な低下が特徴的である。
×D　急速に進行する認知症，ミオクローヌス（短時間の不随意的な筋収縮），失調症状（協調運動障害，平衡障害など）を特徴とし，除皮質状態（脳皮質がなくなる状態）に移行する。病理学的所見の中心が大脳皮質の海綿状態であることから，海綿状脳症とも呼ばれる。
×E　種々の原因により脊髄に空洞を形成する慢性進行性の疾患。基礎疾患別ではChiari奇形に伴うものが約半数を占め，脊髄損傷・脊髄腫瘍に伴う空洞がそれぞれ約10％を占める。中脳神経核とは無関係。

▶正解　　　A

Dr. 幸's COMMENT

　一側性の安静時振戦や筋固縮，姿勢反射障害が主徴です。通常のCTやMRI検査では異常が認められないので注意しましょう。黒質，青斑核や交感神経が障害され，ドパミンやノルアドレナリンの分泌が低下するのが病態です。
　診断はL-dopaの反応性で判断し，MIBG-心筋シンチの集積低下（交感神経の障害）を検査して確定します。

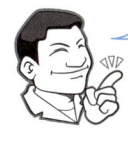

6 髄膜炎，脳炎，脳症

この項目のポイント

◆ 髄膜炎で，真菌性と結核性は亜急性ないし慢性の経過で，ウイルス性と細菌性は急性の経過を示します。非感染性の髄膜炎では，がん性，Behçet 病に伴うもの，サルコイドーシスなどが亜急性ないし慢性の経過を示します。

102E-56 50歳の男性。意識が低下し，突然全身けいれん発作が起きたため搬入された。3日前から頭痛，嘔吐および発熱があった。意識レベルは JCS 200。体温 38.5℃。眼底検査でうっ血乳頭を認め，左眼で眼球の外側への偏位，散瞳および対光反射の消失を認める。項部硬直があり，Kernig 徴候が陽性。痛覚刺激で右顔面と右上下肢との動きが乏しく，深部腱反射は右上下肢で亢進している。

最初に行う検査はどれか。

a 脳波
b 頭部単純 CT
c 脳血管造影
d 頭部エックス線単純撮影
e 腰椎穿刺による脳脊髄液検査

●選択肢考察

×a，○b，×c，×d 臨床的に発熱と頭痛を伴い，うっ血乳頭を認めることから，頭蓋内圧が亢進している病態である。右上下肢麻痺があり，左大脳半球の炎症性の占拠性病変が疑わしい。脳膿瘍が最も考えられる。頭部単純 CT をまずは行うべきである。

×e 左動眼神経麻痺があり，脳ヘルニアを既に起こしているので，腰椎穿刺はさらに小脳扁桃ヘルニアを惹起し，延髄圧迫症状により呼吸麻痺などを起こし，生命に危険である。したがって禁忌。

●正解　b

CBT-167 D-57

髄膜炎の徴候でないのはどれか。

A 頭痛　　B 後頸部痛　　C 嘔吐　　D 視覚障害　　E 発熱

▶選択肢考察
○A，○B，○C，×D，○E

　髄膜炎の徴候としては発熱，脳圧亢進症状としての頭痛や悪心・嘔吐，髄膜刺激症候がある。髄膜刺激症候には項部硬直，Kernig 徴候，Brudzinski 徴候がある。視覚障害は，視神経ないし視覚伝導路および中枢である後頭葉の障害で起こる。髄膜炎でみられることはまれ。

▶正解　　D

CBT-168 D-57

成人の髄膜炎で最も多いのはどれか。

A 大腸菌　　B メチシリン耐性黄色ブドウ球菌（MRSA）　　C A群レンサ球菌
D 緑膿菌　　E 肺炎球菌

▶選択肢考察
×A，×B，×C，×D，○E

＜髄膜炎の起因菌の種類＞
- 新生児：大腸菌，B群レンサ球菌
- 3か月～3歳：インフルエンザ桿菌，肺炎球菌
- 3歳～成人：肺炎球菌，髄膜炎菌（日本ではまれ）

▶正解　　E

CBT-169 D-57

60歳の男性。頭痛と発熱および意識障害があり，入院中にけいれん発作を起こした。脳脊髄液検査：細胞数 451/mm^3（単核球 395，多核球 56）（基準 0～2），糖 78 mg/dL，総蛋白 152 mg/dL。頭部冠状断 FLAIR MRI を示す。

診断はどれか。

A 脳梗塞
B 脳出血
C くも膜下出血
D 脳膿瘍
E 単純ヘルペス脳炎

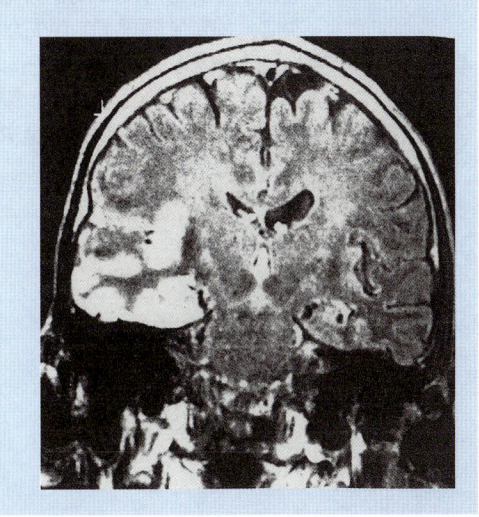

▶選択肢考察

頭部冠状断FLAIR MRIで右側頭葉皮質に高信号病変（↑）を認める。

×A　脳脊髄液の細胞増多が合わない。
×B，×C　脳脊髄液の単核球を主とする細胞増多が合わない。赤血球増多はあってもよい。
×D　脳脊髄液の単核球を主とする細胞増多が合わない。多形核球を主とする細胞増多がある。
○E　右側頭葉の病変より，単純ヘルペス脳炎が最も考えられる。

▶正解　　　E

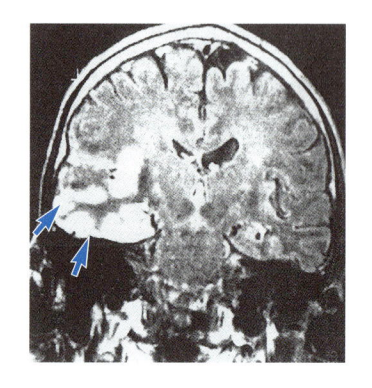

CBT-170　　　　　　　　　　　　　　　　　　　　　　　　　　D-57

亜急性ないし慢性髄膜炎を引き起こしにくいのはどれか。

A　クリプトコッカス　　B　カンジダ　　C　ムコール
D　単純ヘルペスウイルス　　E　結核菌

▶選択肢考察

○A　真菌性髄膜炎のうち最も頻度が高い。鳥類，特にハトの糞で増殖する。
○B，○C　真菌性髄膜炎の原因菌の1つ。
×D　ウイルス性髄膜炎の原因ウイルスの1つで，急性の経過をとる。
○E　結核性髄膜炎は亜急性ないし慢性の経過をとる。

▶正解　　　D

Dr. 李's COMMENT

髄膜刺激症状と検査がポイントです。
　はじめに，髄膜刺激症状を4つ理解しましょう。①項部硬直，②Brudzinski徴候（頭部を前屈させると両下肢が自動的に屈曲），③Kernig徴候（膝関節を素早く進展するときの抵抗や痛み），そして，④jolt accentuationです。中でも，頭を数回振ると頭痛が増強する④は感度が高いので覚えておきましょう。
　次に，検査で頭部CTが先か腰椎穿刺が先かで悩みます。髄膜炎では一刻も早く診断し，治療をしなければならない緊急疾患です。しかし，意識障害が強く，Babinski徴候など上位運動ニューロン障害があれば，頭蓋内占拠性病変を疑います。この場合には腰椎穿刺による脳ヘルニア回避のため，頭部CT検査を先に実施します。

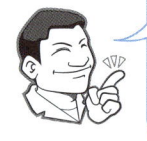

7 熱性けいれん

この項目のポイント

熱性けいれんは，単純型と複合型に分類され，大部分は単純型（97%）で，けいれんに左右差や焦点性がみられるもの，けいれんが10〜15分以上持続する遷延性，24時間以内に2回以上反復する症例は複合型（3%）に分類されます．発症年齢は6か月〜3歳までが多く，7歳以降はまれです．

105D-3 単純型熱性けいれんの特徴はどれか．
- a 好発年齢は1〜2歳である．
- b てんかんの家族歴がある．
- c 片側性のけいれんを呈する．
- d 24時間以内に反復する．
- e けいれん後に運動麻痺を残す．

●選択肢考察
- ○ a 生後6か月〜6歳に発症する．好発年齢は1〜2歳である．
- × b 遺伝性はあるが，てんかんの家系に多いわけではない．
- × c けいれん発作は左右対称性に認められる．
- × d 発熱後24時間以内に発症することが多いが，反復はしない．過半数の症例は生涯1回のみのけいれんである．
- × e 麻痺を生じることなく回復する．急性小児片麻痺ではけいれん後に麻痺を生じる．

●ポイント
単純型熱性けいれんは脳波に異常はなく，self-limiting で予後良好な疾患である．

●正解　　a

CBT-171　　　　　　　　　　　　　　　　　　　　　　　　　　　F-7

単純型熱性けいれんについて正しいのはどれか。

A　強直間代発作がみられる。
B　37.5℃くらいの発熱で起こる。
C　1日5回くらい起こる。
D　左右差あり。
E　4〜5歳で初発するものが多い。

▶選択肢考察

○A　発作型は強直間代発作で左右差がなく，持続時間は数分間である。
×B　38℃以上の発熱時にひきつける。
×C　24時間以内に2回以上反復する例は複合型である。
×D　左右差のあるものは複合型である。
×E　発症年齢は6か月〜3歳までが多く，7歳以降はまれとなる。

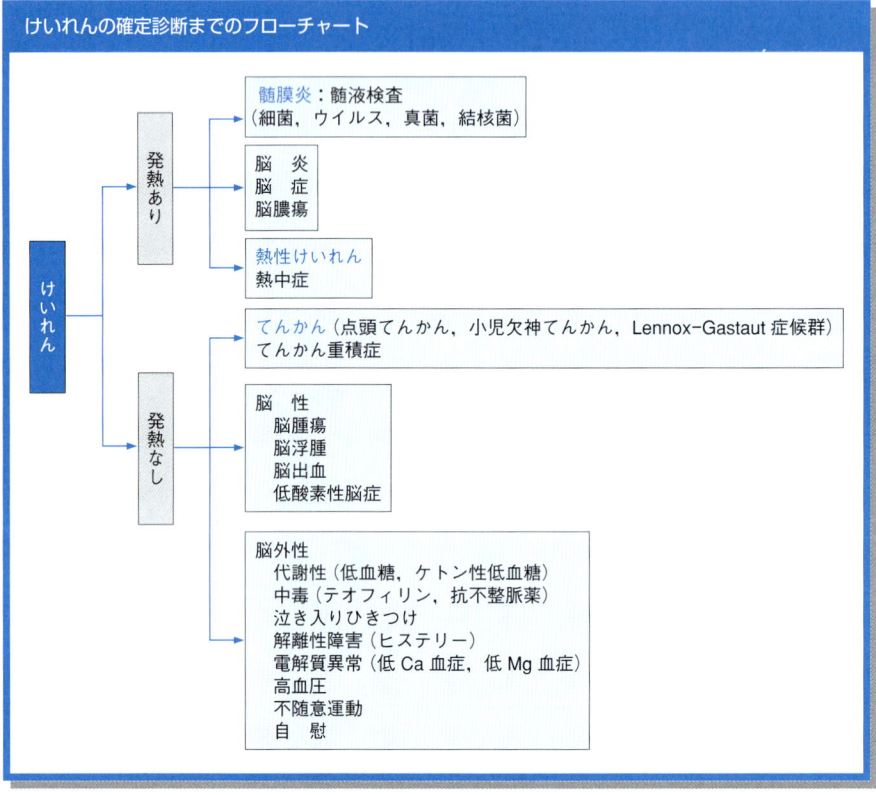

けいれんの確定診断までのフローチャート

けいれん
- 発熱あり
  - 髄膜炎：髄液検査（細菌，ウイルス，真菌，結核菌）
  - 脳炎／脳症／脳膿瘍
  - 熱性けいれん／熱中症
- 発熱なし
  - てんかん（点頭てんかん，小児欠神てんかん，Lennox-Gastaut症候群）てんかん重積症
  - 脳性
    - 脳腫瘍
    - 脳浮腫
    - 脳出血
    - 低酸素性脳症
  - 脳外性
    - 代謝性（低血糖，ケトン性低血糖）
    - 中毒（テオフィリン，抗不整脈薬）
    - 泣き入りひきつけ
    - 解離性障害（ヒステリー）
    - 電解質異常（低Ca血症，低Mg血症）
    - 高血圧
    - 不随意運動
    - 自慰

安田幸雄編『こあかりプラス 主要症候・医療面接がわかる』，医学評論社，2010, p.22 より

▶正解　　A

CBT-172　　　　　　　　　　　　　　　　　　　　　　　　　　　　　　　　　　F-7

2歳の男児。午前中に発熱をきたしたが，機嫌はよく，食欲も良好のため，母親は様子をみていた。午後1時ころ，けいれんが起こり，5分間ほど続いたため救急車で搬送された。全身性強直性間代性けいれんで，症状に左右差はない。体温39℃，意識清明。これまでに同様の発作が起きたことはない。
考えられる病態はどれか。

A　低血糖　　　　　　　　B　脳炎　　　　　　　　C　てんかん
D　熱性けいれん　　　　　E　憤怒けいれん

▶選択肢考察
×A　低血糖の症状は，無熱のけいれん発作，意識混濁で，前日の夕方に食事をとらずに寝て，朝方のけいれん，意識喪失で発見されることが多い。
×B　脳炎は，頭痛，発熱，意識障害，けいれん，運動麻痺が主な症状である。
×C　てんかんは，無熱時に大脳皮質の過剰な同期した電気活動によって生じる発作で，反復して生じる慢性疾患である。通常は2回以上の発作出現によりてんかんと診断する。
○D　CBT-171の解説を参照。
×E　憤怒けいれんは，生後6～18か月の乳幼児が，無熱で怒り，驚き，痛みなどが原因で強く泣いた際に，無呼吸ないし反射的な徐脈をきたし，意識消失ないしはけいれんを生じる状態をいう。

▶正解　　　D

CBT-173　　　　　　　　　　　　　　　　　　　　　　　　　　　　　　　　　　F-9

意識消失をきたさないのはどれか。

A　熱性けいれん　　　　　B　てんかん　　　　　　C　低血糖
D　破傷風　　　　　　　　E　一過性脳虚血発作（TIA）

▶選択肢考察
○A，○B　熱性けいれん，てんかんでは意識消失をきたす。てんかんでは全般発作あるいは複雑部分発作のように両側大脳半球が障害されたとき，意識障害を呈する。
○C　低血糖でも意識消失を起こす。
×D　破傷風は破傷風菌によるテタノスパスミンが運動神経終末から脊髄，脳幹部に運ばれて神経細胞に到達し，抑制系伝達物質であるグリシン，GABAの神経終末からの放出を阻害する。抑制系の阻害の結果として，運動ニューロンの発火が亢進し，筋硬直が起こる。しかし，意識に関与するニューロンには影響がない。
○E　一過性脳虚血発作（transient ischemic attack：TIA）でも椎骨動脈が一時的に塞栓して脳幹網様体に虚血をきたせば一過性に意識消失を起こす。ただし，単独で起きた場合は，他の原因を除外できた場合に限りTIAとする。意識消失に加えて片麻痺などの症状を認めることが多い。

▶正解　　　D

Dr. 李's COMMENT

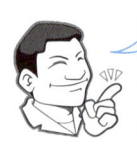

　熱性けいれんは，髄膜炎やてんかんと混同しやすいです。小児で全身の強直性間代性けいれんを起こしますが，数分程度で治まり，神経学的予後は良好です。小児は脳神経の密度が高く，抑制性ニューロンが未発達なため，上気道炎の発熱に伴いけいれんが起きやすい病態があります。
　けいれん時の治療はジアゼパム投与です。

8 てんかん

この項目のポイント

◆ てんかんは，脳神経細胞の過剰発射によって起こる反復性の発作（てんかん発作）を主徴とする慢性の脳障害です。
　脳神経細胞の発作発射の出現様式は，最初から脳内に全般性に現れるもの（全般発作），および脳局所から全脳へと次第に広がるもの（部分発作）に大別されます。

106A-18 疾患と治療薬の組合せで正しいのはどれか。**2つ選べ**。
- a West症候群――――――ACTH
- b 憤怒けいれん――――――バルプロ酸ナトリウム
- c 複雑部分発作――――――ビタミンB_6
- d 単純型熱性けいれん――――フェニトイン
- e Lennox-Gastaut症候群――クロナゼパム

●選択肢考察
- ○a 小児てんかんのWest症候群（点頭てんかん）の治療薬は，ビタミンB_6，バルプロ酸ナトリウム，副腎皮質刺激ホルモン（ACTH）である。
- ×b 憤怒けいれん（泣き入りひきつけ）は，乳幼児が激しい啼泣とともに息を止める発作で，一見てんかん発作にみえるが，非てんかん性の発作である。保護者には，この発作は良性で，てんかんではないことを理解してもらう。基本的には薬物療法は不要で，自然に軽快消失する。
- ×c 複雑部分発作は，部分発作に意識障害が加わったてんかん発作である。単純部分発作で起始し，途中で意識障害が出現するタイプと，最初から意識障害が出現するタイプがある。持続時間は2分前後で，96％に自動症を認める。治療薬はカルバマゼピン，ゾニサミド，フェニトインである。
- ×d 単純型熱性けいれんは，通常，38℃以上の発熱に伴って発症するけいれんで，中枢神経感染症や電解質異常などの明らかな発作の原因疾患のないものである。発症年齢は6か月～3歳までが多い。小児けいれん性疾患の中で最多を占め，全小児の7～8％の頻度で発症する。予後は良好で，特別な治療は不要である。
- ○e Lennox-Gastaut症候群は，脳波で全般性の遅棘徐波複合のみられる，精神発達遅滞を呈する原因不明の難治性のてんかん性脳症である。抗てんかん薬（クロナゼパム，バルプロ酸，ラモトリギン）に加え，ケトン食療法が用いられる。

●正解　　a, e

98E-5 てんかんについて正しいのはどれか。
- a てんかんは乳児期に発症する。
- b てんかん発作は知的な荒廃を招く。
- c てんかん発作の大部分は数分以内で自然に終わる。
- d てんかん患者は運転免許を取得できない。
- e てんかん患者を対象とした社会福祉制度はない。

●選択肢考察
- ×a 特発性てんかんは小児期に発症することが大半である。しかし，乳児期に発症するとは限らない。乳児期に発症するのはWest症候群など重篤な病型が多い。逆に成人以降でてんかん発作を起こした場合は，症候性てんかん（脳に基礎疾患があり，てんかん発作の原因となっているもの）を疑って，MRIなどで検

×b てんかんの異常放電を繰り返しているのはニューロンによいわけがなく，例えば，コントロールされなかった側頭葉てんかんの患者では，記憶力が障害される．もっとも，「知的な荒廃」というほどニューロンが障害されることはないので，×にしてよい．
○c 多くの発作は数分以内に治まる．1回の発作から回復しないうちに次の発作が起きることを重積状態という．
×d 発作が薬物で抑制できていれば，運転免許も取得可能である．
×e 小児のてんかんは小児慢性特定疾患となる．
●正解　　c

CBT-174　　D-68

West症候群（点頭てんかん）について誤っているのはどれか．

A 発作は入眠時に起こる．　　B 発作は光刺激で起こる．　　C 精神発達遅滞を起こす．
D 乳児期に発症する．　　　　E 脳波に発作波を認める．

▶選択肢考察
○A West症候群（点頭てんかん）の発作は，頭部を前屈し，上下肢を一瞬挙上する動作を入眠時に反復するのが特徴である．
×B 光刺激てんかんではチカチカする光刺激で発作が誘発される．点頭てんかんではない．
○C 乳児期に発症し，精神遅滞を必ず伴う．
○D 3〜12か月に発症する．特に6か月前後の発症が多い．
○E 脳波検査でヒプスアリスミアという発作波を認める．

▶ポイント
乳児期発症の難治性てんかんであるWest症候群（点頭てんかん）は，原因不明の特発性と，結節性硬化症，小頭症，重症新生児仮死に合併する症候性がある．

▶正解　　B

CBT-175　　D-68

21歳の男性．昼間突然，口をもぐもぐさせ両手をすり合わせる行動をとる．この間のことを本人は覚えていないと言う．
診断に有用なのはどれか．

A 脳波検査　　　　　　　　　　B 脳脊髄液検査　　　　　　C 脳血流検査
D Rorschach（ロールシャッハ）テスト　　E 味覚検査

▶選択肢考察
○A 覚醒時の自動症を伴う短時間の意識消失（減損）するエピソード，すぐ回復すること，神経症状はないことより，てんかん発作の複雑部分発作が考えられる．脳波検査を行うと，側頭葉領域に棘波などの発作波が認められる．
×B 脳脊髄液検査（腰椎穿刺）は髄膜炎，脳炎の際に必要な検査である．てんかんでは髄液は正常である．
×C 脳血流検査はアテローム血栓症および脳主幹動脈塞栓症による虚血性脳血管障害の診断や，その外科治療後の評価に使用する．
×D Rorschachテストは投影法人格検査の1つで，被験者の人格の深層構造を知る手がかりにする．人格特徴を把握する補助手法として，精神科臨床において最もよく用いられている心理検査の1つである．

×E　味覚検査には電気刺激による方法と，塩味・甘味・酸味・苦味などの溶液を用いる方法がある．試薬を綿棒やディスクに浸して舌の前2/3，後ろ1/3の左右に塗布して開口のままで検査する．希釈濃度により定量評価できる．

▶正解　　A

Dr. 李's COMMENT

　てんかんは慢性の脳の病気です．発作を繰り返すと麻痺を残したり，事故を起こしたりする危険が高くなりますので，抗てんかん薬による治療が重要です．

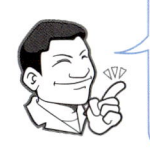

　特に，自動車事故は注目されています．したがって，運転免許証交付の条件として，①抗てんかん薬による治療開始後1年間発作がない場合，②長年にわたる発作が2年間消失し，脳波で高度のてんかん性異常波が認められない場合，③2年間で睡眠中のみ発作が起こる場合の3点が定められています．

9 脳性麻痺

> **この項目のポイント**
>
> ◆ 脳性麻痺は非進行性の脳病変による運動障害です．知能障害など他の障害を伴うこともあり，種々のリハビリテーションが重要です．

104C-11 重症心身障害児で頻度が高いのはどれか．
- a 食道アカラシア
- b 胃食道逆流症
- c 胃潰瘍
- d 蛋白漏出性胃腸症
- e 過敏性腸症候群

●選択肢考察
×a，○b，×c，×d，×e
F 消化器・腹壁・腹膜疾患の 1 胃食道逆流症〈GERD〉での解説を参照．

●正解　　b

104G-40 8か月の乳児．首がすわらないことを主訴に来院した．在胎 30 週，体重 1,200 g，Apgar スコア3点（1分），5点（5分）で出生した．新生児期に無呼吸と哺乳障害とがあった．両下肢は硬く，伸展し内転している．両下肢の腱反射は亢進している．
まず行う治療はどれか．
- a 装具装着
- b 作業療法
- c 理学療法
- d 排尿訓練
- e 言語聴覚療法

●選択肢考察
×a 日常生活に必要な姿勢保持のための椅子や車椅子などがある．坐位ができる頃より行う．
×b 幼児期（早くて1歳）より理学療法や言語療法と併せて開始する．
○c 脳性麻痺（cerebral palsy：CP）では早期発見による早期介入が重要である．胎内から新生児期にかけて獲得した運動行動を誘発し発達させ，病的な緊張性姿勢反射活動の抑制を図りながら姿勢反応と運動行動を促進させる．Vojta 法や Bobath 法の考え方がある．
×d，×e 幼児期に至ってから行う．

●確定診断　　脳性麻痺（CP）
●正解　　c

CBT-176　　　　　　　　　　　　　　　　　　　　　　　　　　　　　　F-131

動作能力や社会的適応能力などの動作に関するリハビリテーションを支援するのはどれか。

A　理学療法士　　　　　B　作業療法士　　　　　C　言語聴覚士
D　介護福祉士　　　　　E　義肢装具士

▶選択肢考察

×A　理学療法士は医師の指示の下に，身体に障害のある者に対し，主としてその基本的動作能力の回復を図るため，治療体操その他の運動を行わせ，および，電気刺激，マッサージ，温熱その他の物理的手段を加えることを業とする者である。

○B　作業療法士は医師の指示の下に，身体または精神に障害のある者に対し，主としてその応用的動作能力または社会的適応能力の回復を図るため，手芸，工作その他の作業を行わせることを業とする者である。

×C　言語聴覚士は，音声機能，言語機能または聴覚に障害のある者について，その機能の維持向上を図るため，言語訓練その他の訓練，これに必要な検査および助言，指導その他の援助を行うことを業とする者である。

×D　介護福祉士は，専門的知識および技術をもって，身体上または精神上の障害があることにより日常生活を営むのに支障がある者につき心身の状況に応じた介護を行い，ならびにその者およびその介護者に対して介護に関する指導を行うことを業とする者である。

×E　義肢装具士は医師の指示の下に，義肢および装具の装着部位の採型ならびに義肢および装具の製作および身体への適合を行うことを業とする者である。

▶正解　　　B

Dr. 李's COMMENT

　脳性麻痺は分娩に関連して発症することが多いです。乳幼児期は育児も困難であり，寝たきりに近いと，健康保持・食事・睡眠などが順調にいかない例が大半です。したがって，家族も看病に疲れ果ててしまいます。
　早期療育では麻痺のリハビリ，抗てんかん薬によるけいれんコントロールが最重要です。

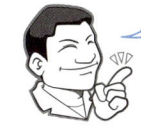

10 頭部外傷，脊髄損傷

この項目のポイント

急性硬膜外血腫では頭蓋骨骨折を生じます。この際，脳振盪を生じ，一過性の意識障害が生じます。この後，いったん意識清明期を迎えますが，骨折部による中硬膜動脈の破綻による硬膜外血腫が発現し，徐々に時間を経て血腫が増大し，脳ヘルニアを生じて再度意識障害を呈します。それに対して急性硬膜下血腫では脳挫傷を併発していることが多く，意識清明期は生じにくいです。

106F-22 32歳の男性。頸髄損傷患者。手関節の背屈はできないが，肘関節の屈曲は可能である。頸椎MRIでは脊髄の連続性が絶たれている。
この患者で可能と考えられるのはどれか。
a 肩甲骨の挙上　　b 肘関節の伸展　　c 手関節の屈曲
d 手指の伸展　　　e 股関節の屈曲

●鑑別診断
　手関節を背屈する長・短橈側手根伸筋が作用していないので，C_6髄節が損傷されているのに対し，肘関節を屈曲する上腕二頭筋は作用しているので，C_5髄節は損傷を免れている。脊髄の連続性が絶たれていることから，C_6髄節以下の完全麻痺（C_5脊髄損傷：C_5髄節まで損傷を免れている）である。

●確定診断　　C_5脊髄損傷（機能レベルC_5）
●選択肢考察
○a　僧帽筋の運動機能で，C_4髄節支配である。
×b　上腕三頭筋の運動機能で，C_7髄節支配である。
×c　主動筋は橈側手根屈筋で，C_7髄節支配である。
×d　総指伸筋の運動機能で，C_7髄節支配である。
×e　腸腰筋の運動機能で，Th_{12}〜L_3髄節支配である。
●正解　　a

100H-32 68歳の男性。軽自動車を運転中に電柱に衝突し救急車で搬入された。意識は清明。激しい頸部痛を訴えている。上腕三頭筋から両下肢にかけて高度の麻痺を認める。
障害部位はどれか。
a 第1頸髄　　　　b 第3頸髄　　　　c 第5頸髄
d 第7頸髄　　　　e 第1胸髄

●選択肢考察
×a，×b，×c，○d，×e
　外傷による頸髄損傷であることは明らか。その高位診断を考えさせる問題。上腕三頭筋はC_6〜C_8にその運動ニューロンが存在する。したがって，C_6からC_8にかけて損傷が起こり，下位（二次）ニューロンの障害で上腕三頭筋の麻痺が起こり，さらに，錐体路が障害されたことによる下肢の痙性麻痺が起きている，と考えられる。

●確定診断　　C_7脊髄損傷
●正解　　d

CBT-177　　　　　　　　　　　　　　　　　　　　　　　　　　　　　　　　D-61

意識清明期を呈する代表的な外傷性疾患はどれか。

A　急性硬膜外血腫　　　B　急性硬膜下血腫　　　C　慢性硬膜下血腫
D　くも膜下出血　　　　E　脳挫傷

▶選択肢考察

○A，×B，×C，×D，×E

外傷直後に生じた短時間の意識障害が回復して意識清明となり，その数時間後に再度意識障害を呈した場合，この間の意識清明であった時期を意識清明期（lucid interval）という。急性硬膜下血腫でもまれにみられるが，急性硬膜外血腫に特徴的所見である。他の選択肢には意識清明期という所見はない。

▶正解　　　A

CBT-178　　　　　　　　　　　　　　　　　　　　　　　　　　　　　　　　D-62

慢性硬膜下血腫について誤っているのはどれか。

A　高齢男性に多い。　　　　　　　　　B　アルコール多飲者に多い。
C　頭部外傷が発症に関連している。　　D　小児では両側性に発生しやすい。
E　高齢者では頭蓋内圧が亢進しやすい。

▶選択肢考察

○A，○B，○C　正しい。
○D　小児では両側性に発症することが多い。両側硬膜下水腫からの移行が多い。
×E　若年者の慢性硬膜下血腫の場合，頭蓋内圧亢進症状を呈することが多い。高齢者は脳実質の反発力に乏しく，内圧亢進症状は出にくい。脳の圧迫・偏位を受け，神経脱落症状，意識障害をきたしやすい。

▶正解　　　E

Dr. 李's COMMENT

症状や部位診断がまぎらわしいです。知識をすっきりさせるため，最低限のまとめを示します。
- 急性硬膜下血腫…脳挫傷や架橋静脈からの出血。CTでは三日月状の血腫。治療は開頭術。
- 慢性硬膜下血腫…アルコールが危険因子であり，認知症を呈する。治療は穿頭術。
- C_7神経根が保持されていれば，肘関節や手関節が動き，松葉杖の使用が可能。

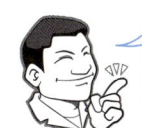

11 変形性脊椎症，脊柱管狭窄症

この項目のポイント

脊柱管狭窄症による脊髄圧迫症状とは，脊髄すなわち中枢神経が圧迫された症状で，腱反射が亢進したり病的反射が出現します。
神経根症状では，末梢神経である神経根がその部位により特徴的な症状を呈します。例えば，第1仙髄神経が障害されるとアキレス腱反射が低下する，というようなものです。

104F-8 血管性と神経性の間欠性跛行の鑑別に有用なのはどれか。
- a 過去の転倒回数
- b 連続歩行可能な距離
- c 朝のこわばりの有無
- d 階段昇降時の手すりの要否
- e 症状を解消するための休息姿勢

●選択肢考察
× a 間欠性跛行と転倒とは直接の関係はない。
× b 重症度の指標だが，鑑別には役立たない。
× c 関節リウマチの症状である。
× d 手すりの要否は鑑別には役立たない。
○ e 血管性では立位でも立ち止まれば症状が改善する。神経性（腰部脊柱管狭窄による）では前屈位で症状が改善する。

●正解　　e

102E-52 71歳の男性。腰痛と会陰部のしびれとを主訴に来院した。10年前から時々腰痛を自覚していたが，2年前から腰痛が強くなり，歩行後に右足先がしびれるようになった。3か月前からは100mの歩行で会陰部に強いしびれが生じ，尿意を催すようになった。腰かけて数分休むと症状は消失する。腰椎の前屈は正常であるが，後屈は制限されている。
この患者にみられるのはどれか。
- a Babinski 徴候
- b 下肢の筋固縮
- c ミオクローヌス
- d 膝蓋腱反射の亢進
- e アキレス腱反射の減弱

●選択肢考察
× a Babinski 徴候は，脊髄の錐体路障害ではみられるが，本症では生じない。
× b 筋固縮は，Parkinson 病などにおける錐体外路障害でみられる症状で，筋トーヌスの上昇により四肢の受動伸展の際に抵抗が生じる。
× c ミオクローヌスとは，協同筋と拮抗筋が同時に持続の短い不随意収縮を起こすことによる不随意運動で，本症で生じることはない。
× d 膝蓋腱反射の亢進は，錐体路徴候の1つであり，反射中枢は L_3，L_4 である。本症では生じない。
○ e S_1，S_2 領域の馬尾神経障害により，アキレス腱反射は低下～消失する。

●確定診断　　腰部脊柱管狭窄症
●正解　　e

99E-54　組合せで**誤っている**のはどれか。
　　a　頸椎椎間板ヘルニア————間欠性跛行
　　b　頸椎後縦靱帯骨化症————膝蓋腱反射の亢進
　　c　強直性脊椎炎————腰椎可動域の低下
　　d　腰椎椎間板ヘルニア————アキレス腱反射の減弱
　　e　腰部脊柱管狭窄症————下肢や陰部のしびれ

●選択肢考察
×a　頸椎椎間板ヘルニアでは間欠性跛行は生じない。間欠性跛行には神経性，血行性の2種類があり，整形外科では腰部脊柱管狭窄症における馬尾性間欠性跛行がある。
○b　頸椎後縦靱帯骨化症では，椎体後面の後縦靱帯が骨化し，頸部脊柱管を前方より圧迫して脊髄症状が起こる。この脊髄症状の1つに腱反射亢進があり，膝蓋腱反射が亢進する。
○c　強直性脊椎炎は，胸腰椎をおかす慢性炎症性疾患である。診断基準の中に，腰椎運動制限，つまり腰椎可動域制限の項目がある。
○d　腰椎椎間板ヘルニアにおいては，第5腰椎-第1仙椎間の部分におけるヘルニアの症状としてアキレス腱反射低下がみられる。
○e　腰部脊柱管狭窄症の特徴的な臨床症状に，馬尾性間欠性跛行と，下肢・陰部のしびれがある。
●正解　　a

Dr. 李's COMMENT

　椎間板ヘルニアと混同しやすいです。
　脊柱管狭窄症はお年寄りに多く，患者数は増加しています。その原因の1つが変形性脊椎症です。腰部に脊柱管狭窄症があると，前後から脊髄が圧迫されるため，下肢のしびれや痛みがみられます。間欠性跛行も呈しますが，特異的な症状はありません。
　したがって，MRIによる画像診断が重要になります。手術をしても，しびれが残存することが多いです。

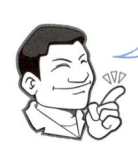

12 椎間板ヘルニア

この項目のポイント

ヘルニア高位の診断の要点は，下表のとおりです。

ヘルニア高位	障害神経根	運動障害	腱反射異常
$L_{3/4}$	第4腰髄	足背屈力低下	膝蓋腱
$L_{4/5}$	第5腰髄	母趾背屈力低下	
L_5/S_1	第1仙髄	母趾底屈力低下	アキレス腱

102H-2　重量物を取り扱う姿勢で，腰部への負荷が少ないのはどれか。
a　背を少し曲げて荷物を運ぶ。
b　腰をひねって荷物を移動させる。
c　体幹からできるだけ離して荷物を持つ。
d　膝を伸ばしたまま床面の荷物を持ち上げる。
e　荷物をへその下にぴったりとつけて持ち運ぶ。

●選択肢考察
×a　前屈位をとるので椎間板の内圧は高くなる。
×b　椎間板だけでなく，椎間関節への負荷も多くなる。
×c　重心が前方へ移動するので腰椎の前弯が増強し，腰部への負荷は増大する。
×d　中腰姿勢になるため腰部への負荷は最も大きい。膝を伸展するより軽度屈曲した方が，負荷は軽減される。
○e　体幹に荷物をつけることにより，腰椎の前弯の増強を防止することができ，負荷が軽減される。
●正解　　　e

I 神経・運動器疾患　295

CBT-179　　　　　　　　　　　　　　　　　　　　　　　　　　　D-109

30歳の男性。2週前からの腰痛と右下肢痛とを主訴に来院した。腰椎椎間板ヘルニアと診断された。神経学的所見として右下肢伸展挙上（straight leg raising）テストが30°で陽性。腓腹筋と長母趾屈筋の筋力低下がみられる。右足外側部の感覚低下とアキレス腱反射低下とを認める。
障害されている神経はどれか。

A　L_2　　　B　L_3　　　C　L_4　　　D　L_5　　　E　S_1

▶選択肢考察
× A，× B，× C　第2〜第4腰髄神経はアキレス腱反射の反射中枢ではなく膝蓋腱反射の中枢である。
× D　第5腰髄神経はアキレス腱反射と膝蓋腱反射の両者の中枢ではない。
○ E　第1仙髄はアキレス腱反射の中枢である。
▶正解　　E

CBT-180　　　　　　　　　　　　　　　　　　　　　　　　　　　D-109

50歳の男性。腰痛を主訴に来院し，椎間板ヘルニアが疑われた。
診断の確定に有用なのはどれか。

A　脳脊髄液検査　　　B　単純X線検査　　　C　MRI
D　超音波検査　　　　E　CT

▶選択肢考察
× A　脳脊髄液検査は脊髄腫瘍の診断に有力である。椎間板ヘルニアでは有用でない。
× B　単純X線検査では椎体間の椎間板高の描画はできるが，ヘルニアの有無とは関係ないため，有用ではない。
○ C　MRIは椎間板ヘルニアの診断に最も有用な検査である。
× D　超音波検査は軟部組織の描画には優れているが，脊椎管内のヘルニア描画には有用ではない。
× E　CTは成長期の椎間板ヘルニアによる成長線の障害は描画できるが，本症例ではヘルニア自体が描画できるわけではない。
▶正解　　C

Dr. 李's COMMENT

脊柱管狭窄症に比べ，比較的若い年代である20〜40歳代の男性で発症しやすいです。若いため椎間板が脱出しやすく，脊髄が前方から圧迫されるのが病態です。自然治癒することがほとんどですが，膀胱直腸障害があれば緊急手術の適応となります。
神経根の症状として，L_3/L_4（L_4が障害）で膝蓋腱反射低下，L_4/L_5（L_5が障害）で長拇趾伸筋の筋力低下，L_5/S_1（S_1が障害）でアキレス腱反射低下，は覚えておきましょう。下肢伸展挙上テストはLasègue徴候と呼ばれ，坐骨神経痛の誘発テストです。陽性の場合，L_4/L_5あるいはL_5/S_1の椎間板ヘルニアを強く疑います。

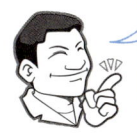

13 肩関節周囲炎

> **この項目のポイント**
>
> ◆ 肩関節周囲炎は運動時疼痛，夜間痛を特徴とし，可動域もすべての方向で制限されます。

105D-11 肩関節周囲炎のため右肩に疼痛と運動制限とがある患者にTシャツの着衣指導を行う場合，シャツに通す順番で適切なのはどれか。
 a 左上肢→右上肢→頭
 b 左上肢→頭→右上肢
 c 右上肢→左上肢→頭
 d 右上肢→頭→左上肢
 e 頭→右上肢→左上肢

●選択肢考察
×a，×c 頭部を通すときに右肩を挙上する必要がある。
×b 最後に右肩の挙上が必要になる。
○d 右肩を挙上しなくても右上肢を通すことが可能。
×e 右肩も左肩も挙上が必要になる。

●ポイント
疼痛側をなるべく動かさないで着衣動作をするには，疼痛側から着衣することが重要である。

●正解　　d

101A-45 53歳の女性。3週前からの右肩関節痛を主訴に来院した。外傷の既往はない。肩関節可動域は屈曲70度，伸展20度，外転60度，内転30度，外旋20度，内旋45度で，特に外旋時に痛みが増強する。
日常動作で大きな支障をきたすのはどれか。**2つ選べ。**
 a 整髪　 b 結帯　 c 食事　 d 書字　 e 靴下着脱

●鑑別診断
肩関節痛をきたす上腕骨近位部骨折，化膿性肩関節炎，石灰沈着性腱板炎，腱板断裂，肩関節周囲炎などが考えられる。明らかな外傷の既往がないことから，骨折，腱板断裂は除外される。また，発赤，腫脹，熱感などの炎症所見もないため，化膿性肩関節炎，石灰沈着性腱板炎も否定的である。よって，肩関節周囲炎（periarthritis scapulohumeralis），いわゆる五十肩（frozen shoulder）と診断される。

●確定診断　　肩関節周囲炎（五十肩）

●選択肢考察
○a 外旋時の疼痛が強く，可動域も著しく制限されているので困難である。
○b 伸展，内旋制限があるため，支障がある。
×c 肘，手関節で代償できるため，支障は少ない。
×d 肩関節の動きは少なくてよいので，あまり支障はない。
×e 股関節，膝関節を屈曲することで可能である。

●正解　　a，b

Dr. 李's COMMENT

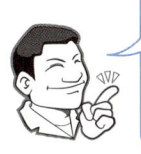

　40〜50歳代の男性に多い，いわゆる五十肩のことです。腱板変性により関節包が慢性炎症を起こし，上腕骨頭に癒着して，痛みによる肩関節の運動制限となります。
　治療は，安静にして温熱療法や薬物療法など，保存的治療が優先されます。炎症が消退する頃には肩関節拘縮となるので，理学療法が重要です。

13　肩関節周囲炎

14 変形性関節症

この項目のポイント

> 変形性膝関節症では，荷重や摩擦などの機械的ストレスで軟骨が摩耗し，骨棘を形成して関節全体が変形します。荷重や運動によって疼痛が生じ，変形が進行することによって可動域制限と関節液貯留もみられます。関節は内反変形（内反膝，O脚）となりますが，関節リウマチでは外顆に変化が進行して外反変形（外反膝，X脚）となることが多いです。

104E-57 63歳の女性。膝関節痛を主訴に来院した。10年前から歩行時に膝の痛みを感じるようになり，徐々に増悪している。下肢の写真（A）と膝関節エックス線写真（B）とを別に示す。
一次性病変があるのはどれか。

a 骨　　b 軟骨　　c 滑膜　　d 筋肉　　e 神経

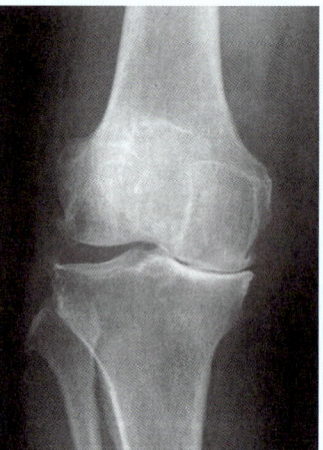

（☞ p.xxi カラー写真 No.47）

●画像診断

膝関節はやや腫脹しており，内反，O脚変形が著明である。

エックス線像では，内側関節裂隙は狭小化し，脛骨内側関節面の軟骨下骨の硬化像と，脛骨内顆，大腿骨内顆に骨棘形成を認める。

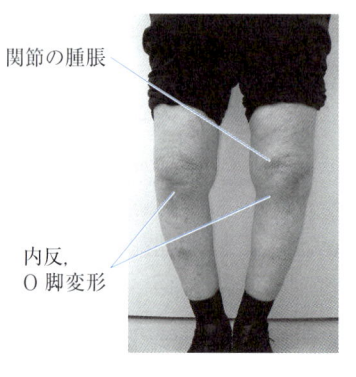

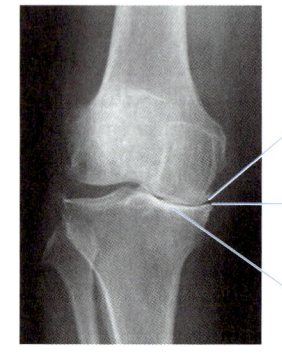

- 関節の腫脹
- 内反，O脚変形
- 骨棘形成
- 内側関節裂隙の狭小化
- 軟骨下骨の硬化像

- ●確定診断　　　変形性膝関節症（OA）
- ●選択肢考察
- ×a　関節軟骨の摩耗，変性が著しく進行してから骨破壊をきたす。
- ○b　関節軟骨の摩耗によって軟骨が変性して変形性膝関節症（osteoarthritis of the knee：OA）が生じる。
- ×c　関節リウマチでは滑膜が増殖して関節を破壊する。
- ×d　変形性膝関節症では二次的に廃用性筋萎縮が生じる。
- ×e　脊髄癆や糖尿病などによる神経病性関節症で，二次的に変形性関節症を起こす。
- ●正解　　　b

CBT-181　　　　　　　　　　　　　　　　　　　　　　　　　　　　　D-106

73歳の女性。膝の痛みにより来院した。身長150 cm，体重65 kg。10年前より両膝の関節痛があり，3年前より関節の腫瘤を自覚していた。関節水腫も認めたが熱感はない。血液，生化学検査で異常はない。診断はどれか。

- A　痛風
- B　偽痛風
- C　関節リウマチ
- D　変形性膝関節症
- E　化膿性関節炎

▶選択肢考察
- ×A　痛風は男性に多く，血液検査では高尿酸血症がみられる。本症例には血液，生化学検査の異常はないため，除外される。
- ×B　ピロリン酸カルシウムの結晶誘発性関節炎が偽痛風である。これは高齢者に多く，変形性関節症との鑑別が必要であるが，偽痛風は急性発症で，血液，生化学検査で炎症所見が認められる。
- ×C　関節リウマチは多発性であり，膝関節には少ないが，初発が膝関節痛であることがある。血液，生化学検査では炎症所見が認められる。
- ○D　高齢の小太りの女性が10年前に発症し，3年前より関節水腫を認めている。このことより急性疾患でなく，また，血液，生化学検査に異常のないことから，変形性関節症と診断できる。
- ×E　化膿性関節炎は細菌感染で生じる急性関節炎である。血液，生化学検査では急性炎症所見が認められる。

▶ポイント

変形性膝関節症は中高齢者にみられる膝痛の原因の中で最も多いものである。関節軟骨の摩耗によるもので，初期は初動時の関節痛であるが，進行すると運動時痛，歩行時痛となる。関節内に黄色透明の関節液貯留がみられることが多い。血液，生化学検査では異常は認められない。本症例は症状の進行が遅く，また，関節水腫を生じているが，血液，生化学検査では異常が認められないことから，変形性膝関節症と考えられる。

▶正解　　　D

Dr. 李's COMMENT

関節リウマチと混同してはいけません。
遠位指節間関節（DIP関節）の変形性関節症を基盤として発生した，骨性隆起を伴う変形を，Heberden結節と呼びます。関節リウマチではDIP関節が変形することはまれであり，大きな違いとなります。
膝や股関節などの関節にも変形性関節症を有していることが多く，全身的疾患の部分症であると考えるとよいでしょう。

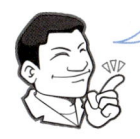

15 骨折

この項目のポイント

◆ 小児骨折では自家矯正力が働くため，骨幹部骨折の多くは整復を必要としませんが，許容範囲以上では整復が必要です。また，骨端線があるため，この部分の損傷で骨端線が障害されると骨の成長が止まり，他の部の成長によって変形が生じます。

97H-51 上腕骨顆上骨折に最も生じやすい後遺障害はどれか。
- a 外反変形
- b 内反変形
- c 橈骨神経麻痺
- d 正中神経麻痺
- e 尺骨神経麻痺

●選択肢考察
- ×a，○b 内反変形は上腕骨顆上骨折の重要な後遺症である。
- ×c，×d，×e 末梢神経麻痺は後遺症というよりもむしろ急性期の合併症である。適切な治療がなされれば後遺症として残ることはない。橈骨神経麻痺と正中神経麻痺の頻度が高く，尺骨神経麻痺の頻度は低い。

●正解　　b

CBT-182　　　　　　　　　　　　　　　　　　　　　　　　　　　　　　D-103

骨折のX線写真を示す。

骨折部位はどれか。

- A 上腕骨骨頭
- B 橈骨遠位端
- C 脛骨骨幹部
- D 腓骨骨幹部
- E 上腕骨顆上部

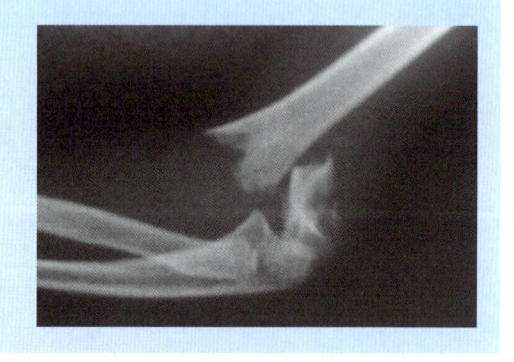

▶選択肢考察
- ×A 上腕骨骨頭は肩関節を構成する部位であり，この骨折の部位とは異なる。
- ×B 橈骨遠位端は手関節を構成する部位であり，この骨折部位とは異なる。
- ×C，×D 脛骨も腓骨も下腿骨である。この骨折部位は上肢であるため異なる。
- ○E X線の撮影部位は肘関節である。肘関節の中枢の骨折，つまり，上腕骨顆上骨折である。

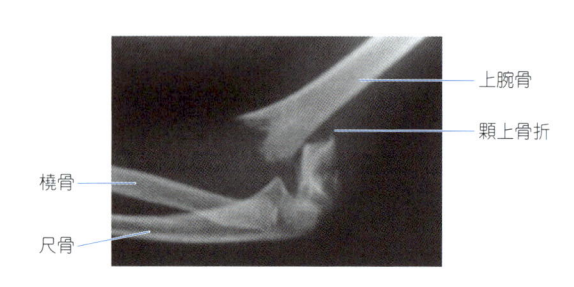

▶ポイント
　上腕骨顆上骨折は小児の骨折の中で最も多く，小児骨折の代表である。転倒や転落などでの肘関節の過伸展が受傷機転である。X線では上腕骨末梢の顆上部が骨折し，末梢骨片は後方に転位する。

▶正解　　E

CBT-183　　　　　　　　　　　　　　　　　　　　　　　　　　　　D-103

小児の骨折で注意すべきことはどれか。

A　骨幹部が折れたら正しい整復が必要である。
B　骨端部の軟骨を損傷すると，治癒後，変形が強い。
C　ギプス固定後，拘縮が強いことが多い。
D　骨折したら必ず手術を要する。
E　回旋転位も自家矯正力がある。

▶選択肢考察
×A　小児骨折では自家矯正力が旺盛なことから，解剖学的整復を必ずしも必要としない。
○B　骨端部の骨端線損傷を起こすと骨端線早期閉鎖などが起こり，変形を生じる。
×C　小児の関節は柔軟性が高く，骨折後の関節拘縮が起こりにくく，骨折後の後療法で他動的関節運動は必要ない。
×D　小児骨折では骨癒合が早く変形も矯正されるため，手術を必要とすることが少ない。
×E　自家矯正力は屈曲転位で20°くらいまで，側方転位では骨の横径幅くらいまでで働くが，回旋転位では自家矯正力が働かない。

▶正解　　　B

Dr. 李's COMMENT

　小児の骨折が重要です。転倒してとっさに手をついた場合，肘周辺を骨折しやすいです。小児の肘周辺では，約60％が上腕骨顆上骨折です。
　この骨折は，前腕の阻血からVolkmann拘縮をきたしたり，正中神経や橈骨神経の麻痺をきたしたりするため，注意が必要です。
　治療の基本は保存療法で，転位のない骨折では肘90°屈曲位でギプス固定を行います。

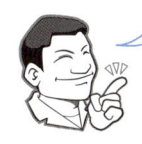

J 内分泌・代謝・栄養・乳腺疾患

1 甲状腺機能亢進症，甲状腺機能低下症

この項目のポイント

甲状腺機能亢進症の鑑別の要点は，下表のとおりです。

	甲状腺腫	自己抗体	ヨード摂取率	その他
Basedow 病	びまん性・軟	TSH 受容体抗体	↑	眼球突出
亜急性甲状腺炎	疼痛・圧痛あり	(－)	↓	炎症反応陽性
無痛性甲状腺炎	びまん性・弾性硬	サイログロブリン抗体	↓	

103B-42 生後5日の新生児。在胎42週，体重3,800 gで出生した。生後60時間から光線療法を続けている。体温36.2℃，呼吸数30/分。心拍数120/分，整。小泉門は0.5 cm，大泉門は2 cm開大している。頭蓋骨はやわらかい。心音と呼吸音とに異常を認めない。腹部は軟で，腫瘤は触知しないが，膨隆している。
新生児マススクリーニング検査で異常値を示すのはどれか。

a ロイシン　　　　　　　　　　b メチオニン
c フェニルアラニン　　　　　　d 甲状腺刺激ホルモン
e 17α-ヒドロキシプロゲステロン

●選択肢考察
× a ロイシンの上昇するメープルシロップ尿症は，新生児期に重症型ではけいれんや昏睡をきたす。
× b メチオニンの上昇するホモシスチン尿症は，新生児期にはほぼ無症状である。
× c フェニルアラニンの上昇するフェニルケトン尿症は，通常，新生児にはほぼ無症状である。
○ d クレチン症 (cretinism) では甲状腺刺激ホルモンが上昇する。過期産児，黄疸，小泉門が0.5 cm，腹部膨隆などの所見は生後5日目の甲状腺機能低下症に対するチェック項目となっている。
× e 17α-ヒドロキシプロゲステロン (17-OHP) の上昇は，21-水酸化酵素欠損症などの先天性副腎皮質過形成において認められる。

●確定診断　クレチン症の疑い
●正解　d

99B-30 原発性甲状腺機能亢進症で**誤っている**のはどれか。

a T₃ 高値　　　　b T₄ 高値　　　　c TSH 高値
d ¹³¹I 甲状腺摂取率上昇　　e ALP 高値

●選択肢考察
○ a, ○ b 甲状腺での甲状腺ホルモン合成が亢進する結果，血中トリヨードサイロニン (T₃) や血中サイロキシン (T₄) は高値となる。
× c 甲状腺ホルモンによる視床下部・下垂体へのネガティブフィードバックの結果，血中甲状腺刺激ホルモン (TSH) は低値となる。
○ d 甲状腺の活動亢進を反映して，¹³¹I 甲状腺摂取率が上昇する。
○ e 甲状腺ホルモンの作用により骨代謝も亢進するため，血中アルカリホスファターゼ (ALP) (骨型) が高値となる。

●正解　c

CBT-184　　D-328

32歳の女性。動悸，発汗および体重減少を主訴に来院した。眼球突出と甲状腺腫大がみられる。免疫学所見：抗ミクロソーム抗体（−），サイログロブリン抗体（−），CRP 正常値。
診断に有用なのはどれか。

A　抗 RNP 抗体　　B　抗 SS-A 抗体　　C　抗 TSH 受容体抗体
D　抗セントロメア抗体　　E　抗トポイソメラーゼ I 抗体

▶選択肢考察
×A，×B，○C，×D，×E

動悸，発汗，体重減少などの甲状腺機能亢進症状に加えて眼球突出，甲状腺腫大がみられることから，Basedow 病が強く示唆される。Basedow 病の甲状腺機能亢進は，抗 TSH 受容体抗体（TRAb）によって甲状腺ホルモン分泌が持続的に刺激されることにより生じ，未治療の Basedow 病では TRAb が高率に陽性を示すため，TRAb の測定は診断にきわめて有用である。

▶正解　　C

CBT-185　　D-328

甲状腺機能亢進症で低下するのはどれか。

A　Na　　B　K　　C　Cl　　D　Ca　　E　P

▶選択肢考察
×A，○B，×C，×D，×E

甲状腺機能亢進症に伴う低カリウム血症性周期性四肢麻痺が直ちに想起されなければならない。その他の電解質は，甲状腺機能亢進症では正常である。

▶ポイント
電解質異常の主な原因疾患は，記憶する必要がある。ちなみに甲状腺関係では，甲状腺機能低下症は低ナトリウム血症の原因である。低カリウム血症の原因となる内分泌疾患は多数あるが，すべてのミネラルコルチコイド過剰症（原発性アルドステロン症，Bartter 症候群，Gittelman 症候群，17α-ヒドロキシラーゼ欠損症，腎血管性高血圧），Cushing 症候群（広義）は，記憶しなければならない。

▶正解　　B

Dr. 李's COMMENT

甲状腺刺激ホルモン（TSH）と遊離トリヨードサイロニン（free T_3：fT_3），遊離サイロキシン（fT_4）の 5 パターンが重要です。下記に網羅します。

・fT_3，fT_4 上昇かつ TSH 低下…Basedow 病，亜急性甲状腺炎（ウイルス性），無痛性甲状腺炎（基礎疾患は橋本病），Plummer 病
・fT_3，fT_4 低下かつ TSH 低下…Sheehan 症候群（分娩時の下垂体虚血），Basedow 病の治療中
・fT_3 低下，fT_4 正常かつ TSH 正常…神経性食思不振症や悪性腫瘍（脂肪細胞から消耗を防ぐレプチンの作用で reverse T_3（rT_3）が上昇している状態）の低 T_3 症候群
・fT_3，fT_4 低下かつ TSH 上昇…先天性ならクレチン症，甲状腺ペルオキシダーゼ（TPO）抗体やサイログロブリン（Tg）抗体陽性なら橋本病
・fT_3，fT_4 上昇かつ TSH 正常…胚細胞腫など視床下部-下垂体移行部の脳腫瘍（甲状腺刺激ホルモン放出ホルモン（TRH）がないために TSH 正常でも免疫活性が低下している状態）

2 糖尿病

この項目のポイント

1型糖尿病は発症機転より自己免疫性と特発性に分けられ，前者では膵島抗原に対する自己抗体が証明されます。自己抗体としては islet cell antibody（ICA）や glutamic acid decarboxylase（GAD）抗体などが知られています。

内因性インスリンの欠乏は，尿中Cペプチド（CPR）排泄量の激減で判明します。通常，急激に発症し，水分と電解質補給およびインスリン治療を行わないと死亡します。

91D-30　20歳の男性。5年前から糖尿病で定期的に来院し，インスリン治療を受けている。本日，外来待合室で急に意識を消失して倒れた。顔面は蒼白で全身に冷汗をかいている。

直ちに静注すべき薬剤はどれか。

a　生理食塩液　　　b　ブドウ糖液　　　c　インスリン
d　プロカインアミド　　e　ドパミン

●**鑑別診断**

意識障害患者では必ず低血糖を鑑別診断に入れなければならないが，本症例のように糖尿病の治療歴がある患者では特にそうであり，低血糖は鑑別診断のトップにくる。よって，「低血糖か否か」が鑑別診断の最初に行うことである。低血糖では交感神経系が亢進するが，本症例の冷汗も交感神経系の亢進症状と解釈できる。

糖尿病に関連した意識障害の鑑別診断として，糖尿病性ケトアシドーシスや非ケトン性高浸透圧性昏睡もある。本症例のように急性に発症することは考えにくいが，除外する必要はあろう。その他，脳血管障害など意識障害をきたす疾患も除外する必要はある。

●**選択肢考察**

×a，○b，×c，×d，×e

低血糖を最も疑うので，ブドウ糖を静注するのが適切な判断である。低血糖が持続すると脳は不可逆的な損傷を受けるからである。低血糖の可能性がある以上，cのインスリン静注は**絶対禁忌**。

●**確定診断**　　低血糖による意識消失
●**正解**　　b

CBT-186　　　　　　　　　　　　　　　　　　　　　　　　　　　　　　D-336

1型糖尿病について正しいのはどれか。

A　ケトーシスをきたす。
B　ほぼ全例で抗GAD抗体が出現する。
C　肥満の人が多い。
D　常染色体優性遺伝である。
E　インスリン治療は行わない。

▶選択肢考察
○A　インスリンの絶対的欠乏により生じる。
×B　抗GAD抗体の陽性率は50〜90％程度とされる。
×C　非肥満で，特に発症時はやせ型のことが多い。
×D　遺伝的素因があるとはされるものの，家系内の1型糖尿病の発症は珍しい。
×E　インスリン治療を行わないと100％死亡する（禁忌肢）。

▶正解　　　A

CBT-187　　　　　　　　　　　　　　　　　　　　　　　　　　　　　　D-336

2型糖尿病の発症要因として誤っているのはどれか。

A　肥　満
B　運動不足
C　インスリン抵抗性
D　インスリン分泌障害
E　膵β細胞自己免疫性破壊

▶選択肢考察
○A，○B　2型糖尿病の発症要因の1つである。
○C，○D　2型糖尿病の主要な病態で，発症要因の1つである。
×E　1型糖尿病の発症要因である。

▶ポイント
2型糖尿病の発症には，遺伝要因と環境要因が関与している。インスリンの分泌低下，インスリンの標的臓器における感受性低下（インスリン抵抗性），あるいはその両者によって発症する。環境因子として摂取エネルギーの増加，肥満，身体活動の低下（運動不足など），ストレスなどが挙げられる。

▶正解　　　E

Dr. 李's COMMENT

　1型糖尿病は膵臓β細胞が自己免疫的に破壊されるため，インスリンの絶対的欠乏により発症します。ケトアシドーシスで発症する場合には速やかにインスリン補充と生理食塩水の輸液をしなければいけません。治療の合併症として低血糖（冷汗や頻脈）と低カリウム血症（Kが細胞内に移動）に注意します。
　対して，2型糖尿病ではインスリン分泌不全やインスリン抵抗性が病態であり，初期には食事療法と運動療法が重要です。網膜症や末梢神経障害のほか，透析導入原疾患として最多である糖尿病腎症に要注意です。厳格な血圧管理や微量アルブミン尿の定期検査をして，少しでも腎症の進行を遅らせなければいけません。

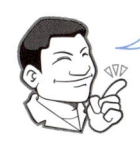

3 脂質異常症，メタボリックシンドローム

この項目のポイント

- 常染色体優性遺伝形式をとり，LDL受容体の欠損を認める家族性高コレステロール血症は重要です。高LDLコレステロール血症からアキレス腱肥厚を認め，若年からの動脈硬化により虚血性心疾患も認めます。

103B-1 メタボリックシンドロームの診断基準に含まれるのはどれか。**3つ選べ**。
- a 血糖高値
- b 血圧高値
- c 高尿酸血症
- d 低HDL-コレステロール血症
- e 高LDL-コレステロール血症

●選択肢考察

腹囲に加え，血圧，脂質，血糖の異常のうち，2項目以上が存在するとメタボリックシンドロームと診断される。
- ○a 空腹時血糖110 mg/dl以上が，3つの選択項目のうちの1つに含まれている。
- ○b 収縮期血圧130 mmHg以上，かつ/または，拡張期血圧85 mmHg以上が相当する。
- ×c 高尿酸血症は，しばしばメタボリックシンドロームに合併するが，診断基準には含まれていない。
- ○d HDLコレステロール40 mg/dl未満（かつ/またはトリグリセリド150 mg/dl以上）が，3つの選択項目のうちの1つに含まれている。
- ×e 高LDLコレステロール血症は診断基準に含まれず，高LDLコレステロール血症があってもメタボリックシンドロームの診断は除外されない。

●正解　　a，b，d

102H-23 40歳の女性。健康診査でコレステロール高値を指摘され来院した。血清総コレステロール324 mg/dl。他に異常を指摘されなかった。自覚症状はない。父親は43歳時に心筋梗塞で死亡している。
診断上重要なのはどれか。
- a 頸部触診
- b 胸部聴診
- c 腹部触診
- d アキレス腱の触診
- e 上下肢の動脈の触診

●鑑別診断

比較的若年であるから，総コレステロール324 mg/dlは明らかに異常高値である。父親が若年で心筋梗塞を起こしており，動脈硬化の家族歴がある。LDLが増加するタイプの脂質異常症であることがわかる。このような疾患として，常識的に真っ先に想定するのは家族性高コレステロール血症（FH）のヘテロ接合型である。FHのヘテロ接合型は非常に頻度の高い代謝疾患である。common diseaseであり，臨床でよく遭遇する。

●確定診断　　家族性高コレステロール血症（ヘテロ接合型）

●選択肢考察
- ×a 甲状腺，リンパ節を見る。本症例では優先度は低い。
- ×b，×c やはり本症例での優先度は低い。
- ○d 腱の肥厚や黄色腫は，認めたらFHに特異度の高い所見である（感度は必ずしも高くない）。
- ×e むしろ閉塞性動脈硬化（ASO），閉塞性血栓血管炎（TAO, Buerger病），高安病などで重要である。FH

で最も問題になるのは冠動脈病変である。

● ポイント

FH は LDL 受容体の遺伝子異常である。変異遺伝子のホモ接合（変異遺伝子を両親から継承した場合）では，血清 LDL が全く細胞に取り込まれないので著明な高 LDL 血症をきたす。ヘテロ接合体（正常な LDL が 1 コピー存在する）は，ある程度は LDL が細胞に取り込まれるのでホモ接合ほど重篤ではないが，やはり LDL は上昇する。未治療では虚血性心疾患のリスクが高くなる。

● 正解　　d

CBT-188　　　　　　　　　　　　　　　　　　　　　　　　　　　　　　　　　　　D-340

家族性高コレステロール血症でみられるのはどれか。

A　X 連鎖劣性遺伝　　　B　LDL 受容体の異常　　　C　血中 HDL の増加
D　急性大動脈解離　　　E　膵　炎

▶ 選択肢考察

×A　常染色体優性遺伝である。
○B　LDL 受容体の合成障害や LDL への結合障害が原因である。
×C　増加するのは血中 LDL コレステロールである。
×D　若年の冠動脈の動脈硬化を起こし，狭心症や心筋梗塞となる。
×E　膵炎はトリグリセリドが著明に上昇する型で，急性発症しやすい。

▶ ポイント

家族性高コレステロール血症は常染色体優性遺伝の形式をとり，LDL 受容体の機能不全が原因となっている。若年で冠動脈硬化を起こし，虚血性心疾患で死亡する疾患のため，厳格な治療・管理が必要である。

▶ 正解　　B

Dr. 李's COMMENT

メタボリックシンドロームの診断基準には，中性脂肪≧150 mg/dL と HDL コレステロール＜40 mg/dL が掲載されています。正常血圧 130/85 mmHg が基準です。なお，LDL コレステロールや尿酸値は掲載されておりませんので注意しましょう。

4 高尿酸血症，痛風

この項目のポイント

痛風の3大症状は，激痛を伴う急性関節炎発作（痛風発作），痛風結節，腎障害です。痛風発作は足の第1中足趾節関節に多いです。痛風結節の中には痛みを伴わないものもあります。

104I-28 痛風発作初期に用いる薬剤はどれか。**2つ選べ**。
a コルヒチン　　b プロベネシド　　c インドメタシン
d アロプリノール　　e ベンズブロマロン

●選択肢考察
○a　痛風発作時には局所に白血球が浸潤し，尿酸を貪食する。コルヒチンは特に好中球の走化性因子に対する反応性を著明に低下させ，痛風の発作を抑制すると考えられている。鎮痛作用はないので発作の予兆時に使用する。
×b，×e　プロベネシド，ベンズブロマロンは尿酸排泄促進薬である。痛風発作時には開始しない。
○c　インドメタシンは非ステロイド性抗炎症薬（NSAID）のアリール酢酸系に分類され，痛風発作時は，プロスタグランジンの生成を抑え，痛みを和らげる。
×d　アロプリノールは尿酸生成阻害薬である。痛風発作時には開始しない。

●ポイント
　尿酸排泄促進薬や尿酸生成阻害薬などの尿酸降下薬は，既に内服している場合にはそのまま継続するが，投薬歴がない場合や，発作時に内服が中断されていた場合に開始すると発作がむしろ助長されるため，発作が治まってから投与する。

●正解　　a，c

CBT-189　　　　　　　　　　　　　　　　　　　　　　　　　　　　D-342

高尿酸血症を誘発<u>しない</u>のはどれか。

A　白血病　　　　　　B　葉酸欠乏症　　　　　C　慢性腎不全
D　多発性骨髄腫　　　E　von Gierke（フォンギルケ）病

▶選択肢考察
○A，○E　尿酸の産生が過剰となる。
×B　貧血は起こすが，血清尿酸値は増減させない。
○C　尿酸排泄が低下し，高尿酸血症をきたす。
○D　多発性骨髄腫の Bence Jones 蛋白の尿への排出例では，腎不全を起こすため尿酸排泄が低下し，高尿酸血症となりやすい。

▶ポイント
続発性の高尿酸血症は，以下の2つに分けられる。
①代謝性（産生過剰）：von Gierke 病，血液疾患（多血症，慢性骨髄性白血病など）
②腎性（排泄障害）：腎不全，薬剤性（サイアザイド，フロセミドなど）

▶正解　　　B

CBT-190　　　　　　　　　　　　　　　　　　　　　　　　　　　　D-342

高尿酸血症でみられ<u>ない</u>のはどれか。

A　尿路結石　　　　　B　耳介結節　　　　　　C　溶血性貧血
D　関節炎発作　　　　E　間質性腎炎

▶選択肢考察
○A　痛風発作以前に尿路結石症で発症する例もある。尿酸結石のほか，Ca 含有結石もできやすい。
○B　痛風結節は尿酸の結晶が組織に沈着し，皮下結節を形成したものである。表在の痛風結節ができやすいのは体温の低いところで，耳たぶや肘関節の後ろ側，第1中足趾節関節の皮下や関節などのほか，膝蓋骨の表面や外果などにもできる。
×C　高尿酸血症とは関連しない。
○D　体内の尿酸蓄積を基礎に生じた尿酸塩結晶が，急性の関節炎を引き起こす状態を痛風と称している。
○E　高尿酸血症により尿酸塩が析出すると，腎結石となったり，腎間質に沈着して間質性腎炎となり，腎不全に至ることがある。

▶正解　　　C

Dr. 李's COMMENT

　メタボリックシンドロームや高血圧に高尿酸血症が合併しやすいです。年余にわたる高尿酸血症から一側の拇趾の付け根や一側足関節の急性炎症（発赤，腫脹，疼痛）があると痛風です。さらに，排泄器官である腎の障害（痛風腎）も重要です。
　治療薬がややこしいです。痛風発作時の早期に抗炎症と鎮痛を図りたい場合の第一選択は，非ステロイド性抗炎症薬（NSAID）内服です。コルヒチンは早期の単回使用で発作を頓挫させますが，下痢や嘔吐などの副作用が強く，他薬剤が使用できない場合に使用します。
　非発作時には，飲酒制限や禁煙，体重管理や習慣的な有酸素運動などを積極的に勧めます。尿酸産生過剰型には，尿酸産生抑制薬としてアロプリノール，尿酸排泄低下型には，ベンズブロマロンやプロベネシドなどの尿酸排泄促進薬の使用を原則とします。

5 骨粗鬆症

> **この項目のポイント**
>
> 骨粗鬆症とは，骨量が減少し，骨が脆くなったものです。原発性骨粗鬆症には老人性骨粗鬆症，閉経後骨粗鬆症，特発性骨粗鬆症があり，一般的に骨形成の骨芽細胞の能力が低下する低代謝回転型骨粗鬆症が多いです。

105H-7 骨形成を促すのはどれか。
 a ビタミンA
 b ビタミンB_1
 c ビタミンB_{12}
 d ビタミンE
 e ビタミンK

●選択肢考察
×a ビタミンAは眼の網膜の視細胞に働くものであり，欠乏すると夜盲症となる。
×b ビタミンB_1は脚気の予防に必要である。卵，乳，豆類に多く含まれる。
×c ビタミンB_{12}のメチルコバラミンは末梢神経障害や巨赤芽球性貧血の治療薬として用いられる。
×d ビタミンEは抗酸化物質として働き，フリーラジカルから細胞を守る作用がある。
○e ビタミンKは骨の石灰化調節因子や血液の凝固因子に働き，骨へのCa石灰化作用や血液凝固作用がある。つまり骨形成を促す。

●正解　　e

99B-41 骨粗鬆症患者の生活指導で**適切でない**のはどれか。
 a 「喫煙は骨粗鬆症の危険因子です」
 b 「乳製品のカルシウムはよく吸収されます」
 c 「安静にする時間を長くしましょう」
 d 「台所の床マットは床に固定しましょう」
 e 「廊下やトイレは照明を明るくしましょう」

●選択肢考察
○a 骨粗鬆症の危険因子として，Ca摂取不足のほか，喫煙や飲酒などが知られている。
○b 乳製品では含有されるカゼインなどの蛋白質や乳糖にCa吸収促進効果があるため，吸収率がよい。
×c 安静により骨への負荷が減ると，骨量減少を促進してしまう。適度な運動が重要である。
○d，○e 転倒による骨折を予防するために重要である。

●ポイント
骨粗鬆症では転倒の予防が重要である。特に高齢者では転倒→大腿骨頸部骨折などにより，寝たきり→認知症，肺炎などの合併症をきたしやすい。

●正解　　c

CBT-191　　　　　　　　　　　　　　　　　　　　　　　　　　　　　　　D-104

骨粗鬆症でみられる変化はどれか。

A　X線写真における骨梁減少　　B　血中 Ca 濃度の低下　　C　高回転型骨量減少
D　骨皮質の肥厚化　　　　　　　E　脱臼骨折

▶選択肢考察
○A　X線写真では骨粗鬆症の脊椎椎体の骨梁は減少する。
×B　骨粗鬆症における血中のCa，P，アルカリホスファターゼ値などは正常である。
×C　骨量減少には破骨細胞の骨吸収が増加した高回転型骨量減少があるが，原発性骨粗鬆症の多くは低回転型骨量減少である。
×D　骨粗鬆症では骨量の減少によって骨皮質の菲薄化が生じる。
×E　椎体の圧迫骨折や，魚椎変形がみられる。

▶正解　　A

CBT-192　　　　　　　　　　　　　　　　　　　　　　　　　　　　　　　D-104

75歳の女性。骨粗鬆症による腰痛がみられる。
治療薬で適切でないのはどれか。

A　カルシトニン　　　　B　活性型ビタミン D_3　　C　非ステロイド性鎮痛薬
D　ビタミンK　　　　　E　副腎皮質ステロイド薬

▶選択肢考察
○A　カルシトニンは破骨細胞の活性を抑制する。
○B　活性型ビタミン D_3 には血中 Ca レベルを維持する作用と，骨芽細胞に働いて骨形成を促進させる働きがある。
○C　骨粗鬆症の腰背痛に対して非ステロイド性鎮痛（抗炎症）薬（NSAID）の投与も行う。
○D　ビタミンKには骨形成を促進させる働きがある。
×E　副腎皮質ステロイド薬は長期投与によって続発性骨粗鬆症や胃潰瘍を生じさせるので適切ではない。

▶ポイント
　骨粗鬆症の治療薬には骨吸収抑制薬，骨活性化薬，骨形成刺激薬がある。骨吸収抑制薬としてカルシトニン，ビスホスホネートがある。骨活性化薬は活性化骨単位の数を上昇させるものであり，活性型ビタミン D_3 がこれにあたる。骨形成刺激薬は骨単位細胞の活性化を促進させる薬剤で，活性型ビタミン D_3，ビタミンKがある。腰背部痛の対症療法としては，NSAIDを用いる。

▶正解　　E

Dr. 李's COMMENT

　閉経後はエストロゲン低下により骨吸収作用が強くなり，骨密度の低下から骨粗鬆症となります。ただし，Ca代謝調節系それ自体に異常はなく，血清Ca，血清Pや副甲状腺ホルモン（PTH）濃度などは正常ですので，間違えないようにしましょう。
　骨密度や骨強度を強くするため，思春期からの予防策が重要です。特に女性は意識的に運動して乳製品を摂取する必要があります。Caだけでなくビタミン DやビタミンKの摂取も勧められています。

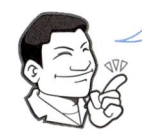

6 乳癌

この項目のポイント

　エストロゲンは乳癌の増殖・促進因子です．現代女性にとって，社会環境が乳癌になりやすい状況を作り出しています．すなわち，初潮が早く閉経が遅い，独身が多く妊娠しない，結婚しても出産回数が少なくエストロゲンに長期間曝露されることなどが考えられます．

103A-46　49歳の女性．1週前からの右乳房乳頭からの分泌を主訴に来院した．右乳房に腫瘤は触知しないが，圧迫すると乳頭から血性の分泌液を認める．マンモグラムで異常を認めない．超音波検査で拡張した乳管像を認める．
　最も考えられるのはどれか．
a　乳腺炎　　　b　乳腺症　　　c　乳腺線維腺腫
d　乳腺管内乳頭腫　　e　乳腺葉状腫瘍

●**鑑別診断**
　乳頭からの分泌をきたすもの（特に血性分泌液）には，良性の乳腺管内乳頭腫（intraductal papilloma）または，悪性の乳管内癌がある．いずれも乳管内病変のため乳管が拡張し，分泌液（多くは血性分泌液）を認める．

●**選択肢考察**
× a　発赤，腫脹，疼痛などの炎症症状を認める．
× b　臨床的に乳癌よりも軟らかい，境界不明瞭な硬結，腫瘤を触知する．疼痛を伴うことが多い．
× c　20～30歳代の若年者に好発し，弾性硬，表面平滑，境界明瞭な可動性腫瘤という特徴がある．
○ d　症状は乳頭からの分泌液．腫瘤は，触知しないか，触知しにくい．超音波検査で乳管の拡張をみる．
× e　臨床的に乳腺線維腺腫と同じものと考えられる．腫瘤は大きいものが多い．

●**確定診断**　　乳腺管内乳頭腫
●**正解**　　d

101F-20　乳腺線維腺腫で正しいのはどれか．**2つ選べ**．
a　20, 30歳代に好発する．　　b　多くは単発性である．
c　乳頭から血性分泌がみられる．　　d　えくぼ徴候がみられる．
e　圧痛を認める．

●**選択肢考察**
○ a　10歳代後半～30歳代前半の若年者に多くみられる．
○ b　まれに多発するが，ほとんどが単発である．
× c　乳頭からの異常分泌は，乳癌や乳腺管内乳頭腫（乳腺症）でみられる．
× d　乳癌がCooper靱帯を巻き込んで起こす症状である．
× e　乳腺症で認めることが多い．
●**正解**　　a，b

CBT-193　　　　　　　　　　　　　　　　　　　　　　　　　　D-311

乳癌の発生に関する分子メカニズムの模式図を示す。

①に当てはまるのはどれか。

A　HER2
B　インスリン受容体
C　PI3-キナーゼ
D　アセチルコリン受容体
E　エストロゲン受容体

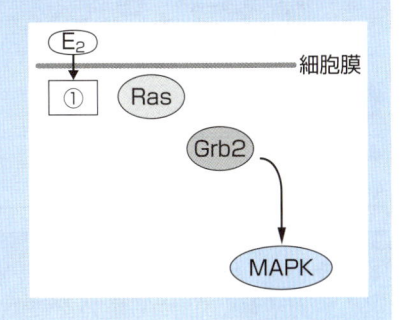

▶選択肢考察
×A，×B，×C，×D，○E
　エストロゲン受容体は，ほとんどが細胞の核内に存在する。しかし，E_2（エストラジオール）が細胞膜を通過後，エストロゲン受容体と結合する経路もある。

▶正解　　　E

CBT-194　　　　　　　　　　　　　　　　　　　　　　　　　　D-311

乳癌のリスク要因とならないのはどれか。

A　出産歴がない。　　　B　初経年齢が早い。　　　C　初産年齢が遅い。
D　閉経年齢が早い。　　E　放射線曝露がある。

▶選択肢考察
○A　最近の女性を取り巻く社会環境として，独身が多くなり，出産歴がない（あっても少ない）ことなどは，乳癌の危険因子である。
○B，×D　ホルモン環境としては，初潮が早く閉経が遅いことより，エストロゲンが長期間にわたり卵巣から分泌される影響などが考えられる。
○C　産子数が少なく高齢出産の女性に多い。
○E　放射線被曝は発癌要因である。

▶正解　　　D

Dr. 李's COMMENT

　ここは鑑別疾患が重要であり，乳癌と乳腺線維腺腫，乳腺症は混同しやすいです。
　はじめに，線維腺腫は20～30歳代に多く，被膜に覆われた単発性の良性腫瘍です。乳癌との鑑別には年齢がポイントです。
　次に，乳腺症です。エストロゲンの相対的過剰によって起きる乳房の痛みが主訴であり，時に乳頭からの血性分泌物や乳房の腫瘤を認めるものの，癌ではありません。乳癌との鑑別には圧痛の有無がポイントです。

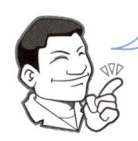

K アレルギー性疾患，膠原病，免疫病

1 アナフィラキシー

この項目のポイント

◆ アナフィラキシーの呼吸器症状は，喉頭や肺の浮腫による気道狭窄症に起因します。

106E-53 56歳の女性。2年前から再生不良性貧血で治療中である。本日，赤血球輸血を行ったところ，輸血開始から約15分後に，全身の瘙痒感と呼吸困難とを訴えた。これまでにも輸血を受けているが，同様の症状は経験していない。脈拍116/分，整。血圧72/50 mmHg。呼吸数24/分。SpO_2 90%（room air）。全身の皮膚は発赤し，膨疹が広がっている。両側の胸部にwheezesを聴取する。直ちに輸血を中止した。
次に行うべき対応として適切なのはどれか。
a 気管挿管　　　b 利尿薬の投与　　　c アドレナリンの投与
d 胸部エックス線撮影　　　e 側臥位への体位変換

●選択肢考察
× a　SpO_2 は低下しているものの室内気で90%あり，意識状態も保たれている。直ちに気管挿管する必要はなく，マスクによる酸素投与を開始して SpO_2 が増加するかをみて適応を考えればよい。
× b　血圧が低下しており，直ちに使用する必要はない。輸液を開始して乏尿がみられれば考慮する。
○ c　血圧低下を伴ったアナフィラキシー反応であり，アドレナリンの投与が必要である。副腎皮質ステロイドや抗ヒスタミン薬なども併用されることがある。
× d　輸血関連急性肺障害（transfusion-related acute lung injury：TRALI）との鑑別には必要であるが，バイタルサインの安定が優先される。
× e　意識障害はあるが呼吸状態が良好な場合，気道を確保して吐物による窒息を防ぐ目的で，患者を側臥位の回復体位にすることがある。一連の処置後，状態が安定してから行う。

●確定診断　　　アナフィラキシー反応
●ポイント
　輸血による重篤な副作用の可能性がある場合は直ちに輸血を中止するが，血圧の低下により血管確保が困難となることもあるので，点滴針は血管に留置したまま点滴セットを交換する。使用した輸血バッグと輸血セットは廃棄せず，原因の特定に用いる。次いで輸液と酸素投与，そしてアナフィラキシーが疑われる場合にはアドレナリンの投与を行う。
　日本赤十字社によれば，2010（平成22）年には1,579件の非溶血性副作用が報告されており，輸血開始後30分以内に血圧低下59件，アナフィラキシー（様）ショック127件，アナフィラキシー（様）反応47件が発生しているという。1995（平成7）年からの約5年間にABO型不適合輸血（型違え輸血）が166件発生したとの報告もあり，「輸血療法の実施に関する指針」（厚生労働省，改訂版2005年）では，重篤な副作用の早期発見のため，少なくとも輸血開始後5分間は患者の状態観察を十分に行い，約15分経過した時点で再度観察することとしている。

●正解　　　c

CBT-195　　　　　　　　　　　　　　　　　　　　　　　　　　　　　　　　　　　　E-69

アナフィラキシーの原因はどれか。

A　エンドトキシン　　　　B　血管透過性亢進　　　　C　心収縮力低下
D　体液の喪失　　　　　　E　大量の出血

▶選択肢考察
×A，○B，×C，×D，×E
　アナフィラキシーは，Ⅰ型アレルギーが関与して生じる．肥満細胞（マスト細胞）の顆粒に含まれるヒスタミン，および細胞内で産生され放出されるアラキドン酸代謝産物（ロイコトリエン，プロスタグランジン，トロンボキサンA_2など）が原因となる．特にヒスタミンは，平滑筋収縮作用や血管透過性亢進作用，血管拡張作用が強い．

▶正解　　　B

CBT-196　　　　　　　　　　　　　　　　　　　　　　　　　　　　　　　　　　　　E-69

33歳の男性．山登り中ハチに刺され，意識を失ったので救急車で搬送された．全身に発赤，紅潮を認める．咽頭粘膜が腫脹している．血圧82/45 mmHg．
　不適切な処置はどれか．

A　気道確保　　　　　　　B　酸素投与　　　　　　　C　抗菌薬投与
D　アドレナリン投与　　　E　副腎皮質ステロイド薬投与

▶選択肢考察
　ハチに刺された後，意識を失い，全身紅潮，咽頭腫脹（咽頭浮腫），血圧低下がみられており，アナフィラキシーショックである．直ちに治療を開始し，気道確保，呼吸管理，循環管理，アナフィラキシー（アレルギー）反応の抑制を行う．
○A　喉頭浮腫や意識消失による舌根沈下によって気道閉塞が起きた場合，気道確保や気管挿管を行う必要がある．また，重症で気管挿管が困難な場合は気管切開をする．
○B　SpO_2が低下した場合，酸素投与が必要である．
×C　アナフィラキシーショックに対して，抗菌薬投与は無効である．
○D　気管支拡張作用，昇圧作用，浮腫改善効果を期待してアドレナリンを筋注する．重症例では，希釈したアドレナリンを静注する．
○E　アナフィラキシー反応を抑えるため，ステロイド薬の点滴静注が行われる．ただし，即効性は期待できないため，悪化防止の意味合いがある．

▶ポイント
　治療としては上記選択肢のほかに，輸液（乳酸リンゲル液）を行う．さらには，ドパミン投与や抗ヒスタミン薬投与，β刺激薬の吸入を行う場合もある．

▶正解　　　C

Dr. 李's COMMENT

　治療が重要です．血圧が低下し，浮腫により気道が閉塞しているショック状態であれば，真っ先にアドレナリンを筋注ないし皮下注します．これは，輸液やステロイド内服よりも先に実施しなければいけません．
　ちなみに，心肺停止のような重症例の場合にはアドレナリンを静注します．心臓が動いていないので，静注しないと効果が発揮されないためです．この投与方法を混同しないようにしましょう．

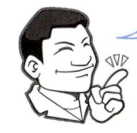

2 関節リウマチ

この項目のポイント

◆ 関節リウマチは多発性の関節炎を主症状とする原因不明の全身性疾患です。関節症候と関節外症候があります。関節外症候は多彩ですが、皮膚症状にはリウマトイド結節があり、肘伸側、後頭部、手指に好発します。

106F-19 40歳の女性。多関節痛を主訴に来院した。5年前から両手関節と両側中手指節間関節とに疼痛と腫脹とを認めている。朝のこわばりは2時間持続する。赤沈 70 mm/1時間。免疫学所見：CRP 4.0 mg/dl。抗CCP抗体陽性。
この疾患の特徴でないのはどれか。

a 尺側偏位　　　　　b 蝶形紅斑　　　　　c ボタン穴変形
d スワンネック変形　e 肘関節伸側の皮下結節

●選択肢考察
○a，○c，○d　関節リウマチ（RA）に特徴的な指の変形である。
×b　全身性エリテマトーデス（SLE）に特徴的な所見である。
○e　リウマトイド結節といわれ、肘伸側、後頭部、手指に好発する。
●確定診断　関節リウマチ（RA）
●正解　b

CBT-197　　　　　　　　　　　　　　　　　　　　　　　　　　　E-63

関節リウマチにおいて、関節腔で炎症を持続させるのに重要な働きを担うサイトカインはどれか。

A IL-2　　B TNF-α　　C TGF　　D CSF　　E EPO

▶選択肢考察
×A　インターロイキン2（IL-2）は、キラーT細胞、NK細胞などを誘導・増強する。
○B　腫瘍壊死因子-α（TNF-α）は、炎症反応に広く関与する。
×C　トランスフォーミング成長因子（TGF）は、各種細胞の増殖を促す。
×D　コロニー増殖因子（CSF）は白血球を増殖する作用を有する。
×E　エリスロポエチン（EPO）は、赤血球の産生に関与する。

▶ポイント
　TNF（tumor necrosis factor：腫瘍壊死因子）にはα（マクロファージから産生される）とβ（リンフォトキシン）があり、腫瘍傷害作用のみならず、炎症反応に広く関与するサイトカインである。特にTNF-αは好中球や血管内皮細胞を活性化し、関節リウマチ関節腔での持続性炎症に重要である。現在、関節リウマチの治療に抗TNF-αやTNF-αレセプター製剤が応用され、効果を上げている。

▶正解　B

K　アレルギー性疾患，膠原病，免疫病

CBT-198　　　　　　　　　　　　　　　　　　　　　　　　　　E-63

関節リウマチでみられないのはどれか。

A　皮下結節　　　　　B　遺伝的素因　　　　　C　DIPに好発
D　朝のこわばり　　　E　関節滑膜増生

▶選択肢考察
○A，○B，×C，○D，○E
　DIP関節に好発するのは変形性関節症で，特にHeberden結節は有名。

▶正解　　　C

CBT-199　　　　　　　　　　　　　　　　　　　　　　　　　　E-63

関節リウマチの病変が脊椎に及ぶと起こるのはどれか。

A　二分脊椎　　　　　B　腰椎分離　　　　　　C　強直性脊椎炎
D　後縦靱帯骨化　　　E　環軸椎亜脱臼

▶選択肢考察
×A　先天的な神経管閉鎖不全であり，関節リウマチとは無関係である。
×B　腰椎の関節突起の疲労骨折により腰椎が不安定になったものであり，関節リウマチのような炎症性疾患とは無関係である。
×C　関節リウマチとは独立した疾患概念であり，脊椎や仙腸関節に強直性病変を好発する。
×D　後縦靱帯の骨化であり，関節リウマチの炎症性機序とは無関係である。肥満者や糖尿病患者にやや多いとされる。
○E　頸椎椎間には滑膜が存在し，関節リウマチの滑膜炎発生の場となり得る。

▶ポイント
　環軸椎亜脱臼は，環椎（C_1）が軸椎（C_2）に対して前方あるいは後方にずれて亜脱臼を起こす状態であり，延髄や下部脳神経の圧迫症状を引き起こす。時に呼吸障害や脊髄麻痺を呈し，致命的となる。

▶正解　　　E

― **Dr. 李's COMMENT** ―
　関節リウマチは劇的に治療法が進歩しています。したがって，抗CCP抗体による早期診断が重要です。
　メトトレキサートを第一選択薬として，どのような症例でも使用を考慮します。また，活動性が高く，関節破壊の危険因子（MMP-3高値など）があれば，早期から腫瘍壊死因子-α（TNF-α）阻害薬など，生物学的製剤の使用も検討します。
　ちなみに，一側のDIP関節（遠位指節間関節）のみが変形をきたす場合は，関節リウマチではなくHeberden結節や乾癬性関節炎を考えますので，混同しないようにしましょう。

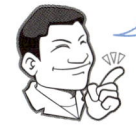

L 感染性疾患

1 敗血症

> **この項目のポイント**
>
> ◆ 敗血症に伴うショックでは，末梢血管拡張による全身皮膚の温感，頻脈が初期症状として重要です。

102E-43 60歳の男性。意識障害のため搬入された。3日前から排尿困難と38.0℃の発熱とを生じ，全身倦怠感を訴えていたが今朝から家人の呼びかけに応答しなくなった。5年前に糖尿病を指摘されたが放置していた。1年前に尿の出にくさを自覚し，近医を受診したところ残尿が40 mlであった。意識は混濁。身長160 cm。体温39.2℃。脈拍112/分，整。血圧66/40 mmHg。四肢は温かい。直腸診で前立腺は軟らかく触れる。尿所見：蛋白2+，糖3+，潜血2+，沈渣に赤血球20〜30/1視野，白血球100以上/1視野。血液所見：赤血球381万，Hb 11.5 g/dl，白血球13,600，血小板36万。血清生化学所見：血糖320 mg/dl，尿素窒素36.0 mg/dl，クレアチニン3.2 mg/dl。CRP 18.5 mg/dl。動脈血ガス分析（自発呼吸，room air）：pH 7.30，PaO_2 80 Torr，$PaCO_2$ 35 Torr，HCO_3^- 18 mEq/l。直ちに末梢静脈から輸液を開始した。
> 次に行う対応として適切なのはどれか。**2つ選べ**。
> a 輸血   b 気管挿管   c 血液透析
> d 抗菌薬投与   e ドパミン投与

● 選択肢考察
×a，×c 無意味。本症例は敗血症性ショックである。
×b 血液ガスでは換気障害はなく，酸素化も保たれている。
○d 感染症なのだから当然。
○e ショックサポートとして自明。
● 確定診断 急性腎盂腎炎，敗血症性ショック
● 正解 d，e

CBT-200 F-1

急性化膿性胆囊炎の患者。全身の紅潮，頻脈，低血圧，発熱，および意識障害がみられる。病態はどれか。

A 出血性ショック　　B 心原性ショック　　C 敗血症性ショック
D 神経原性ショック　E アナフィラキシーショック

▶選択肢考察

×A，×B，○C，×D，×E

　ショックは，急性かつ全身性の循環不全によって起きる重要臓器の機能障害で，低血圧のほか，病態によって種々の症状を呈する。
　出血性ショックでは，頻脈，頻呼吸，皮膚の蒼白・冷汗を伴う。心臓のポンプ機能の低下による心原性ショックでは，呼吸困難，起坐呼吸，冷汗，チアノーゼ，頻脈を伴う。神経系の循環調節機構の破綻による神経原性ショックでは，徐脈，四肢の温感を伴う。アナフィラキシー（様）反応に伴う血管拡張と透過性亢進によるアナフィラキシーショックでは，蕁麻疹様皮疹や紅斑，気管支喘息様症状を伴う。

▶正解　　C

CBT-201 F-113

術後絶食・中心静脈栄養で注意するのはどれか。

A 肝不全　　B 尿毒症　　C 急性膵炎　　D 敗血症　　E 副腎不全

▶選択肢考察

×A，×B，×C，○D，×E

　中心静脈栄養の合併症は多いが，特に注意すべきことは高血糖とカテーテル感染である。したがって，選択肢の中では敗血症が該当する。他の選択肢は，中心静脈栄養とは無関係なものばかりである。

▶正解　　D

Dr. 李's COMMENT

　敗血症による全身性炎症反応症候群（SIRS）が重症化したり遷延したりすると，臓器障害を高率に発症します。
　臓器障害の指標として，乳酸値は末梢組織の循環動態を知る有用な手がかりとなります。近年では小型軽量の乳酸値測定装置も市販されており，敗血症管理における必須のモニタリングとなっています。

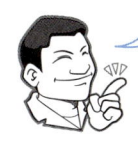

2 食中毒

この項目のポイント

一般に毒素型は感染型よりも早く発症しますが，摂取菌量にも影響され，発症時間による鑑別は容易ではありません．発熱は毒素型ではほとんどありませんが，感染型では多いです．

105I-15 食中毒について正しいのはどれか．
a 腸炎ビブリオ食中毒の原因食品は生肉が多い．
b サルモネラ食中毒の潜伏期間は2〜5時間である．
c ボツリヌス食中毒の治療には抗毒素血清が有効である．
d ブドウ球菌食中毒の予防には食品の食前加熱が有効である．
e 毒素原性大腸菌食中毒は溶血性尿毒症症候群〈HUS〉を高率に合併する．

●選択肢考察
×a 腸炎ビブリオは海水とほぼ同等の3％食塩濃度前後でよく増殖するため，沿岸海水や魚介類が汚染源となり，アオヤギ，アカガイなどの貝類や，アジ，イカなどの魚が原因食品として多い．
×b 潜伏期は平均半日，早いもので数時間，遅いもので3〜4日といわれている．
○c ボツリヌス菌が増殖し，産生する毒素によって発症する．治療法としては抗毒素血清による血清療法がある．
×d 原因食材中でブドウ球菌が増殖し，耐熱性の毒素であるエンテロトキシンを産生するため，その後に加熱処理された食品であっても食中毒が発生する．
×e 下痢などの消化器症状を起こす大腸菌として，病原性大腸菌，組織侵入性大腸菌，毒素原性大腸菌，出血性大腸菌，凝集接着性大腸菌などがあり，毒素原性大腸菌はエンテロトキシンを産生し，旅行者下痢症の代表的な病原体である．HUSを合併するのは腸管出血性大腸菌である．

●正解　c

CBT-202　　　　　　　　　　　　　　　　　　　　　　　　　　　　　　　　　E-72

病原性大腸菌について誤っているのはどれか．

A 加熱不十分の肉や汚染された野菜の摂取により食中毒を発症する．
B 10％に溶血性尿毒症症候群を発症する．
C 治療には，まず広域抗菌薬と止痢剤を投与する．
D 潜伏期は12〜72時間である．
E ベロ毒素産生型は3類感染症として届出の対象となる．

▶選択肢考察
○A 牛糞を肥料とした野菜が，感染源として注目されている．
○B 感染者の約10％に発症し，下痢あるいは発熱出現後4〜10日に発症することが多い．
×C 止痢薬の使用は大腸菌の増殖を促進するため，禁忌である．
○D およそ3日間までの潜伏期である．
○E 医師が最寄りの保健所長を経由して，都道府県知事に届出を行う．

▶正解　C

CBT-203　　　　　　　　　　　　　　　　　　　　　　　　　　　　　　　　　　E-72

食中毒を起こす病原菌のうち，最も早く発症するのはどれか。

- A　赤痢菌
- B　病原性大腸菌
- C　黄色ブドウ球菌
- D　サルモネラ菌
- E　腸炎ビブリオ菌

▶選択肢考察

各病原菌の，経口摂取から発症までの期間と症状を示す。

×A　1〜3日。発熱や血便を伴う胃腸炎症状。
×B　数時間〜2日間。腹痛，血便・水様便など。
○C　1〜5時間。悪心，嘔吐，腹痛に続いて下痢をきたす。
×D　8時間〜2日。発熱，下痢。
×E　数時間〜10数時間。激しい上腹部痛，下痢。

▶正解　　C

CBT-204　　　　　　　　　　　　　　　　　　　　　　　　　　　　　　　　　　E-72

36歳の男性。食後数時間で下痢，嘔吐に続き，複視，眼瞼下垂および嚥下障害をきたした。起因菌はどれか。

- A　黄色ブドウ球菌
- B　腸炎ビブリオ
- C　ボツリヌス菌
- D　病原大腸菌
- E　サルモネラ

▶選択肢考察

×A　黄色ブドウ球菌による急性胃腸炎（下痢症）は潜伏期や症状の持続時間が短い。下痢，腹痛とともに嘔吐が出現するが，複視，眼瞼下垂や嚥下障害はない。
×B　腸炎ビブリオに感染した場合の潜伏期が6〜24時間，その後，下痢，腹痛，嘔吐，発熱を呈する（感染型食中毒）。
○C　ボツリヌス中毒ではアセチルコリンの放出が阻害される。食品摂取後の潜伏期間は2〜40時間で，下痢，嘔吐などの胃腸症状のほか，めまい，複視，眼瞼下垂，嚥下困難などの運動神経麻痺症状が現れる（毒素型食中毒）。
×D　病原大腸菌とは腸管に常在する一般大腸菌と菌種の異なる病原性を呈する大腸菌で，3群に大別され，下痢原性大腸菌（5種類）は経口的に腸管に侵入し，17〜72時間の潜伏期を経て発症する。
×E　サルモネラによる急性胃腸炎は4〜84時間の潜伏期を経て，発熱，腹痛，下痢，嘔吐などを呈する。長期保菌者が存在する。

▶正解　　C

Dr. 李's COMMENT

　ボツリヌス菌や黄色ブドウ球菌は，食品中に産生された毒素が原因です。したがって，食品の衛生管理が重要であり，HACCP（Hazard Analysis and Critical Control Point）という手法を導入して安全性を高めています。
　細菌性食中毒の中でもボツリヌス症と大腸菌感染症による溶血性尿毒症症候群（HUS）は生命予後不良となることがあり，別格扱いされている疾患です。特に，ベロ毒素産生型大腸菌のリスクから，ユッケやレバ刺しなど，加熱していない牛肉の摂取は，2012年7月から国内では禁止となりました。

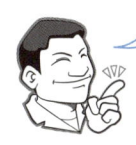

M 生活環境因子・職業性因子による疾患

1 アルコール依存症，薬物依存症

この項目のポイント

物質関連障害はいずれも依存形成が問題となります。精神依存は共通です。身体依存はアルコールやモルヒネ・ヘロインなどのアヘン類には認められますが，覚醒剤やコカインには認められません。耐性はアルコールやアヘン類で強く認められます。

95F-19 58歳の男性。30年間のアルコール多飲歴がある。仕事中の事故による下肢の骨折のために救急入院した。手術は無事に終了したが，術後2日目の夜に回復室のベッドから突然起き上がり，点滴を自己抜去した。何かをつかまえる動作をふるえる手指で繰り返し，状況を説明しても見当外れの返事しか返ってこない。
この病態で**みられない**症状はどれか。
　a　意識障害　　b　認知症　　c　不　安　　d　幻　覚　　e　睡眠障害

●選択肢考察
○a　見当識障害はもちろん意識障害である。
×b　認知症は後天性に知能が低下することをいう。せん妄は一過性の病態であり，認知症とは呼ばない。
○c　不安，焦燥感などの気分の異常を伴う。
○d　幻覚，特に幻視（小動物などが多い）を伴うことが多い。
○e　興奮して不眠となっている。
●確定診断　　振戦せん妄
●正解　　b

CBT-205　　　　　　　　　　　　　　　　　　　　　　　　　　　　　　D-380

連用により統合失調症に似た精神病症状を示す薬物はどれか．

A　コカイン　　　B　モルヒネ　　　C　大　麻　　　D　有機溶剤　　　E　覚醒剤

▶選択肢考察
×A　コカインでは陶酔感と超人になったような気分が得られる．
×B　モルヒネでは陶酔状態が得られる．
×C　大麻は一過性の酩酊状態を引き起こし，恍惚状態となる．
×D　有機溶剤はトリップを目的に使用され，連用により無気力状態を呈する．
○E　覚醒剤は爽快感を得るために用いられ，大量長期使用で統合失調症類似の幻覚妄想状態を呈する．

▶正解　　　E

CBT-206　　　　　　　　　　　　　　　　　　　　　　　　　　　　　　D-380

25歳の男性．呼吸抑制のために救急車で搬送された．前腕に注射痕が多数認められる．
原因薬物はどれか．

A　アトロピン　　　　B　ハロペリドール　　　C　メタンフェタミン
D　モルヒネ　　　　　E　トリアゾラム

▶選択肢考察
×A　アトロピンは抗コリン作用を有する自律神経作動薬で，房室ブロック・徐脈の治療薬である．
×B　ハロペリドールは抗精神病薬であり，統合失調症の治療薬である．
×C　メタンフェタミンはアンフェタミンとともに覚醒剤の主成分である．アドレナリンに類似した中枢神経の興奮作用があり，長期継続で覚醒剤精神病を示す．
○D　モルヒネによる物質関連障害の身体症状としては，注射痕，呼吸抑制，便秘，縮瞳が特徴である．
×E　トリアゾラムは通称アップジョンのことで，睡眠導入薬を本来の目的外に使用することが問題になっている．

▶ポイント
　物質関連疾患の中ではアルコールによる精神障害が大変重要であるが，その次に特徴的な症状を示す物質依存がアヘン類による障害である．アヘンには，天然のアルカロイドとしてモルヒネとコデインがあり，半合成アルカロイドとしてヘロインが挙げられる．アヘンは陶酔状態を得られるが，強い耐性形成作用と強い精神依存および身体依存形成が強く，身体症状としては，注射痕，呼吸抑制，便秘，縮瞳が特徴であり，「自律神経の嵐」と呼ばれている離脱症状も起きやすい．

▶正解　　　D

Dr. 李's COMMENT
　ベンゾジアゼピン系薬，アルコール，モルヒネが，身体依存を伴う代表薬物です．
　再摂取への衝動的欲求を，精神依存と呼びます．それに対して，身体依存はとても恐ろしいです．
　身体依存を伴う薬物の耐性から，より多くの薬剤を摂取すると昏睡状態となります．また，離脱症状として，自律神経系の振戦，幻覚，見当識障害や，興奮してせん妄に至ることもあります．

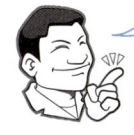

2 熱中症，寒冷による障害

> **この項目のポイント**
>
> 熱中症の症状から，Ⅰ～Ⅲ度に分類されるようになりました。
> - Ⅰ度…めまい，失神，筋肉痛，筋肉の硬直（熱けいれん），大量の発汗
> - Ⅱ度…熱疲労（頭痛，気分の不快，悪心・嘔吐，倦怠感，虚脱感）
> - Ⅲ度…熱射病（意識障害，けいれん，手足の運動障害，高体温）

97G-75 　高温条件下で長時間作業したときの症状として**誤っている**のはどれか。
　　　　a　意識障害　　b　けいれん　　c　めまい　　d　吐き気　　e　浮腫

●選択肢考察

熱中症の症候を選べばよい。熱中症はⅠ～Ⅲ度に分類され，Ⅰ度は熱けいれん・熱失神，Ⅱ度は熱疲労，Ⅲ度は熱射病である。

- ◯a，◯b　Ⅲ度熱中症では意識障害やけいれんなど，中枢神経系の障害を認める。bは，筋肉のけいれん（cramp）という意味であればⅠ度でも認められる。
- ◯c　Ⅰ度熱中症でもめまいを認める。
- ◯d　Ⅱ度熱中症では悪心などを認める。
- ×e　熱中症で浮腫が生じる理由はない。

●正解　　　e

M 生活環境因子・職業性因子による疾患　325

CBT-207　　　　　　　　　　　　　　　　　　　　　　　　　　　　　　　　E-75

熱射病について誤っているのはどれか。

A　意識レベルの低下　　　B　体温が40℃以上　　　C　著明な発汗
D　尿量の低下　　　　　　E　頻拍

▶選択肢考察
○A　意識障害やけいれんを起こす。気道の確保が必要である。
○B　深部体温が上昇し，うつ熱状態となる。
×C　発汗が停止する。熱の放散が障害される。
○D　高度の脱水が起こり循環血液量は減少しているので，尿量は低下する。
○E　初期には頻脈がある。進行するとショックとなり，血圧は低下する。

▶正解　　　C

CBT-208　　　　　　　　　　　　　　　　　　　　　　　　　　　　　　　E-75

20歳の男性。大学の野球部の練習中に，右大腿部の痛みとともにけいれんをきたしたため医務室に来た。意識清明，体温37.1℃，血圧110/80 mmHg。皮膚は発汗著明である。
原因はどれか。

A　髄膜炎　　　　　　　　B　日射病　　　　　　　　C　熱射病
D　熱けいれん　　　　　　E　横紋筋融解症

▶選択肢考察
×A　突然に髄膜炎を発症することは否定的であり，身体所見にも髄膜炎を示唆する所見は認めない。
×B　直射日光による皮膚の血管拡張や筋肉への血流増加によって，相対的な血管内血液量不足により生じる。症状は軽微で体温は38℃以下であり，筋けいれんを伴わない。
×C　熱中症の最重症型であり，高度の脱水と過高熱，細胞障害・多臓器不全（MOF）を起こし，予後不良・致死的である。体温は40℃以上であり，発汗は認めない。
○D　Na欠乏性脱水であり，体温は38℃以下，発汗あり，一過性の有痛性けいれんを認める。本症例も合致する。
×E　薬剤性（脂質異常症治療薬のスタチン，抗うつ薬），中毒，外傷（圧挫症候群）により生じる。急性腎不全合併が予後を左右する。病歴および身体所見から，横紋筋融解症は否定的である。

▶正解　　　D

Dr. 李's COMMENT

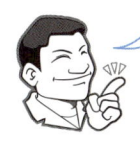

熱中症は，次の3段階に分類されます。
・Ⅰ度…熱けいれんや熱失神などの外来処置で対応できる病態。
・Ⅱ度…脱水や電解質の喪失で入院が必要な病態で，熱疲労の状態。
・Ⅲ度…臓器障害がある病態で，熱射病と呼ばれる。

索引

■ 欧文 ■

α遮断薬　121, 250
β遮断薬　117
γ-GTP　180
γ-グロブリン　185
δ波　93

ACE（アンジオテンシン変換酵素）阻害薬　117, 237
ACTH（副腎皮質刺激ホルモン）　285
AED（自動体外式除細動器）→除細動
ALP（アルカリホスファターゼ）　302
Alzheimer 型認知症　267
Alzheimer 病　266, 267
Apgar スコア　99, 288
apple core sign　176
ARB（アンジオテンシンII受容体拮抗薬）　121
ARDS（急性呼吸促（窮）迫症候群）　84, 87, 137
ASO（閉塞性動脈硬化症）　130, 131, 133
AST 上昇　193
Austin Flint 雑音　109
Azan 染色標本　123

B 型肝炎ウイルス　180
B 型慢性肝炎　187
Basedow 病　303
BCG　67, 68
BCR　224
BCR-ABL 融合遺伝子　222
Blumberg 徴候　152, 166, 214, 215
BRTO（バルーン閉塞下経静脈的静脈瘤閉塞）　145
Buerger 病　132
Burkitt リンパ腫型　231

C 型肝炎　182, 188
C 型肝炎ウイルス　180-182
CML（慢性骨髄性白血病）　222-224
CO_2 ナルコーシス　62

coarse crackles（水泡音）　238
cobble stone appearance　170
COPD（慢性閉塞性肺疾患）　63, 65, 79, 90
Crohn 病　170, 178, 179
Cushing 症候群　122
CVA（肋骨脊柱角）叩打痛　234, 246

DCM（拡張型心筋症）　117
DIC（播種性血管内凝固）　226, 227
DIHS（薬剤性過敏症症候群）　18
DPB（びまん性汎細気管支炎）　80, 81, 83

EKC（流行性角結膜炎）　28, 29
ENBD（内視鏡的経鼻胆管ドレナージ）　191

f 波　93
Fabry 病　118
Fallot 四徴症　102
FDP 上昇　196, 226, 227
FE_{Na}（Na 排泄率）　238
flail chest　76
FSH（卵胞刺激ホルモン）　252, 254

GERD（胃食道逆流症）　140, 288
Gram 染色標本　61

H_2 受容体拮抗薬　153, 194
Haemophilus influenzae　81
hCG（ヒト絨毛性ゴナドトロピン）　3
H-E 染色標本　81, 180, 230, 261
Helicobacter pylori　154
Hirschsprung 病　161
Hodgkin リンパ腫　230
Horner 症候群　71

^{131}I 甲状腺摂取率　302
IBS（過敏性腸症候群）　161, 173
ICG 試験　187
IC-PC（内頸動脈-後交通動脈）脳動脈瘤破裂　272
IgE　15, 50, 59
IPMN（膵管内乳頭粘液性腫瘍）　198

IVR（インターベンショナルラジオロジー）　126

JCS　84, 271, 278

Kasabach-Merritt 症候群　226
Kerckring 皺襞　206
Koplik 斑　20

Lanz 圧痛点　214
LD（LDH）上昇　193, 194
LDL 受容体異常　307
Lennox-Gastaut 症候群　285

May-Giemsa 染色標本　231
Ménière 病　48
Mobitz II 型　94
MRI　295
MS（僧帽弁狭窄症）　105, 107, 108

Na 欠乏性脱水　325
Na 排泄率（FE_{Na}）　238
NSAID（非ステロイド性抗炎症薬）　238, 311
NSAID 腎症　238

OA（変形性膝関節症）　299
opening snap　104

Pancoast 腫瘍　71
PaO_2 低下　194
Papanicolaou 染色標本　72
Parkinson 病　276, 277
Parkinson 歩行　276
PDA（動脈管開存症）　21, 100, 102
Philadelphia 染色体　223
Pick 病　266
PTSD（外傷後ストレス障害）　12, 13

RA（関節リウマチ）　316, 317
Ramsay Hunt 症候群　48
RAST（放射性アレルゲン吸着試験）　19
RNA ウイルス　182
RS ウイルス　56

索引

S状結腸癌　175
SAS（睡眠時無呼吸症候群）　88, 89
SBS（副鼻腔気管支症候群）　83
Sertoli・間質細胞腫瘍　264
step ladder appearance　206
Stevens-Johnson症候群　18
Streptococcus pneumoniae　60

T_3（トリヨードサイロニン）　302
T_4（サイロキシン）　302
t(8;14)　231
T波の陰転化　116
target sign　210, 211
TIA（一過性脳虚血発作）　283
TNF-α（腫瘍壊死因子-α）　316

UIBC（不飽和鉄結合能）　218

von Gierke病　309
VZV（水痘・帯状疱疹ウイルス）　22

Wenckebach型房室ブロック　94
West症候群（点頭てんかん）　285, 286
Wilms腫瘍　243
Wolff-Parkinson-White（WPW）症候群　93, 126

あ行

亜急性髄膜炎　280
アキレス腱触診　306
アキレス腱反射低下（減弱）　292, 293, 295
悪性リンパ腫　229, 230
朝のこわばり　317
圧痕性浮腫　137
圧痛　152, 166, 167, 214
アドレナリン投与　314, 315
アナフィラキシー（反応）　314, 315
アミラーゼ値上昇　196
アルカリホスファターゼ（ALP）　302
アルコール（飲酒）　196, 291, 322
アルコール性脂肪肝　181
アレルギー性鼻炎　51
アンジオテンシンⅡ受容体拮抗薬（ARB）　121
アンジオテンシン変換酵素（ACE）阻害薬　117, 237
安静時振戦　276

胃　149
胃潰瘍　153
胃癌　154
胃管挿入　206
息切れ，息苦しさ　→　呼吸困難
異型狭心症　114
意識障害（消失，低下）　94, 190, 271, 279, 283, 304, 315, 318, 319, 322, 324, 325
意識清明期　291
胃食道逆流症（GERD）　140, 288
異所性妊娠（子宮外妊娠）　4, 5
胃全摘術　155
Ⅰ型（即時型）アレルギー　15, 16, 51
1型糖尿病　305
イチゴゼリー様血便　212
1秒率　65
1秒量　81
一過性脳虚血発作（TIA）　283
溢流性尿失禁　250
遺伝子異常　116, 222, 231
遺伝的素因　317
居眠り　→　日中の眠気
いびき　88, 89
易疲労感　180
イブプロフェン　18
胃瘻造設術　148
飲酒（アルコール）　196, 291, 322

インスリン　304
インスリン抵抗性　305
インスリン分泌障害　305
インターベンショナルラジオロジー（IVR）　126
咽頭浮腫　315
インドメタシン　99, 308
インフルエンザ菌　43

ウイルス性感染性胃腸炎　162
右季肋部痛　192
右心不全　138
うっ血性心不全　137
うっ血乳頭　278
うつ熱状態　325
運動不足　305

栄養補給　25
会陰部のしびれ　292
エストロゲン　183, 257
エストロゲン受容体　313
エリスロマイシン　79
嚥下困難（障害）　55, 149, 321

横隔膜麻痺　90
横行結腸　149
黄色ブドウ球菌　321
黄疸　191, 201
嘔吐　149, 158, 159, 162, 163, 193, 205, 208, 210-212, 246, 269, 273, 279, 321
悪心　193, 194, 238, 324

か行

開口障害　54
外出恐怖　11
外傷後ストレス障害（PTSD）　12, 13
回想　12
咳嗽　20, 56, 60, 61, 79, 81, 147
外転位　271
回転性めまい　46, 48
回避行動　11
潰瘍形成　155
潰瘍性大腸炎　168, 170
外リンパ瘻　48
顔色不良　258
顔のほてり　252
過覚醒　12
化学療法　71, 148
覚醒剤　323
拡張型心筋症（DCM）　117
拡張中期低調性雑音　104

索引

下肢・陰部のしびれ 293
下肢虚血 128
下肢血圧 130
下肢血栓性静脈炎 135
下肢静脈瘤 134-136
下肢痛 295
下肢浮腫 135
かぜ症候群 57
家族性高コレステロール血症 306, 307
下腿色素沈着 134
下腿静脈怒張 134
下腿痛 132
下腿浮腫 138
肩関節周囲炎（五十肩） 296
過多月経 259
カタトニー（緊張病症候群） 8
活性型ビタミン D_3 311
痂皮 26
下鼻甲介の蒼白腫脹 51
過敏性腸症候群（IBS） 161, 173
下腹部痛 4, 5, 169, 208, 246, 259, 265
下部消化管内視鏡検査 174
カルシウム拮抗薬 114, 121
カルシトニン 311
カルバマゼピン 18
眼圧検査 37
肝炎ウイルス 181
眼球突出 303
肝血管腫 186
間欠性跛行 130, 133, 292
間欠的陽圧呼吸 62
眼瞼下垂 271, 272, 321
肝硬変 145, 146, 184, 185
肝細胞癌 145, 181, 188, 189
眼脂 28
環軸椎亜脱臼 317
カンジダ 280
間質性腎炎 309
肝腫大 138
感情鈍麻 9
乾性咳 61
癌性腹膜炎診断 216
関節炎 169
関節炎発作 309
関節滑膜増生 317
関節腫瘤 299
関節水腫 299
関節軟骨 298
関節リウマチ（RA） 316, 317
完全大血管転位症 103
完全房室ブロック 94, 113

肝濁音界消失 152, 215
浣腸 210
眼痛 35
眼底検査 37
肝転移 216
冠動脈 123
冠動脈造影 112
眼内レンズ 30, 33
観念奔逸 6
感冒 42, 44
感冒様症状 45
乾酪壊死 69
冠攣縮性狭心症 114

記憶障害 267
気管支鏡検査 148
気管支喘息 58, 59
気管内ステント留置 148
気胸 75
起坐呼吸 239
喫煙 71, 123, 242, 310
気道確保 315
機能性ディスペプシア 172
気分障害 6
虐待 13
逆流性食道炎 141, 142
急性下肢虚血 127
急性化膿性胆囊炎 319
急性下壁心筋梗塞 113
急性原発閉塞隅角緑内障（急性緑内障発作） 35
急性硬膜外血腫 291
急性呼吸促（窮）迫症候群（ARDS） 84, 87, 137
急性細気管支炎 56
急性糸球体腎炎 232
急性上顎洞炎 52
急性腎盂腎炎 234, 235, 318
急性心筋梗塞 126
急性膵炎 195, 196
急性睡眠薬中毒 90
急性前骨髄球性白血病 224, 227
急性大動脈解離 127
急性大動脈弁閉鎖不全症 127
急性中耳炎 43, 44
急性虫垂炎 166, 167
急性腹症 84
急性閉塞性化膿性胆管炎 191
急性扁桃炎 54
急性緑内障発作（急性原発閉塞隅角緑内障） 36
急性リンパ性白血病 223
胸腔ドレナージ 74

狭心症 111, 126
強直性間代性けいれん 282, 283
強直性脊椎炎 293
胸痛 61, 74, 75, 112, 142
胸背部痛 128
胸部エックス線 229
胸腹部造影 CT 229
胸部造影 CT 126
胸部大動脈瘤 126
虚血性大腸炎 124
巨赤芽球性貧血 155
拒絶症 8
禁煙 130
緊急手術 204
禁酒 180
筋性防御 152, 166, 208, 215
緊張病症候群（カタトニー） 8

空気感染 20
空腸 149
空洞病変 69
くしゃみ 50
くも状血管腫 183, 214
くも膜下出血 272, 273
クラミジア感染症 4
グリオーシス 274
クリプトコッカス 280
クレチン症 160, 302
クロナゼパム 285

鶏眼 26
経口避妊薬 90
頸静脈怒張 137, 138
頸髄損傷 290
頸椎後縦靱帯骨化症 293
経尿道的膀胱腫瘍切除術 244
経皮経管血管形成術 120
頸部超音波検査 148
傾眠傾向 158
けいれん 324, 325
けいれん発作 278, 279
外科的治療 156
下血 168, 174, 176
血圧上昇 89
血圧低下 314, 315
血液浄化法，血液透析 → 人工透析
結核 67, 69
結核菌 280
結核結節 69
結核対策 67
血管性間欠性跛行 292
血管透過性亢進 315
月経困難症 256

血小板減少　226, 227
血小板減少性紫斑病　21
血清鉄　218
血栓　123
血痰　72
結腸切除　176
血糖コントロール　41
血糖上昇　193, 194
血尿　232, 241, 242
血便　→　下血
結膜炎　29
ケトーシス　305
下痢　168, 172, 321
幻覚　322
見当識障害　267
原発性アルドステロン症　122
原発性肝癌　188
原発性甲状腺機能亢進症　302
原発性肺癌　71
原発性肺高血圧症　138
原発性副甲状腺機能亢進症　246
瞼裂狭小　70

抗HHV-6抗体　18
抗TSH受容体抗体　303
抗悪性腫瘍薬　68
降圧薬　121, 250
降圧利尿薬　121
好塩基球　50
口蓋垂偏位　54
硬化療法　134
抗菌薬　19, 43, 68, 153, 194, 206, 318
口腔視診　159
後頸部痛　279
高血圧（症）　39, 84, 120, 122, 123, 222, 232, 306
高血糖　306
高コレステロール血症　237
好酸球　50, 58
甲状腺炎　34
甲状腺機能亢進症　303
甲状腺機能低下症　160, 161, 266
甲状腺刺激ホルモン　302
甲状腺腫大　303
紅色皮膚描記症　17
抗精神病薬　276
好中球　69
交通事故　13
抗毒素血清　320
抗ドパミン作用　276
高尿酸血症　306, 309
高尿素窒素血症　237

更年期障害　252
紅斑　19, 24
項部硬直　159
肛門陰窩　179
肛門裂傷　161
絞扼性イレウス　208
高齢者　71
声のかすれ　→　嗄声
誤嚥性肺炎　87, 148
鼓音　206
股関節手術　90
呼気延長　64
呼吸困難　58, 62, 64, 74, 75, 77, 79, 81, 92, 104, 106, 117, 147, 236, 314
呼吸抑制　62, 323
黒色便　145
五十肩（肩関節周囲炎）　296
骨形成　310
骨髄穿刺　229
骨折　76, 322
骨粗鬆症　26, 161, 310, 311
骨転移　250
コッホ現象　67
骨密度低下　254
骨梁減少　311
鼓膜切開　44, 45
コルヒチン　308
コルポスコピィ　261
コレステリン結晶　123
コレステロールエステル　124

さ 行

再生不良性貧血　314
在宅酸素療法　64
サイトカイン　316
臍ヘルニア　202
細胞診　216, 260, 261
サイロキシン（T_4）　302
作業療法士　289
左室拡張末期圧　116
左室流入速度　108
左心低形成症候群　100, 101
嗄声　126, 147, 150
左中大脳動脈梗塞　275
左房圧　108
サルコメア蛋白　116
残気率　81
三尖弁閉鎖症　103
酸素投与　194, 315
残尿感　235

耳介結節　309
子宮外妊娠（異所性妊娠）　4, 5
子宮筋腫　256, 258, 259
子宮頸癌　261
子宮頸部円錐切除　261
子宮頸部上皮内癌　261
子宮腺筋症　256
子宮体癌　257, 262, 263
子宮内膜症　256, 257
耳鏡検査　43
思考制止　6
脂質異常症　39, 252
四肢の冷感　158
視神経乳頭陥凹　37
シスチン結石　246
姿勢保持障害　276
自然治癒　202
市中肺炎　60
耳痛　43, 45
膝蓋腱反射亢進　293
膝関節痛　298, 299
失語　275
失算　267
湿疹　14
自動体外式除細動器（AED）　→　除細動
脂肪顆粒細胞　274
脂肪塞栓症　87
社会的適応能力　289
社会不安障害　10
視野検査　37
シュウ酸カルシウム結石　248
重症型薬疹　19
重症筋無力症クリーゼ　90
重症心身障害児　140, 288
縦走潰瘍　170
肢誘導心電図　92
十二指腸　149
十二指腸潰瘍　154
十二指腸潰瘍穿孔　153
12誘導心電図　112
粥腫　123
縮瞳　70
縮瞳薬　35
手術　152, 174, 204, 208
手掌紅斑　184, 214
出血斑　226, 231
出産歴　313
腫瘍壊死因子-α（TNF-α）　316
腫瘍生検　230
循環血液量　3
春季カタル　29
除圧処置　24

漿液性囊胞腺腫　264
小細胞癌　71
硝子圧法　19
小水疱　14
小頭症　21
小児急性中耳炎　42
小児骨折　301
小児喘息　59
上皮内癌　261
上腹部痛　152，190，193
上腹部不快感　198
上部消化管内視鏡検査　144，148
漿膜　149
静脈性尿路造影　246
静脈抜去術　134
静脈弁不全　136
静脈瘤　145
上腕骨顆上骨折　300
褥瘡　24-26，161
食中毒　158，320，321
食道癌　149，150
食道気管瘻　148
食道静脈瘤　146
食道静脈瘤破裂　144
食道進行癌　148
食物依存性運動誘発アナフィラキシー　16
食欲低下　238
初経　313
除細動　95，96，110，111
徐脈型心房細動　94
自律神経機能　160
自律神経障害　252
視力検査　37
視力障害　39
視力低下　32，33
痔瘻　179
心拡大　106，238
心窩部痛　167，194，196，215
心気障害（身体表現性障害）　12
腎機能障害　128
心筋梗塞　124
心筋細胞の錯綜配列　116
神経性間欠性跛行　292
腎血管性高血圧症　122
腎結石　34
進行胃癌　156
腎梗塞　124
人工透析　236，238，240
腎細胞癌　244
心室細動　95，96
心室中隔欠損症　102
滲出性中耳炎　45

腎性急性腎不全　238
新生児マススクリーニング検査　302
振戦せん妄　322
腎臓サイズの左右差　122
身体表現性障害（心気障害）　12
深達度　155
心タンポナーデ　127
心停止　110
心電図　93-95
浸透圧利尿薬　34
腎動脈狭窄　122
心内膜床欠損症　102
侵入的回想　12
心嚢内血腫　76
心拍出量　108
心不全　236
腎不全　127，236，240
心房細動　108，274
心房中隔欠損症　102
蕁麻疹　16，17

膵癌　198，200，201
膵管内乳頭粘液性腫瘍（IPMN）　198
水晶体　32
水晶体乳化吸引　33
水痘　22，26
水痘・帯状疱疹ウイルス（VZV）　22
膵頭部癌　200
水泡音（coarse crackles）　238
髄膜炎　279
睡眠時無呼吸症候群（SAS）　88，89
睡眠障害　322
水様性下痢　158，159，162-164，172
頭痛　34，35，269，270-273，278，279
ステロイド全身投与　19

性器出血　5，260，261
性交時性器出血　260
性交痛　256
精神発達遅滞　286
性染色体劣性遺伝　118
生理食塩液　190
咳 → 咳嗽
脊髄損傷　290
脊柱管狭窄症　130
赤沈遅延　227
絶飲食　194，206
赤血球増加　89
赤血球輸血　314
接触皮膚炎　14，15
腺癌　71
前傾前屈歩行　276
潜在性鉄欠乏　220

全身倦怠感　2，180，238，318
全身発赤（紅潮）　314，315，319
全身麻酔　84
戦争体験　13
選択的動脈造影　188
先天性風疹症候群　21
喘鳴　58，79
前立腺癌　250
前立腺肥大症　249，250
染料　241

躁うつ病　7
早期胃癌　156
　──の内視鏡治療　155
双極性障害　6
巣状糸球体硬化症　232
総肺静脈還流異常症　103
僧帽弁狭窄症（MS）　105，107，108
瘙痒（感）　14，314
足趾潰瘍　132
即時型（I型）アレルギー　15，16，51
側腹部痛　248
鼠径ヘルニア嵌頓　204
組織型　155

■ た　行 ■

体圧分散寝具　25
体位変換　24，25
対光反射消失　271，272
体重減少　303
体重増加　232，236
帯状疱疹　22
大腿骨骨折　90
大腿部痛　325
大腿ヘルニア　203
大腸癌　176，216
大動脈解離　128
大動脈弁閉鎖不全症　107，109
大量輸血　87
多呼吸　101
打診上鼓音　77
脱水（症）　159，274
ダニ　59
多発性骨髄腫　309
多発性囊胞腎　122
ダビデの星　273
炭酸リチウム　6
単純型熱性けいれん　281，282
単純ヘルペス脳炎　279
男性化徴候　264
弾性ストッキング　134

胆石（症）　34，155，193
断続性副雑音　60
断続性ラ音　61
胆囊結石　192
蛋白尿　232，233，237
蛋白漏出性腸症　169

チアノーゼ　98，101，103
遅延型（Ⅳ型）アレルギー　15
地誌的記憶障害　267
注射部位　68
中心静脈栄養　148，319
虫垂炎　214
中性脂肪　180
注腸造影　211，212
中毒性表皮壊死症　18
中脳　277
中鼻道　52
中部胆管癌　192
超音波内視鏡検査　148
腸管壊死　128
長期臥床　90
腸雑音低下（減弱）　166，215
腸重積症　211，212
腸閉塞　85
直腸静脈叢　178
チロシンキナーゼ阻害薬　222

椎間板ヘルニア　295
対麻痺　128
通年性アレルギー性鼻炎　51
痛風　308
ツベルクリン反応液　68
ツベルクリン反応検査　67
ツルゴール（皮膚緊張度）　159

低HDLコレステロール血症　306
低アルブミン血症　233
低カリウム血症性周期性四肢麻痺　303
定型肺炎　60
低血圧　319
低血糖　283，304
低体温　160
低蛋白血症　233，237
低補体血症　232
鉄欠乏性貧血　218-220
転移性肝癌　188
てんかん　283，285
電気的除細動 ⟶ 除細動
天災　13
点頭てんかん（West症候群）　285，286

頭位変換眼振検査　47，48
動眼神経　271
動悸　11，92，93，252，303
冬季下痢症　164
瞳孔散大　271
統合失調症　8，9，323
動作能力　289
動静脈交叉現象　38
導尿　249
糖尿病　31，39，40，304，318
糖尿病（性）腎症　232，236，237
糖尿病網膜症　40，41
頭部CT　278
頭部外傷　291
洞不全症候群　94
動脈管開存症（PDA）　21，100，102
動脈血酸素分圧　81
動脈血乳酸値測定　190
動脈硬化（症）　38，39，123，124，274
特発性血小板減少性紫斑病　154
吐血　144
ドパミン　84，318
トリグリセリド増加　196
トリヨードサイロニン（T_3）　302

な 行

内頸動脈-後交通動脈（IC-PC）脳動脈瘤破裂　272
内耳炎　48
内痔核　178
内視鏡的経鼻胆管ドレナージ（ENBD）　191
内反変形　300
内膜肥厚　123
難治性痔瘻　169，178
難治性てんかん　286
難聴　21，48

2型糖尿病　236，305
二酸化炭素蓄積　90
二次性貧血　219
日中の眠気　88，89
ニボー　206
乳癌　313
乳酸リンゲル液　84
乳児下痢症　163
乳腺管内乳頭腫　312
乳腺線維腺腫　312
尿管結石　247
尿酸結石　247
尿失禁　250
尿素窒素上昇　194

尿沈渣　246
尿閉　249
尿量低下　325
尿路感染症　235
尿路系悪性腫瘍　243
尿路結石　246，309
妊娠　3，135
妊娠悪阻　2
認知症　266，267

寝たきり　25
熱射病　325
熱（性）けいれん　283，325
熱中症　324
ネフローゼ症候群　232，233
狙い組織診　261
粘血便 ⟶ 下血
粘膿性痰 ⟶ 膿性痰

脳血管撮影　273
脳血管性病変　266
脳血管攣縮　271
脳梗塞　24，124，274
膿性痰　79，81
膿性鼻漏　52，53
脳性麻痺　288
脳卒中　25，34
膿粘性鼻漏 ⟶ 膿性鼻漏
脳膿瘍　278
脳波　286
脳ヘルニア　271
ノロウイルス　164

は 行

肺炎球菌　43，61，279
肺炎球菌ワクチン　78
肺活量　81
肺癌　71
肺気腫　64，65
排菌　69
肺結核 ⟶ 結核
敗血症　87，319
敗血症性ショック　85，191，318，319
肺血流　102
肺梗塞　91
胚細胞　265
肺水腫　137
肺尖部胸壁浸潤型肺癌　71
肺塞栓　135
肺動脈圧　108
肺（動脈）血栓塞栓症　90
肺動脈閉鎖（症）　99，100，103

索　引　333

排尿困難　249, 318
排尿時痛　234, 235
排尿時膀胱造影　234
廃用症候群　26, 161
ハウスダスト　51
拍動性頭痛　269, 270
白内障　21, 30, 31
歯車様固縮　276
播種性血管内凝固（DIC）　226, 227
ハチ　315
発汗　252, 303, 325
白血球上昇　193, 222
白血病　309
パッチテスト　15, 19
発熱　18, 20, 22, 43, 55, 60, 81, 147, 159, 167, 190, 214, 224, 230, 231, 234, 235, 278, 279, 283, 318, 319
鼻茸　53
鼻水 → 鼻汁
パニック障害　11
パニック発作　11
羽ばたき振戦　236
馬尾神経障害　292
バルプロ酸ナトリウム　6
バルーン閉塞下経静脈的静脈瘤閉塞（BRTO）　145
半規管　47
反響動作　8
反跳痛　166, 167, 214
汎発性腹膜炎　85, 153

皮下結節　317
皮下出血　227
光過敏　269
非感染性結膜炎　29
非乾酪性肉芽腫　170
非古典的片頭痛　269
鼻汁　20, 50, 53, 56
鼻出血　224
ヒスタミン　50
ヒステリー　12
非ステロイド性抗炎症薬（NSAID）　238, 311
肥大型心筋症　116, 118
ビタミンA誘導体　224
ビタミンB_1　2
ビタミンB_{12}　266
ビタミンC　218
ビタミンD代謝異常　240
ビタミンK　310, 311
ヒト絨毛性ゴナドトロピン（hCG）　3
皮膚緊張度（ツルゴール）　159

ヒプスアリスミア　286
鼻閉　50
肥満　257, 305
肥満細胞（マスト細胞）　17, 50
びまん性汎細気管支炎（DPB）　80, 81, 83
病原性大腸菌　320
表層上皮性・間質性腫瘍　264
標的様紅斑　18
表皮　14
貧血　259
頻尿　235, 258
頻脈（頻拍）　319, 325

不安　322
不安障害　10
フィブリノゲン減少　226, 227
風疹　21
フェリチン　218-220
複雑部分発作　286
複視　321
副腎摘出術　91
副腎皮質刺激ホルモン（ACTH）　285
副腎皮質ステロイド薬　315
腹水　138, 216
腹水細菌培養検査　214
腹水細胞診　216
腹痛　84, 160, 166, 172, 205
副鼻腔気管支症候群（SBS）　83
腹部CT　194, 246
腹部MRI　214
腹部エックス線　205, 247, 248
腹部血管雑音　122
腹部触診　159
腹部大動脈瘤　126
腹部超音波検査　214, 246
腹部膨隆　243, 249, 258
腹膜炎　214, 215
浮腫　232, 236, 238, 274
不正性器出血　256, 262, 263
不整脈　92, 94, 106
不釣り合い炎症　169
ブドウ糖液　304
不妊症　256
不飽和鉄結合能（UIBC）　218
フラッシュバック　12
プロスタグランジンE_1　98, 100, 101
プロスタグランジン製剤　153
プロトロンビン時間延長　184
プロトンポンプ阻害薬　142, 153

閉経　252, 254, 313

閉塞性換気障害　65
閉塞性腸閉塞　206
閉塞性動脈硬化症（ASO）　130, 131, 133
ペースメーカー　94
ヘマトクリット値上昇　196
ベロ毒素産生型大腸菌　320
変形性膝関節症（OA）　299
片頭痛　269, 270
便潜血 → 下血
扁桃周囲膿瘍　54, 55
便秘（症）　26, 160, 161, 258
扁平上皮癌　72
片麻痺　271, 275

膀胱癌　244
膀胱鏡検査　242
膀胱結石　26, 161
膀胱尿管逆流　235
膀胱尿路上皮癌　241
放射性アレルゲン吸着試験（RAST）　19
放射線被曝　313
膨疹　17, 314
傍中心暗点　37
泡沫状血性痰　137
保存的治療　179
発作性心房細動　92
発作波　286
ボツリヌス菌　321
ボツリヌス食中毒　320
哺乳量不足　161
ポリソムノグラフィ　88

ま 行

マイコプラズマ肺炎　61
膜性腎症　232
膜性増殖性腎炎　232
麻疹　20
マスト細胞（肥満細胞）　17, 50
慢性肝炎　180
慢性硬膜下血腫　291
慢性骨髄性白血病（CML）　222-224
慢性糸球体腎炎　238
慢性腎不全　239, 240, 309
慢性髄膜炎　280
慢性副鼻腔炎　53, 79, 81
慢性閉塞性肺疾患（COPD）　63, 65, 79, 90

ミクログリア増殖　274
未熟奇形腫　265

無月経　4
無呼吸　89
ムコール　280
胸やけ　141
無反応　12

明細胞腺癌　264
メタボリックシンドローム　306
めまい　94，324

網膜中心静脈閉塞症　39
モルヒネ　323

や行

薬剤性過敏症症候群（DIHS）　18
薬疹　19

輸液　158，206

陽圧換気　75
溶血性尿毒症症候群　320
腰椎可動域低下　293

腰椎椎間板ヘルニア　293，295
腰痛　292，295
腰背部痛　235，244
腰部脊柱管狭窄症　292，293
予期不安　11
ヨード造影剤　68
予防接種　66
Ⅳ型（遅延型）アレルギー　15

ら行

ライノウイルス　57
ライフスタイル　160
ラテックスアレルギー　15
卵巣　257
卵巣腫瘍　264，265
卵巣腫瘍茎捻転　265
卵胞刺激ホルモン（FSH）　252，254

理学療法　46，288
リハビリテーション　289
リファンピシン　67
流行性角結膜炎（EKC）　28，29

硫酸アトロピン　112
良性発作性頭位眩暈症　47
緑内障　34，37
リンパ球　69
リンパ腫　154
リンパ節腫脹　28，229
リンパ節生検　229
リンパ節転移　155

類上皮細胞　69

レニン高値　122
連合弛緩　9
連続性病変　170

労働適応　160
ロタウイルス　163，164
肋骨脊柱角（CVA）叩打痛　234，246

わ行

ワクチン　20

編著者

李　権二

1972年愛知県生まれ。在日韓国人三世。小児科専門医。
岐阜大学医学部卒業後，東京大学医学部附属病院小児科での研修を経て，
現在は千葉県の白井聖仁会病院小児科にて外来を担当。
TECOM講師としてCBTや医師国家試験の対策指導にも携わっている。
海外での研修，医療援助，調査隊の海外派遣等を多数経験。
2004年には，スマトラ沖地震・インド洋津波とパキスタン大地震の被災地へ
JICA国際緊急援助隊医療チームの一員として派遣された（現在は同チームの
疫学・感染症班班長）。

CBTからみえる国試必修疾患108──国が定めた病気リスト

2012年10月30日　　第1版第1刷発行

編著者　李　権二
発行所　株式会社　医学評論社
　　　　東京都新宿区百人町1-22-23
　　　　新宿ノモスビル2F
　　　　郵便番号　169-0073
　　　　TEL　03(5330)2441（代）
　　　　FAX　03(5389)6452
　　　　URL　http://www.igakuhyoronsha.co.jp/
印刷所　三報社印刷株式会社

ISBN 978-4-86399-167-5　C3047